职业教育药学类专业系列教材

药事管理与法规

孙晓阳　杨松岭　主编

化学工业出版社
·北京·

内容简介

《药事管理与法规》以药品生命周期为主线，内容涵盖药品研制、注册、生产、经营、使用等几大核心职业领域。全书共有药事监管与法规通识、药品研制与注册监督管理、药品生产监督管理、药品经营监督管理、药品使用监督管理、疫苗与特殊药品监督管理、中药监督管理七个模块，分为 19 个教学项目。每个项目下包含核心知识、知识延伸、案例分析、边学边练及课后实践。知识内容全面融合了我国近几年药事监管法规及政策的新方向、新变化，注重新颖性、规范性、实用性，并强化了技能培养，有机融入职业素养育人要素，并与执业药师职业资格考试内容深入融合。各项目中精选新修订的《中华人民共和国药品管理法》实施后的典型案例。课后练习融合了执业药师职业资格考试真题内容。课后实践设计以学生为主体，强调实践对知识的拓展及检验。本书配有电子课件、边学边练答案与解析，可从 www.cipedu.com.cn 下载参考；视频等数字资源可扫描二维码学习。

本教材可供高职高专药学、中药学、生物制药技术、药品生物技术、药品生产技术、药品质量与安全、药品经营与管理等相关专业教学使用，同时可作为执业药师职业资格考试及药学从业者工作的参考用书。

图书在版编目（CIP）数据

药事管理与法规 / 孙晓阳，杨松岭主编. -- 北京：化学工业出版社，2024. 10. --（职业教育药学类专业系列教材）. -- ISBN 978-7-122-46135-3

Ⅰ. R95

中国国家版本馆 CIP 数据核字第 2024EX4490 号

责任编辑：迟　蕾　李植峰　　　　　文字编辑：谢晓馨　刘　璐
责任校对：赵懿桐　　　　　　　　　　装帧设计：王晓宇

出版发行：化学工业出版社
　　　　　（北京市东城区青年湖南街 13 号　邮政编码 100011）
印　　装：河北鑫兆源印刷有限公司
787mm×1092mm　1/16　印张 16　字数 403 千字
2024 年 11 月北京第 1 版第 1 次印刷

购书咨询：010-64518888　　　　售后服务：010-64518899
网　　址：http://www.cip.com.cn
凡购买本书，如有缺损质量问题，本社销售中心负责调换。

定　价：49.80 元　　　　　　　　　　版权所有　违者必究

编写人员名单

主　　编　孙晓阳　杨松岭

副 主 编　褚利娟　高姗姗

参编人员　（按姓氏笔画排序）

王　莹（哈尔滨医科大学附属第一医院）

冉瑞雪（天津医科大学）

冯晓阳（黑龙江生态工程职业学院）

吕春晖（天津现代职业技术学院）

刘红煜（黑龙江农业工程职业学院）

孙晓阳（黑龙江农业工程职业学院）

李建萍（通辽职业学院）

杨松岭（黑龙江农业工程职业学院）

高姗姗（黑龙江农垦职业学院）

褚利娟（黑龙江农业工程职业学院）

主　　审　张　颖（黑龙江省药品审核查验中心）

寇静恬（哈尔滨医科大学附属第一医院）

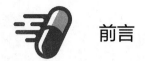 前言

药事管理与法规是制药与药学类专业的重要基础课程。通过该课程的学习，掌握我国药品监管的基本体制及重要的药事法规内容，掌握药学领域核心岗位实际工作中的监管要点及必备的药事法规知识，熟悉一般的行政事务的办理流程，关注并了解药品监管领域的新发展、新动态及热点事件。同时，强化法治观念，提升职业责任感，培养科普精神，自觉努力守护人民的用药安全及合法权益。

《药事管理与法规》以我国现行的药事管理法规为核心依据，参照药事管理与法规教学标准，对标制药企业核心岗位要求，结合课程的基本特点编写而成。本教材具有如下特点。

1. 紧跟药事监管领域新发展

随着2019年12月新版《中华人民共和国药品管理法》及《中华人民共和国疫苗管理法》的实施，近几年来，我国药品监管部门陆续出台及修订了《药品生产监督管理办法》（2020版）、《药品注册管理办法》（2020版）、《药品网络销售监督管理办法》（2022版）、《药品召回管理办法》（2022版）等一系列法律法规文件，本教材内容及时反映最新管理要求。"项目背景"及"知识延伸"部分聚焦于该项目领域的新发展及药事监管的新动态、新规范。"案例分析"部分均采用2019版《中华人民共和国药品管理法》实施以后的最新案例，并根据新的法律法规文件进行分析讨论。

2. 融合执业药师职业资格考试内容

教材内容与国家执业药师职业资格考试内容对接融合，为方便读者使用及参考，各项目明确了对应的考纲内容，"边学边练"部分引入了近几年的执业药师职业资格考试真题内容。

3. 融入课程思政与职业素养内容

教材内容全面融合课程思政育人目标。每个项目均有明确具体的职业素养目标，并有实现路径。"项目背景"部分注重培养学生的爱国情怀、行业归属感、职业责任感，"案例分析"部分注重培养学生的法治精神以及依法依规从业的职业道德素养，"课后实践"部分注重培养学生自我发展意识及科普精神。

4. 强化实践能力培养与提升

教材本着"精理论、强实践"的原则，以学生的岗位从业需求为根本，对相关理论知识进行了全面梳理和筛选。对于新的监管信息及数据的获取、监管平台的使用、拓展性的法律法规等内容均注重引导与提示，强调对学生自主发

展能力的培养。每个项目的"课后实践"部分均设计了一个或多个学生需要自主完成的实践任务,明确具体要求,通过课后实践巩固所学的理论知识,并培养学生日后在实际工作中解决问题的能力。

本教材编写分工如下:模块一由孙晓阳编写,模块二由褚利娟编写,模块三由杨松岭编写,模块四由孙晓阳、刘红煜、吕春晖、杨松岭编写,模块五由高姗姗、冉瑞雪编写,模块六由冯晓阳、李建萍编写,模块七由褚利娟、杨松岭、王莹编写。全书由孙晓阳、杨松岭主编,张颖、寇静恬主审。

本教材在编写过程中得到各位编者所在单位领导的关心和支持,在此表示衷心的感谢。由于编者专业水平、能力和经验所限,教材内容难免有不足和疏漏之处,敬请广大读者批评指正,以便修订完善。

编者

2024 年 1 月

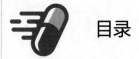

目录

模块七　中药监督管理　/ 225

药事监管与法规通识

项目一 药品监管体制及法规体系

岗课赛证融通导航——执业药师职业资格证书考核点

单元：药品管理立法与药品监督管理

1. 法的基本知识
2. 国家药品管理法律体系和法律关系
3. 国家药品监督管理机构
   （1）药品监督管理行政机构
   （2）药品监督管理相关机构
   （3）药品监督管理专业技术机构

项目背景

药事是药学事业的简称，指与药品的研发、生产、流通、使用、检验、监管、教育等活动有关的事项。药学事业的各项工作都是围绕药品展开的。我国是药品生产大国，正在向制药强国迈进。截至 2021 年底，我国已有药品 1.8 万个品种、15.5 万个批准文号；医疗器械一类备案凭证 12.4 万张，二、三类注册证 12.1 万张。由于药品具有与人体健康和生命安全息息相关的特殊属性，对药品的管理日益受到社会和政府的重视。保证公众用药安全、有效、经济、合理，已成为药学事业的核心任务。

药事管理是指为保障公众用药的安全、有效、经济、合理、方便、及时，国家依据宪法，通过制定并实施相关法律法规以及药事组织的相关管理措施，对药事活动实施必要的监督管理。药事管理的事项与活动涉及与药品安全、有效、经济、合理直接相关的，包括药品的研制、生产、流通、使用和监管等在内的药学事业各个领域。因此，药事管理的宗旨是保证药品质量，保障人体用药安全，维护人民身体健康和用药的合法权益。从这个意义上说，药品安全应是药事管理追求的终极目标之一。药品安全问题、药品安全管理已成为国家实施药事管理的重要方向。

药学专业技术人才直接参与到药品的研制、生产、销售、使用、监管等诸多环节的药事活动中，直接关系到我国药学事业的发展，直接影响到公众的用药安全。要树立正确的职业观念和从业理念，依法依规从业，为我国的药学事业发展贡献力量。

知识目标

1. 熟悉法律效力的概念和级别。
2. 能够说出《中华人民共和国药品管理法》的基本内容，熟悉药事领域重要的法律法规。
3. 能够列举出常见的药品监督管理机构及主要职责。

技能目标

1. 能够正确判断与药事活动有关的监督管理机构。

2. 能够正确使用药品监管机构网站开展信息检索、在线业务办理等工作。

3. 能够对现行版本的药品监督管理主要法律法规进行调研。

4. 能够判断药事管理相关法律的等级，并对法律冲突事件进行基本分析判断。

职业素养目标

1. 通过对法的基本知识的学习强化法治精神。

2. 通过对我国药品监管机构及职责的学习加强职业责任感。

3. 通过拓展实践任务提升独立学习、解决问题的思维和能力。

法律法规

《中华人民共和国药品管理法》（2019 年 8 月第二次修订，2019 年 12 月 1 日实施）

核心知识

一、药品监督管理机构

1. 药品监督管理概述

（1）药品监督管理的概念

药品监督管理是指药品监督管理行政机关依照法律法规的授权，依据相关法律法规的规定，对药品的研制、生产、流通和使用环节进行管理的过程。

我国药品监督管理主要包括药品管理、药事组织管理和执业药师管理三个方面的内容。药品管理主要包括药品研制、注册、生产、流通和使用的管理；药品广告管理；药品质量监督、非法药品查处及药品退出管理等。药事组织管理主要包括药事组织市场进入、行为及退出管理；药事组织许可证管理；研发规范管理；药事组织监督查处等。执业药师管理主要包括药学技术人员的职业进入、行为及退出管理；执业药师职业资格认证；执业药师注册管理；执业药师继续教育；执业药师监督查处等。

药品监督管理首先要以社会效益为最高准则，其次要遵循质量第一原则，再次要遵循法治化与科学化高度统一的原则，最后要遵循专业监督管理与群众监督管理相结合的原则。

（2）药品监督管理的目的

药品监督管理的目的是实现国家对药学事业的管理。一是保证药品的质量，保障人体用药安全，维护公众身体健康和用药的合法权益；二是保证药品使用的合理性，加强药品的使用管理，防止药害事件的发生；三是保证药品市场的法治化和科学化，规范药品研制、生产、经营等环节的行为与秩序，保障企业、单位和个人从事药品领域的合法权益，促进药品行业的健康发展，打击各种违法行为，维护国家药事法治管理的权威。

（3）药品监督管理的性质

首先，药品监督管理属于国家行政管理，是国家药品行政管理的重要组成部分，是国家对药品领域实施的监督管理。国家对药品的监督管理主要是通过行政管理制度和行政强制手段来实施的，目的是维护药品管理的有效性。如违反国家行政管理，会受到相应的行政处罚。

其次，药品监督管理还具有法律性，依据《中华人民共和国药品管理法》（以下简称

《药品管理法》）以及其他法律法规，依法对药事领域的活动实施管理，体现了国家意志，具有法律的强制性。如果药事活动违反了药品监督管理的相关规定，就要受到法律的制裁。

最后，药品监督管理还具有双重性，依法享有国家行政权的行政机构依法实施行政管理活动，监督主体对行政权进行监督。这种双重性是同时存在、相互联系和相互作用的，目的是保障监督管理的有效性，防止行政权的滥用。

（4）药品监督管理的作用

① 保证药品质量。药品质量具有有效性、安全性、稳定性和均一性等特性，是防病治病的必需物品。药品质量必须符合相应的质量标准。现实中某些药品企业或有关个人为了谋取经济利益，存在降低药品的生产质量标准、经营中以次充好等违法违规现象，严重损害了患者的利益。加强对药品的监督管理，是保证公众用药安全的重要举措。只有严惩生产或销售假药、劣药的行为，严格规范药品生产、流通、使用等环节，才能保证药品质量，保障公众的用药安全。

② 促进新药研究开发。创新药物研发具有周期长、高风险、高投入的特点，在研发的不同环节和阶段要求也不同。需要进行全面质量监管，制定新药的评审标准以及临床试验要求，目的是尽量减少新药可能带来的危害，保证新药的质量以及公众的用药安全。此外，我国属于仿制药大国，对于仿制药研制环节的严格监管可以有效保障仿制药的质量一致性，进一步保障人民用药安全，并提升药品的可及性。加强药品研制全过程的监管，是保证新药产业健康、有序发展的需要。

③ 提高制药企业的竞争力。制药企业的竞争力是以药品的质量水平作为支撑的。虽然制药行业具有公共性和公益性，但是制药企业需要获得经济利益，追求利润最大化。经济效益和社会效益的矛盾使得药品的公共福利性难以依靠企业的自觉加以实现。政府通过加强药品的监督管理，合理有序调控药品的经济效益和社会效益之间的矛盾，敦促企业保证药品的质量，提高竞争力，从而保障制药行业健康长足的发展。

④ 保证药品市场供应。药品市场作为以消费者为终端的特殊市场，受到来自药品质量、药学服务质量、社会环境等多种因素的影响而较难管理。特别是互联网药品交易不断发展，使药品的流通及买卖过程更为复杂。只有加强药品的监督管理，严格执行《药品经营质量管理规范》《药品流通监督管理办法》等规范性文件，规范药品交易行为，严格执行药品价格管理制度，反对不正当竞争，打击扰乱药品市场秩序的违法犯罪活动，才能保证合格充足的药品及时供应。

⑤ 为合理用药提供保障。药品具有双重性，虽然药品可以挽救生命和减轻疾病痛苦，但药品具有各种毒副作用。目前全球每年都有数以万计因不合理用药或药物滥用所带来的不良反应，合理用药和安全用药引起公众的广泛关注。2021年，我国药品不良反应报告数量高达190余万份，严重药品不良反应报告数量超20万份。影响合理用药的因素包括药品的质量、药师的服务水平、医师的处方等，因此需要建立合理用药的规范和制度。通过完善药师的注册制度，加强对药学专业技术人员的职业道德教育，提高职业能力和药学服务水平，强化合理用药科普教育，从而保障公众用药安全和合理用药。

2. 药品监督管理行政机构及职责

药品监督管理行政机构是指依照法律法规的授权和相关规定，承担药品研制、生产、流通和使用环节的监督管理职责的组织机构。我国的药品监督管理行政机构分为中央级和地方级。中央级主要指国家药品监督管理局，地方级主要指省级药品监督管理局以及市县级市场监管部门。国家药品监督管理局负责制定药品、医疗器械和化妆品监管制度，负责药品、医疗器械和化妆品研制环节的许可、检查和处罚。省级药品监督管理部门负责药品、医疗器械、化妆品生产环节的许可、检查和处罚，以及药品批发许可、零售连锁总部许可、互联网销售第三方平台备案、检查和处罚。市县两级市场监督管理部门负责药品零售、医疗器械经营的许可、检查和处罚，以及化妆品经营和药品、医疗器械使用环节质量的检查和处罚。

国家药品监督管理局承担如下职责。

① 负责药品（含中药、民族药，下同）、医疗器械和化妆品安全监督管理。拟订监督管理政策规划，组织起草法律法规草案，拟订部门规章，并监督实施。研究拟订鼓励药品、医疗器械和化妆品新技术新产品的管理与服务政策。

② 负责药品、医疗器械和化妆品标准管理。组织制定、公布国家药典等药品、医疗器械标准，组织拟订化妆品标准，组织制定分类管理制度，并监督实施。参与制定国家基本药物目录，配合实施国家基本药物制度。

③ 负责药品、医疗器械和化妆品注册管理。制定注册管理制度，严格上市审评审批，完善审评审批服务便利化措施，并组织实施。

④ 负责药品、医疗器械和化妆品质量管理。制定研制质量管理规范并监督实施。制定生产质量管理规范并依职责监督实施。制定经营、使用质量管理规范并指导实施。

⑤ 负责药品、医疗器械和化妆品上市后风险管理。组织开展药品不良反应、医疗器械不良事件和化妆品不良反应的监测、评价和处置工作。依法承担药品、医疗器械和化妆品安全应急管理工作。

⑥ 负责执业药师资格准入管理。制定执业药师资格准入制度，指导监督执业药师注册工作。

⑦ 负责组织指导药品、医疗器械和化妆品监督检查。制定检查制度，依法查处药品、医疗器械和化妆品注册环节的违法行为，依职责组织指导查处生产环节的违法行为。

⑧ 负责药品、医疗器械和化妆品监督管理领域对外交流与合作，参与相关国际监管规则和标准的制定。

⑨ 负责指导省、自治区、直辖市药品监督管理部门工作。

随着我国医药卫生体制的不断改革及行业的飞速发展，当前我国药品监督管理行政机构的职能也在发生着转变。

① 深入推进简政放权。减少具体行政审批事项，逐步将药品和医疗器械广告、药物临床试验机构、进口非特殊用途化妆品等审批事项取消或者改为备案。对化妆品新原料实行分类管理，高风险的实行许可管理，低风险的实行备案管理。

② 强化事中事后监管。完善药品、医疗器械全生命周期管理制度，强化全过程质量安全风险管理，创新监管方式，加强信用监管，全面落实"双随机、一公开"和"互联网＋监管"，提高监管效能，满足新时代公众用药用械需求。

③ 有效提升服务水平。加快创新药品、医疗器械审评审批，建立上市许可持有人制度，推进电子化审评审批，优化流程、提高效率，营造激励创新、保护合法权益环境。及时发布药品注册申请信息，引导申请人有序研发和申报。

④ 全面落实监管责任。按照"最严谨的标准、最严格的监管、最严厉的处罚、最严肃的问责"要求，完善药品、医疗器械和化妆品审评、检查、检验、监测等体系，提升监管队伍职业化水平。加快仿制药质量和疗效一致性评价，推进追溯体系建设，落实企业主体责

任，防范系统性、区域性风险，保障药品、医疗器械安全有效。

3. 药品监督管理技术机构及职责

根据我国《药品管理法》规定，药品监督管理部门设置或者指定的药品专业技术机构，承担依法实施药品监督管理所需的审评、检验、核查、监测与评价等工作。药品监督管理技术机构包括国家药品监督管理局的直属单位及内设机构。

(1) 国家药品监督管理局的直属单位

目前国家药品监督管理局的直属单位有中国食品药品检定研究院（国家药品监督管理局医疗器械标准管理中心，中国药品检验总所）、国家药典委员会、国家药品监督管理局药品审评中心、国家药品监督管理局食品药品审核查验中心、国家药品监督管理局药品评价中心、中国药学会、国家药品监督管理局执业药师资格认证中心等21家单位。

① 中国食品药品检定研究院承担食品、药品、医疗器械、化妆品及有关药用辅料、包装材料与容器（以下统称为食品药品）的检验检测、技术仲裁、标准研究等工作。

② 国家药典委员会负责组织编制、修订和编译《中华人民共和国药典》及配套标准。负责组织制定修订国家药品标准、药品通用名称命名、《中国药品标准》等刊物编辑出版等工作。

③ 国家药品监督管理局药品审评中心负责药物临床试验、药品上市许可申请的受理和技术审评。负责仿制药质量和疗效一致性评价的技术审评。承担再生医学与组织工程等新兴医疗产品涉及药品的技术审评。协调药品审评相关检查、检验等工作。承担国家局国际人用药品注册技术协调会议（ICH）相关技术工作。

④ 国家药品监督管理局药品评价中心负责组织制定修订药品不良反应、医疗器械不良事件、化妆品不良反应监测与上市后安全性评价以及药物滥用监测的技术标准和规范。组织开展药品不良反应、医疗器械不良事件、化妆品不良反应、药物滥用等监测工作。开展药品、医疗器械、化妆品的上市后安全性评价工作。参与拟订、调整国家基本药物目录、非处方药目录。

⑤ 国家药品监督管理局执业药师资格认证中心负责开展执业药师资格准入制度及执业药师队伍发展战略研究，参与拟订完善执业药师资格准入标准并组织实施。承担执业药师资格考试相关工作。组织开展执业药师资格考试命审题工作，编写考试大纲和考试指南。负责执业药师资格考试命审题专家库、考试题库的建设和管理。组织制定执业药师认证注册工作标准和规范并监督实施。承担执业药师认证注册管理以及继续教育、资格认证等其他工作。

(2) 国家药品监督管理局的内设机构

根据药品监管的具体职责，目前国家药品监督管理局设综合和规划财务司、政策法规司、药品注册管理司（中药民族药监督管理司）、药品监督管理司、医疗器械注册管理司、医疗器械监督管理司、化妆品监督管理司、科技和国际合作司（港澳台办公室）等11个机构。

① 药品注册管理司负责组织拟订并监督实施国家药典等药品标准、技术指导原则，拟订并实施药品注册管理制度。监督实施药物非临床研究和临床试验质量管理规范、中药饮片炮制规范，实施中药品种保护制度。承担组织实施分类管理制度、检查研制现场、查处相关违法行为等工作。参与制定国家基本药物目录，配合实施国家基本药物制度。

② 药品监督管理司负责组织拟订并依职责监督实施药品生产质量管理规范，组织拟订并指导实施经营、使用质量管理规范。承担组织指导生产现场检查、组织查处重大违法行为。组织质量抽查检验，定期发布质量公告。组织开展药品不良反应监测并依法处置。承担

放射性药品、麻醉药品、毒性药品及精神药品、药品类易制毒化学品监督管理工作。指导督促生物制品批签发管理工作。

4. 药品监督管理相关部门

根据现行法律法规和相关部委的主要职责、内设机构和人员编制规定，药品管理工作涉及多个政府职能部门，除药品监督管理部门以外还涉及多个行政管理部门。

（1）市场监督管理部门

国家、省（区、市）市场监督管理部门管理同级药品监督管理部门。市、县两级市场监督管理部门负责药品零售、医疗器械经营的许可、检查和处罚，以及化妆品经营和药品、医疗器械使用环节质量的检查和处罚。市场监督管理部门负责相关市场主体登记注册和营业执照核发，查处准入、生产、经营、交易中的有关违法行为，实施反垄断执法、价格监督检查和反不正当竞争，负责药品、保健食品、医疗器械、特殊医学用途配方食品广告审查和监督处罚。

（2）卫生健康部门

国家卫生健康委员会负责组织制定国家药物政策和国家基本药物制度，开展药品使用监测、临床综合评价和短缺药品预警，提出国家基本药物价格政策的建议，会同国家药品监督管理局组织国家药典委员会制定《中华人民共和国药典》，建立重大药品不良反应和医疗器械不良事件相互通报机制和联合处置机制，管理国家中医药管理局等。

（3）中医药管理部门

国家中医药管理局负责组织开展中药资源普查，促进中药资源的保护、开发和合理利用，参与制定中药产业发展规划、产业政策和中医药的扶持政策，参与国家基本药物制度建设，保护濒临消亡的中医诊疗技术和中药生产加工技术，组织拟订中医药人才发展规划等。

（4）发展和改革部门

国家发展和改革委员会负责监测和管理药品宏观经济。

（5）医疗保障部门

国家医疗保障局负责拟订医疗保险、生育保险、医疗救助等医疗保障制度的法律法规草案、政策、规划和标准，制定部门规章并组织实施；组织制定并实施医疗保障基金监督管理办法；组织制定医疗保障筹资和待遇政策；组织制定医保目录和支付标准，制定医保目录准入谈判规则并组织实施；建立医保支付医药服务价格合理确定和动态调整机制，建立价格信息监测和信息发布制度；制定药品、医用耗材的招标采购政策并监督实施，指导药品、医用耗材招标采购平台建设；制定定点医药机构协议和支付管理办法并组织实施等。

（6）工业和信息化管理部门

工业和信息化部负责拟订高技术产业中涉及生物医药新材料等的规划、政策和标准并组织实施，承担食品、医药工业等的行业管理工作；承担中药材生产扶持项目管理、国家药品储备管理工作。

（7）公安部门

公安部负责组织指导药品、医疗器械和化妆品犯罪案件侦查工作。

（8）海关部门

海关总署负责药品进出口口岸的设置以及药品进出口的监管、统计和分析。药品监督管理部门配合海关部门对药品的进出口进行监管。

（9）商务管理部门

商务部负责研究制定药品流通行业的发展规划和政策。

知识延伸　　　　　　　　　　**2018 年国务院机构改革**

2018 年 3 月 13 日，国务院机构改革方案提请十三届全国人大一次会议审议。根据该方案，国务院不再保留国家工商行政管理总局、国家质量监督检验检疫总局、国家食品药品监督管理总局，将组建国家市场监督管理总局。方案指出，将国家工商行政管理总局的职责、国家质量监督检验检疫总局的职责、国家食品药品监督管理总局的职责、国家发展和改革委员会的价格监督检查与反垄断执法职责、商务部的经营者集中反垄断执法以及国务院反垄断委员会办公室等职责整合，组建国家市场监督管理总局，作为国务院直属机构。同时组建国家药品监督管理局，由国家市场监督管理总局管理。

二、药事监督管理法律法规

1. 法的基本知识

（1）法的概念

法是由国家制定或认可的，经过必要的程序通过，能够反映统治阶级意志，并且由国家强制力保证实施的规范体系。根据《中华人民共和国立法法》，我国的法包括法律、行政法规、地方性法规、自治条例、单行条例、国务院部门规章、地方政府规章几个部分。

（2）法的特征

① 规范性。法是调整社会关系的规范，具有规定人们的行为模式、指导人们的行为的性质。

② 国家意志性。法是由国家制定或者认可的，国家的存在是法存在的前提条件。

③ 国家强制性。法是以国家强制力为后盾，由国家强制力保证实施的。不同于其他社会规范，法具有特殊的强制性，即国家强制性。

④ 普遍性。法作为一般的行为规范在国家权力管辖范围内具有普遍适用的效力和特性。其一，法的效力对象具有广泛性；其二，法的效力具有重复性。

⑤ 程序性。法是强调程序、规定程序和实行程序的规范。也可以说，法是一个程序制度化的体系或者制度化解决问题的程序。程序是社会制度化最重要的基石。

（3）法律效力

法律效力是指法律的适用范围，即法律在什么领域、什么时期和对谁有效的问题，也就是法律规范在空间上、时间上和对人的效力问题。

① 空间效力。空间效力是指法律在什么地方发生效力。由国家制定的法律和经中央机关制定的规范性文件，在全国范围内生效。地方性法规只在本地区内有效。

② 时间效力。时间效力是指法律在何时生效和何时终止效力，以及新法律颁布生效之前发生的事件或者行为是否适用该项法规的问题。时间效力一般有三个原则：不溯及既往原则；后法废止前法原则；法律条文到达时间的原则。

③ 对人的效力。对人的效力是指法律适用于什么样的人。对人的效力又分为属地主义、属人主义和保护主义。属地主义即不论人的国籍如何，在哪国领域内就适用哪国法律。属人主义即不论人在国内或国外，是哪国公民就适用哪国法律。保护主义即任何人只要损害了本国利益，不论损害者的国籍与所在地如何，都要受到该国法律的制裁。

（4）法律效力等级及冲突解决原则

法律效力的等级是指规范性法律文件之间的效力等级关系。

① 不同位阶法的渊源冲突解决原则。上位法的效力高于下位法，宪法至上，法律高于法规，法规高于规章，行政法规高于地方性法规。

② 同一位阶法的渊源冲突解决原则。特别规定优于一般规定，新的规定优于旧的规定。

③ 位阶出现交叉时法的渊源冲突解决原则。自治条例和单行条例依法对法律、行政法规、地方性法规作变通规定的，在本自治地方适用自治条例和单行条例的规定。经济特区法规根据授权对法律、行政法规、地方性法规作变通规定的，在本经济特区适用经济特区法规的规定。地方性法规与部门规章之间对同一事项的规定不一致时、部门规章之间或部门规章与地方政府规章之间对同一事项的规定不一致时，由国务院裁决。根据授权制定的法规与法律规定不一致时，由全国人民代表大会常务委员会裁决。同一机关制定的新的一般规定与旧的特别规定不一致时，由制定机关裁决。

2. 药品管理法律体系及渊源

法律体系通常是指一个国家全部现行法律规范分类组合为不同的法律部门而形成的有机联系的统一整体。简单地说，法律体系就是部门法体系。法律部门是根据一定标准、原则所制定的同类规范的总称。药品管理法律体系按照法律效力等级依次包括：法律、行政法规、部门规章、地方性法规、地方政府规章等。

（1）法律

法律系指全国人大及其常委会制定的规范性文件，由国家主席签署主席令公布。分为两大类：一类为基本法律，即由全国人大制定和修改的刑事、民事、国家机构和其他方面的规范性文件；另一类为基本法律以外的其他法律，即由全国人大常委会制定和修改的规范性文件。

与药品监督管理职责密切相关的法律主要有《药品管理法》、《中华人民共和国疫苗管理法》（以下简称《疫苗管理法》）、《中华人民共和国中医药法》（以下简称《中医药法》）、《中华人民共和国基本医疗卫生与健康促进法》、《中华人民共和国禁毒法》；与药品管理有关的其他法律有《中华人民共和国刑法》《中华人民共和国广告法》《中华人民共和国价格法》《中华人民共和国消费者权益保护法》《中华人民共和国反不正当竞争法》《中华人民共和国专利法》等。

（2）行政法规

行政法规由国务院有关部门或者国务院司法部门具体负责起草，重要行政管理的法律、行政法规草案由国务院司法部门组织起草。行政法规由总理签署国务院令公布。药品监管领域行政法规主要有《中华人民共和国药品管理法实施条例》《中药品种保护条例》《戒毒条例》《易制毒化学品管理条例》《麻醉药品和精神药品管理条例》《反兴奋剂条例》《血液制品管理条例》《医疗用毒性药品管理办法》《放射性药品管理办法》《野生药材资源保护管理条例》等。

（3）部门规章

国务院各部、委员会、中国人民银行、审计署和具有行政管理职能的直属机构，可以根据法律和国务院的行政法规、决定、命令，在本部门的权限范围内制定规章。

药品管理现行的部门规章包括《药品注册管理办法》《药物非临床研究质量管理规范》《药物临床试验质量管理规范》《药品生产监督管理办法》《药品生产质量管理规范》《药品经营监督管理办法》《药品经营质量管理规范》《中药材生产质量管理规范》《生物制品批签发

管理办法》《药品网络销售监督管理办法》《处方药与非处方药分类管理办法》《中药注册管理专门规定》《疫苗生产流通管理规定》《药品检查管理办法（试行）》《医疗机构制剂配制质量管理规范（试行）》《医疗机构制剂配制监督管理办法（试行）》《医疗机构制剂注册管理办法（试行）》《药品进口管理办法》《直接接触药品的包装材料和容器管理办法》《药品说明书和标签管理规定》《药品不良反应报告和监测管理办法》《互联网药品信息服务管理办法》《药品、医疗器械、保健食品、特殊医学用途配方食品广告审查管理暂行办法》《药品召回管理办法》《食品药品行政处罚程序规定》等。

（4）地方性法规

地方性法规是一定的地方国家权力机关，根据本行政区域的具体情况和实际需要，依法制定的在本行政区域内具有法律效力的规范性文件。例如《吉林省药品监督管理条例》《江苏省药品监督管理条例》《山东省药品使用条例》《湖北省药品管理条例》等。

（5）地方政府规章

省、自治区、直辖市和设区的市、自治州的人民政府，可以根据法律、行政法规和本省、自治区、直辖市的地方性法规，制定规章。例如《湖北省药品使用管理规定》《浙江省医疗机构药品和医疗器械使用监督管理办法》等。

（6）国际条约

国际条约是指我国作为国际法主体同外国缔结的双边、多边协议和其他具有条约、协定性质的文件。例如 1985 年我国加入的《1961 年麻醉品单一公约》《1971 年精神药物公约》等。

3.《药品管理法》简介

《药品管理法》是我国药品监管的基本法律依据，1984 年 9 月 20 日第六届全国人大常委会第七次会议通过，自 1985 年 7 月 1 日起施行。2001 年第九届全国人大常委会第二十次会议对其进行了全面修订，自 2001 年 12 月 1 日起施行。2013 年 12 月 28 日第十二届全国人大常委会第六次会议、2015 年 4 月 24 日第十二届全国人大常委会第十四次会议两次修正。

现行的《药品管理法》为 2019 年 8 月 26 日第十三届全国人民代表大会常务委员会第十二次会议第二次修订，自 2019 年 12 月 1 日施行。共一百五十五条，分总则、药品研制和注册、药品上市许可持有人、药品生产、药品经营、医疗机构药事管理、药品上市后管理、药品价格和广告、药品储备和供应、监督管理、法律责任和附则十二章。本次修订主要有以下要点。

① 明确将"保护和促进公众健康"作为药品管理的立法宗旨。

② 确定了药品管理的基本原则，即风险管理、全程管控、社会共治，并与之相适应建立了一系列的监管制度、监管机制、监管方式等，着力推进药品监管的现代化。

③ 确立了药品上市许可持有人制度、药品全程追溯制度、药物警戒制度、附条件审批制度、优先审批制度等一系列制度。

④ 严格药品研制管理，强化上市后监管，加强药品供应保障。

⑤ 强化了药品监管体系和监管能力建设，特别强调要建立职业化、专业化的检查员队伍。

⑥ 完善了药品安全责任制度，坚持重典治乱，处罚到人，严惩重处各种违法行为，充分体现了"四个最严"（最严谨的标准、最严格的监管、最严厉的处罚、最严肃的问责）的要求。

4.《疫苗管理法》简介

《疫苗管理法》是为了加强疫苗管理，保证疫苗质量和供应，规范预防接种，促进疫苗行业发展，保障公众健康，维护公共卫生安全而制定的法律。2019 年 6 月 29 日第十三届全国人民代表大会常务委员会第十一次会议通过，自 2019 年 12 月 1 日施行。

《疫苗管理法》共一百条，分为总则、疫苗研制和注册、疫苗生产和批签发、疫苗流通、预防接种、异常反应监测和处理、疫苗上市后管理、保障措施、监督管理、法律责任和附则十一章。《疫苗管理法》是在《药品管理法》一般原则的基础上，针对疫苗特点制定的一部特别的法律，对疫苗的研制、生产、流通、预防接种全过程提出了特别的制度和规定，对疫苗实行最严格的监管。

知识延伸　　　《"健康中国 2030"规划纲要》之健康中国战略目标

2016 年 10 月 25 日，中共中央、国务院发布了《"健康中国 2030"规划纲要》，这是此后 15 年推进健康中国建设的行动纲领，是中华人民共和国成立以来首次在国家层面提出的健康领域中长期战略规划，是保障人民健康的重大举措，对全面建设小康社会、加快推进社会主义现代化具有重大意义。同时，这也是我国积极参与全球健康治理、履行我国对联合国"2030 可持续发展议程"承诺的重要举措。《"健康中国 2030"规划纲要》提出了如下健康中国战略目标。

到 2030 年，促进全民健康的制度体系更加完善，健康领域发展更加协调，健康生活方式得到普及，健康服务质量和健康保障水平不断提高，健康产业繁荣发展，基本实现健康公平，主要健康指标进入高收入国家行列。到 2050 年，建成与社会主义现代化国家相适应的健康国家。

案例分析

2019 年 6 月以来，被告人吴某在未取得执业医师职业资格的情况下，使用中药为被害人陈某治疗类风湿关节炎，同年 12 月 5 日，被害人陈某在服用被告人吴某开出的含有草乌的中药后死亡。经司法鉴定，在陈某血液、尿液、胃内容物、中药液和肝组织中均检出乌头碱成分，其中血液中乌头碱的质量浓度为 3ng/mL，案情调查材料反映陈某所服用中药处方中含生附子、草乌成分。陈某符合乌头碱中毒死亡。经鉴定，被告人吴某的行医行为与患者（陈某）的死亡后果存在因果关系，应承担主要责任。

法院认为，被告人吴某未取得执业医师职业资格而非法行医，且造成就诊人死亡，其行为已构成非法行医罪。公诉机关指控成立，应予支持。依照《中华人民共和国刑法》第三百三十六条第一款、第五十二条、第五十三条之规定，判决如下：被告人吴某犯非法行医罪，判处有期徒刑十年六个月，并处罚金人民币二万元。

本案中吴某作为执业药师，不仅严重违反了我国药监部门关于执业药师从业有关的行政法规及规章，更触犯了刑法，构成了刑事犯罪，应当依法承担刑事责任。

❓ 边学边练

1.【单选】《药品经营质量管理规范》的法律等级属于（　　　）。（执业药师职业资格考试 2020 年真题）

A. 法律　　　　　　　B. 行政法规　　　　　C. 规范性文件　　　　D. 部门规章

2.【单选】《药品生产监督管理办法》的法律等级属于（　　）。（执业药师职业资格考试 2020 年真题）

A. 法律　　　　　　　B. 行政法规　　　　　C. 规范性文件　　　　D. 部门规章

3.【单选】《医疗用毒性药品管理办法》的法律等级属于（　　）。（执业药师职业资格考试 2020 年真题）

A. 法律　　　　　　　B. 行政法规　　　　　C. 规范性文件　　　　D. 部门规章

4.【多选】下列（　　）为药品监管技术机构。

A. 国家药品监督管理局　　　　　　　　B. 黑龙江省药品监督管理局

C. 中国食品药品检定研究院　　　　　　D. 国家药典委员会

5.【多选】与药品监管职责关系密切的法律有（　　）。

A. 《药品生产质量管理规范》　　　　　B. 《药品管理法》

C. 《疫苗管理法》　　　　　　　　　　D. 《中药品种保护条例》

✍ 课后实践

1. 我国药品监督管理机构职责调研

请利用互联网，获取并熟悉国家及所在省主要的药品监督管理行政机构及技术机构，例如药品监督管理局、药品检验所等业务范围。在调研报告中列出其名称、官网地址、基本职责。

2. 我国主要药品监督管理法律法规调研

请利用互联网，获取并熟悉我国现行的主要药品监督管理法律法规。在调研报告中列出法律法规的名称、法律等级、修订及实施时间、主要内容概要。

项目二　药品安全法律知识

📖 项目背景

　　根据国家药品监督管理局数据，2020 年全国共查处生产销售和使用假劣药案件 7361 件，货值金额 52317.17 万元，罚款 129534.26 万元，吊销许可证 38 件，移送司法机关 168 件。案件涉及原料药、化学药品等各类药品。

　　2021 年，各级药品监管部门进一步加大执法办案力度。从案件数量看，全年共查办"两品一械"案件 13 万余件，较 2020 年增幅达 27%。从案件货值金额看，全年案件查办货值超 19 亿元，罚款金额超 16 亿元，没收违法所得近 2 亿元，较 2020 年分别增加 44%、36% 和 12%。2021 年责令停产停业企业 500 余户，吊销许可证约 60 件。药品监管部门不断加强与公安机关等部门的协调配合，强化行刑衔接、行纪衔接，严格落实违法行为处罚到人要求，严厉查处多个大案要案，移送司法机关案件近 700 件，开出我国第一张化妆品终身禁业罚单，打出了严惩违法违规行为的重拳，保障了药品安全形势总体稳定。

　　药品监管部门认真贯彻落实习近平总书记关于药品安全"四个最严"要求，坚持风险管理、全程管控、科学监管、社会共治，持续强化"两品一械"领域高风险产品的监管，不断加大风险隐患排查化解以及对违法犯罪行为的打击力度，有力保障了人民群众健康权益。

　　药品质量直接影响到人民用药安全，药品行业从业人员必须牢固树立药品质量意识，不仅要立足岗位做到依法依规从业，还应熟悉各岗位有关的违法行为的认定及相应的法律责任，在工作中和生活中弘扬法治精神，进行有关的法治科普宣传，为药品安全贡献自己的一份力量。

📚 知识目标

1. 掌握药品的定义并能够说出药品的基本分类。
2. 熟悉药品质量标准的概念及类型。
3. 能够说出假药、劣药的界定标准。
4. 掌握法律责任的类型，熟悉生产、销售、使用假药或劣药的法律责任。
5. 了解药品安全违法行为举报奖励的有关规定。

📚 技能目标

1. 能够正确界定假药、劣药。
2. 能够依据有关法律法规初步判断药品安全违法行为的法律责任。
3. 能够结合法律法规知识进行药品安全的法治科普宣传。

📚 职业素养目标

1. 通过对假药、劣药的认知，树立药品质量安全意识。
2. 通过对有关违法案例的讨论分析，强化责任意识，加强法治精神。
3. 通过拓展实践任务，提升团队协作能力，强化科普意识。
4. 通过学习市场监管领域重大违法行为举报奖励有关规定，提升爱国情怀和责任担当。

✖ 法律法规

1. 《中华人民共和国药品管理法》（2019 年 8 月第二次修订，2019 年 12 月 1 日实施）
2. 《中华人民共和国刑法》（2020 年 12 月 26 日第十三届全国人民代表大会常务委员会第二十四次会议修正）
3. 《市场监管领域重大违法行为举报奖励暂行办法》（自 2021 年 12 月 1 日起施行）

📎 核心知识

一、药品及药品标准

1. 药品的定义

根据《药品管理法》的规定，药品是指用于预防、治疗、诊断人的疾病，有目的地调节人的生理机能并规定有适应证或者功能主治、用法和用量的物质，包括中药、化学药和生物制品等。

我国《药品管理法》中规定的药品具有特定的内涵和外延。药品特指人用药品，不包括兽药和农药。药品的使用目的、方法有严格规定。使用目的是用于预防、治疗、诊断人的疾病，有目的地调节人的生理机能；使用方法要求必须遵循规定的适应证或者功能主治、用法和用量。

药品具有特殊属性，表现在其具有专属性、两重性、质量重要性和时限性。首先，药品是直接关系到公众身体健康和生命安全的特殊商品，它与医学紧密结合，相辅相成。药品的专属性表现在对症治疗，患什么病用什么药，不像一般商品可以互相替代。其次，药品既有防病治病的一面，又有产生不良反应的一面，所以具有两重性。另外，药品与人们的生命有直接关系，确保质量尤为重要，具有质量重要性。最后，只有在防病治病的过程中人们才需要药品，但是制药企业需要保证一定的生产量和储备量以保证药品可及性；并且所有药品均具有有效期，所以说药品具有时限性。

2. 药品的分类

从不同的层面和角度，我国的药品有不同的分类方式。按照药品的定义可以分为中药、化学药和生物制品三类。《药品管理法》第四条"国家发展现代药和传统药"；第五十四条"国家对药品实行处方药与非处方药分类管理制度"；第六十一条"疫苗、血液制品、麻醉药品、精神药品、医疗用毒性药品、放射性药品、药品类易制毒化学品等国家实行特殊管理的药品不得在网络上销售"。根据以上相关条文，药品在一定角度上还可分为现代药和传统药；处方药与非处方药；实行一般管理的药品与实行特殊管理的药品。

在药品注册管理中，对中药、化学药和生物制品等按药品注册类别进行分类。中药注册分类包括中药创新药、中药改良型新药、古代经典名方中药复方制剂、同名同方药等。化学药注册分类包括化学药创新药、化学药改良型新药、仿制药等。生物制品注册分类包括生物制品创新药、生物制品改良型新药、已上市生物制品（含生物类似药）等。另外，在药品的供应和使用方面，我国药品还可分为一般药物与国家基本药物，基本医疗保险目录内药品与目录外药品。

3. 药品质量特性及质量标准

（1）药品质量特性

药品的质量特性体现在有效性、安全性、稳定性及均一性四个方面。

① 有效性。药品的有效性是指在规定的适应证、用法和用量的条件下，能够达到预防、治疗、诊断人的疾病，有目的地调节人的生理机能的目的。有效性是药品的固有特性。通常，有效性必须在一定前提条件下产生，即有一定适应证、用法和用量。

② 安全性。药品的安全性是指按规定的适应证和用法、用量使用药品后，人体产生毒副反应的程度。大多数药品均有不同程度的毒副反应，只有在衡量有效性大于毒副反应，或可解除、缓解毒副作用的情况下才能使用该种药品。

③ 稳定性。药品的稳定性是指在规定的条件下保持其有效性和安全性的能力。所谓规定的条件是指在规定的有效期内，以及生产、贮存、运输和使用的条件。如某些物质虽然具有预防、治疗、诊断疾病的有效性和安全性，但极易变质、不稳定、不便于运输和贮存，也不能作为药品进入医药市场。

④ 均一性。药品的均一性是指药物制剂的每一单位产品都符合有效性、安全性的规定要求。均一性是在制剂过程中形成的固有特性。人们用药剂量与药品的单位产品（如一粒药片、一颗胶囊、一支注射剂、一包冲剂等）有密切关系，若药品含量不均一，特别是有效成分在单位产品中含量很低的药品，就可能造成患者用量的不足或用量过大而中毒甚至死亡。

（2）药品质量标准

药品标准，也称药品质量标准，是国家对药品质量指标、生产工艺和检验方法等所做的技术要求和规范。其内容包括药品的名称；成分或处方的组成；含量及检验方法；制剂的辅料规格；允许的杂质及其限量；药品的作用、用法、用量；注意事项；贮藏方法；等等。药品标准是鉴别药品真伪优劣的依据。凡正式批准生产的药品、辅料和基质以及按商品经营的中药材，都要制定标准。

药品标准分为法定标准和非法定标准两种。法定标准是包括《中华人民共和国药典》在内的国家药品标准；非法定标准有行业标准、企业标准等。法定标准属于强制性标准，是药品质量的最低标准，拟上市销售的任何药品都必须达到这个标准；企业标准只能作为企业的内控标准，各项指标均不得低于国家药品标准。

国家药品标准是国家对药品质量要求和检验方法所做的技术规定，是药品生产供应、使用、检验和管理共同遵循的法定依据。通常，国家药品标准由政府或政府授权的权威机构组织编撰，政府统一颁布。国家药品标准是法定的、强制性标准。此外，《药品管理法》还规定，中药饮片必须按照国家药品标准炮制；国家药品标准没有规定的，必须按照省级药品监督管理部门制定的炮制规范炮制，省级药品监督管理部门的炮制规范应当报国家药品监督管理部门备案。

《中华人民共和国药典》（简称《中国药典》），由国家药典委员会编纂，国家药品监督管理部门批准并颁布。《中国药典》是国家为保证药品质量、保护人民用药安全有效而制定的法典，是国家药品标准的核心，是具有法律地位的药品标准，拥有最高的权威性。《中国药典》收载品种的标准为国家对该药品品种的最基本要求。《中国药典》主要包括凡例、品名目次、正文、附录、索引等部分。中华人民共和国成立以来，我国共编纂颁布《中国药典》11版，从1985年起，每5年修订颁布新一版药典。《中国药典》现行版为2020年版。

药品注册标准是指国家药品监督管理局批准给申请人特定药品的标准，生产该药品的药品生产企业必须执行该注册标准。药品注册标准不得低于《中国药典》规定。进口药品获得进口注册许可证后，也必须执行进口药品的注册标准。根据《药品管理法》，国务院药品监督管理部门在审批药品时，对药品的质量标准、生产工艺、标签和说明书一并核准。

知识延伸　　　　　　　　**《中华人民共和国药典》简介**

《中华人民共和国药典》（简称《中国药典》），依据《中华人民共和国药品管理法》组织制定和颁布实施。《中国药典》是药品研制、生产、经营、使用、监督管理和其他国家药品标准应遵循的法定依据。《中国药典》由国家药典委员会负责组织编写与修订。

自《中国药典》1953年第一版始，经历了1963年、1977年、1985年、1990年、1995年、2000年、2005年、2010年、2015年版十个版本。1953年、1985年、1990年、1995年、2000年、2005年、2010年版颁布了增补本。1953年、1963年、1977年、1985年、1990年、1995年版由卫生部颁布，2000年、2005年、2010年、2015年、2020年版由国家食品药品监督管理（总）局颁布。

《中国药典》2020年版由一部、二部、三部、四部及增补本组成。各部药典收载内容不尽相同，其中一部、二部、三部收载凡例、正文；四部收载凡例、通则及药用辅料正文。国家药品标准由凡例、正文及其引用的通则共同构成。

二、假药及劣药的辨识

1. 假药的界定

根据国家药品监督管理局数据显示，2021年全国查处的生产、销售、使用假药案件合计 1791 件，而生产、销售、使用劣药案件高达 8248 件。那么到底什么样的药品应该认定为假药呢？

我国《药品管理法》规定，禁止生产（包括配制）、销售、使用假药、劣药。有下列情形之一的，为假药：①药品所含成分与国家药品标准规定的成分不符；②以非药品冒充药品或者以他种药品冒充此种药品；③变质的药品；④药品所标明的适应证或者功能主治超出规定范围。

例如，2023 年 3 月湖北省药品监督管理局召开新闻发布会，公布的一批药品安全专项整治典型案例中，薛某等人自行购进麦芽糖、人参等中药材，自制"中药蜂蜜"，宣称有"鼻炎、咳嗽、失眠多梦"治疗功效，所涉功效为虚构，涉及的中药材随意添加，后进行灌装销售。案件中薛某所自制的所谓药品"中药蜂蜜"应认定为假药。

2. 劣药的界定

我国《药品管理法》规定有下列情形之一的，为劣药：①药品成分的含量不符合国家药品标准；②被污染的药品；③未标明或者更改有效期的药品；④未注明或者更改产品批号的药品；⑤超过有效期的药品；⑥擅自添加防腐剂、辅料的药品；⑦其他不符合药品标准的药品。

例如，2022 年 12 月国家药品监督管理局发布药品抽检公告，经苏州市药品检验检测研究中心检验，标示为××××有限公司生产的 4 批次清热解毒口服液检出高于限量值的灰毡毛忍冬皂苷乙。经深圳市药品检验研究院检验，标示为××××药业有限公司生产的 1 批次金银花不符合规定，不符合规定项目为含量测定。上述所涉药品均认定为劣药。

三、药品安全法律责任

微课：药品安全法律责任分析

药品安全法律责任是指由于违反药品法律法规所应承担的法律后果，它是以存在违法行为为前提的，只有在有关的法律法规中做了明确规定才能追究相应的责任。药品安全法律责任由国家强制力来保证执行，由专门机关进行追究。

1. 药品安全法律责任的类型

根据行为人违反药品法律法规的性质和社会危害程度的不同，可将药品安全法律责任分为刑事责任、民事责任和行政责任。

（1）刑事责任

药品安全刑事责任是指行为人违反药品管理法律法规，侵犯了国家药品管理制度和不特定多数人的健康权利，构成犯罪的，由司法机关依照《中华人民共和国刑法》（以下简称《刑法》）规定，对其依法追究法律责任。

根据《刑法》规定，实现刑事责任的方式是刑罚。刑罚分为主刑和附加刑。主刑包括管制、拘役、有期徒刑、无期徒刑和死刑，它们只能单独适用。附加刑有罚金、剥夺政治权利、没收财产，它们可以附加适用，也可以独立适用。我国《刑法》对违反药品法律法规的犯罪行为的刑事责任作了明确规定，规定了相关罪名，如生产、销售假药罪，生产、销售劣药罪，非法提供麻醉药品、精神药品罪等。

根据《药品管理法》第一百一十三条第一款规定，药品监督管理部门发现药品违法行为涉嫌犯罪的，应当及时将案件移送公安机关。根据《药品管理法》第一百一十四条规定，违反《药品管理法》规定，构成犯罪的，依法追究刑事责任。

（2）民事责任

药品安全民事责任主要是指产品责任，即生产者、销售者因生产、销售缺陷产品致使他人遭受人身伤害、财产损失，而应承担的赔偿损失、消除危险、停止侵害等责任的特殊侵权民事责任。

《药品管理法》规定的民事责任主要体现在以下四个方面：一是明确了药品上市许可持有人和药品生产经营企业赔偿责任，药品出现质量问题，药品上市许可持有人和药品生产经营企业要承担民事赔偿责任；二是规定境外药品上市许可持有人在中国境内的代理人与持有人承担连带责任；三是民事赔偿首负责任制；四是对生产假劣药或者明知是假劣药仍销售的，受害人还可以要求惩罚性赔偿。

（3）行政责任

药品安全行政责任包括在药品监督管理行政法律关系中，当行政相对人实施了违反行政法律规范的行为，或不履行行政法律义务时，应依法承担的法律后果。根据我国现行药品法律法规的规定，药品安全行政责任主要包括行政处罚和行政处分。

① 行政处罚是指药品监督管理部门在职权范围内，对违反药品法律法规但尚未构成犯罪的行政相对人所实施的行政制裁。按照《中华人民共和国行政处罚法》规定，可将行政处罚分为四个大类：人身罚、资格罚、财产罚、声誉罚。药品领域的行政处罚的具体种类主要有：警告、罚款、没收非法财物、没收违法所得、责令停产停业、暂扣或吊销有关许可证等，上述四大类型均有涉及。例如罚款属于财产罚，吊销许可证属于资格罚，警告属于声誉罚。

新修订的《药品管理法》增加了人身罚的手段，对生产销售假药和生产销售劣药情节严重的，伪造变造许可证、骗取许可证等情节恶劣的行为，可以由公安机关对相关责任人处五日至十五日的行政拘留。

除了对违法单位进行资格罚以外，新修订的《药品管理法》加大相关责任人资格罚力度，对假药劣药违法行为责任人的资格罚由原来的十年禁业修改为终身禁业，对生产销售假药被吊销许可证的企业，十年内不受理其相关的申请。同时增加了对伪造变造许可证、骗取许可证、严重违反质量管理规范的行为责任人的资格罚。

② 行政处分是指由有管辖权的国家机关或企事业单位，依据行政隶属关系对违法失职人员给予的一种行政制裁。其种类主要有警告、记过、记大过、降级、撤职、开除六种。

在许多重大的药品安全事件中，除了违法犯罪的主体，相应的药品监管机构及监管人员也应承担相应的责任，这种情况下多通过行政处分来实现处罚。例如2018年的"长生疫苗"事件发生后，国家药品监督管理局及长春市药品监督管理局、市场监督管理局多名干部及责任人员受到了严厉的问责。

2. 生产、销售、使用假药、劣药的法律责任

（1）生产销售假药的处罚规定

《药品管理法》规定，生产、销售假药的，没收违法生产、销售的药品和违法所得，责令停产停业整顿，吊销药品批准证明文件，并处违法生产、销售的药品货值金额十五倍以上三十倍以下的罚款；货值金额不足十万元的，按十万元计算；情节严重的，吊销药品生产许可证、药品经营许可证或者医疗机构制剂许可证，十年内不受理其相应申请；药品上市许可持有人为境外企业的，十年内禁止其药品进口。

《药品管理法》规定，违反本法规定，构成犯罪的，依法追究刑事责任。我国《刑法》中明确了生产、销售、使用假药罪。《刑法》第一百四十一条规定，生产、销售假药的，处三年以下有期徒刑或者拘役，并处罚金；对人体健康造成严重危害或者有其他严重情节的，处三年以上十年以下有期徒刑，并处罚金；致人死亡或者有其他特别严重情节的，处十年以上有期徒刑、无期徒刑或者死刑，并处罚金或者没收财产。最高人民法院、最高人民检察院于2014年11月3日发布的《关于办理危害药品安全刑事案件适用法律若干问题的解释》（法释〔2014〕14号）中对于"对人体健康造成严重危害""其他严重情节""其他特别严重情节"的认定进行了明确。

2017年9月1日起施行的《最高人民法院、最高人民检察院关于办理药品、医疗器械注册申请材料造假刑事案件适用法律若干问题的解释》（法释〔2017〕15号）规定，药品注册申请单位故意使用具有"情节严重"情形的虚假资料骗取批准文号生产销售药品的，按照生产、销售假药罪定罪处罚。

（2）生产销售劣药的处罚规定

《药品管理法》规定，生产、销售劣药的，没收违法生产、销售的药品和违法所得，并处违法生产、销售的药品货值金额十倍以上二十倍以下的罚款；违法生产、批发的药品货值金额不足十万元的，按十万元计算，违法零售的药品货值金额不足一万元的，按一万元计算；情节严重的，责令停产停业整顿直至吊销药品批准证明文件、药品生产许可证、药品经营许可证或者医疗机构制剂许可证。生产、销售的中药饮片不符合药品标准，尚不影响安全性、有效性的，责令限期改正，给予警告；可以处十万元以上五十万元以下的罚款。

（3）责任人员的处罚规定

《药品管理法》第一百一十八条规定，生产、销售假药，或者生产、销售劣药且情节严重的，对法定代表人、主要负责人、直接负责的主管人员和其他责任人员，没收违法行为发生期间自本单位所获收入，并处所获收入百分之三十以上三倍以下的罚款，终身禁止从事药品生产经营活动，并可以由公安机关处五日以上十五日以下的拘留。对生产者专门用于生产假药、劣药的原料、辅料、包装材料、生产设备予以没收。

（4）使用假药、劣药的处罚规定

药品使用单位使用假药、劣药的，按照销售假药、零售劣药的规定处罚；情节严重的，法定代表人、主要负责人、直接负责的主管人员和其他责任人员有医疗卫生人员执业证书的，还应当吊销执业证书。

（5）为生产、销售假药、劣药提供便利条件的处罚规定

如果知道或者应当知道属于假药、劣药而为其提供储存、运输等便利条件的，《药品管理法》也做出了处罚规定：没收全部储存、运输收入，并处违法收入一倍以上五倍以下的罚款；情节严重的，并处违法收入五倍以上十五倍以下的罚款；违法收入不足五万元的，按五万元计算。

（6）从重处罚情形

有下列行为之一的，在《药品管理法》规定的处罚幅度内从重处罚：①以麻醉药品、精神药品、医疗用毒性药品、放射性药品、药品类易制毒化学品冒充其他药品，或者以其他药品冒充上述药品；②生产、销售以孕产妇、儿童为主要使用对象的假药、劣药；③生产、销售的生物制品属于假药、劣药；④生产、销售假药、劣药，造成人身伤害后果；⑤生产、销售假药、劣药，经处理后再犯；⑥拒绝、逃避监督检查，伪造、销毁、隐匿有关证据材料，或者擅自动用查封、扣押物品。

以上关于从重处罚情形的规定，体现了我国药品监管以人民健康安全为第一要务的出发点，也体现了对藐视法律权威、置人民用药安全于不顾的违法行为严厉打击的坚决态度。

3. 其他违反药品监督管理规定的法律责任

除了上述关于假药、劣药有关违法行为的法律责任，我国《药品管理法》中对于其他违法行为的法律责任也做出了明确规定，部分违法情形及对应法律责任的条款总结见表 1-1。

表 1-1　《药品管理法》中对法律责任的规定

违法情形	法律责任对应条款
无证生产、经营药品	第一百一十五条
从无证生产、经营企业购入药品	第一百二十九条
未经批准进口药品	第一百二十四条
违反药品质量管理规范	第一百二十六条
擅自开展药物临床试验或生物等效性试验	第一百二十六条（第一款）、第一百二十七条（第一款）
未取得批准证明文件生产、进口药品	第一百二十四条（第一款）
未依法开展药品生产活动	第一百二十四、一百二十五条
使用未经核准的标签、说明书	第一百二十五条（第一款）
未履行报告义务	第一百二十七条（第一款）
未按规定建立并实施药品追溯制度	第一百二十七条（第一款）
药品经营企业购销药品未按规定记录，零售药品未依法开展药学服务	第一百三十条
药品网络交易第三方平台未依法履行管理义务	第一百三十一条
伪造、变造、出租、出借、非法买卖许可证或者药品批准证明文件	第一百二十二条
骗取许可证或批准证明文件	第一百二十三条
未制定药品上市后风险管理计划，未按照规定开展药品上市后研究或者上市后评价	第一百二十七条（第一款）
未按照规定开展药品不良反应监测或者报告等责任	第一百三十四条
违反药品召回管理规定	第一百三十五条
药品购销中给予、收受回扣或者其他不正当利益	第一百四十一条
药品购销中收受财物或者其他不正当利益	第一百四十二条
编造、散布虚假药品安全信息	第一百四十三条
违反进口药品登记备案管理制度	第一百三十二条
医疗机构向市场销售配制制剂	第一百三十三条
违反药品标识管理规定	第一百二十八条

除了《药品管理法》以外，药事监管领域其他的法律法规亦会明确其所涉及领域的违法行为的法律责任。例如《疫苗管理法》中明确了疫苗企业违反生产质量管理规范，疾控单位、接种单位违反储存、运输管理规范等违法行为的法律责任。《麻醉药品和精神药品管理条例》中明确了生产企业违规生产，定点批发企业、第二类精神药品零售企业违规经营等违法行为的法律责任。

四、药品安全违法行为举报奖励

1. 药品安全违法行为举报奖励的范围与条件

国家市场监督管理总局、财政部联合印发的《市场监管领域重大违法行为举报奖励暂行办法》（以下简称《举报奖励暂行办法》），于 2021 年 12 月 1 日正式施行。《举报奖励暂行办法》制定工作自 2019 年 4 月由国家市场监督管理总局、财政部会商启动，在整合吸收原《举报制售假冒伪劣产品违法犯罪活动有功人员奖励办法》和《食品药品违法行为举报奖励办法》相关内容的基础上，经过多轮调研讨论、征求意见、专家评估论证等，结合市场监管实际，对奖励范围、奖励条件、奖励标准、奖励程序等问题进行了重点规范。

《举报奖励暂行办法》中规定，举报人可以通过市场监督管理部门公布的接收投诉举报的互联网、电话、传真、邮寄地址、窗口等渠道，向各级市场监督管理部门举报市场监管领域重大违法行为。举报违反食品、药品、特种设备、工业产品质量安全相关法律法规规定的重大违法行为，经查证属实结案后，给予相应奖励。国务院药品监督管理部门和省级药品监督管理部门实施举报奖励，适用该办法。

获得举报奖励应当同时符合下列条件：①有明确的被举报对象和具体违法事实或者违法犯罪线索，并提供了关键证据；②举报内容事先未被市场监督管理部门掌握；③举报内容经市场监督管理部门查处结案并被行政处罚，或者依法移送司法机关被追究刑事责任。

2. 药品安全违法行为举报奖励标准

（1）举报奖励的三个等级

① 一级举报奖励。该等级认定标准是提供被举报方的详细违法事实及直接证据，举报内容与违法事实完全相符，举报事项经查证属于特别重大违法行为或者涉嫌犯罪。

② 二级举报奖励。该等级认定标准是提供被举报方的违法事实及直接证据，举报内容与违法事实完全相符。

③ 三级举报奖励。该等级认定标准是提供被举报方的基本违法事实及相关证据，举报内容与违法事实基本相符。

（2）举报奖励金额

对于有罚没款的案件，市场监督管理部门按照下列标准计算奖励金额，并综合考虑涉案货值、社会影响程度等因素，确定最终奖励金额。

① 属于一级举报奖励的，按罚没款的 5% 给予奖励。按此计算不足 5000 元的，给予 5000 元奖励；

② 属于二级举报奖励的，按罚没款的 3% 给予奖励。按此计算不足 3000 元的，给予 3000 元奖励；

③ 属于三级举报奖励的，按罚没款的 1% 给予奖励。按此计算不足 1000 元的，给予 1000 元奖励。

无罚没款的案件，一级举报奖励至三级举报奖励的奖励金额应当分别不低于 5000 元、3000 元、1000 元。

违法主体内部人员举报的，在征得本级政府财政部门同意的情况下，适当提高前款规定的奖励标准。

每起案件的举报奖励金额上限为 100 万元，根据《举报奖励暂行办法》第十二条规定确定的奖励金额不得突破该上限。单笔奖励金额达到 50 万元以上（含 50 万元）的，由发放举报奖励资金的市场监督管理部门商本级政府财政部门确定。

《举报奖励暂行办法》聚焦民生领域，针对群众反映强烈、社会舆论关注和市场监管难度大风险高的重点行业、重点领域，通过推动社会监督、汇聚公众力量，对市场监管领域违法行为形成高压执法震慑，使违法主体心存敬畏、行有所止。依法支持和引导药品安全领域的举报行为，进一步增强药品监管合力；通过防范和化解药品安全领域重大风险，切实守住人民群众生命健康安全底线，构筑民生领域公平有序的市场秩序和安全放心的药品消费环境。

知识延伸　《"十四五"国家药品安全及促进高质量发展规划》发展目标

为保障药品安全，促进药品高质量发展，推进药品监管体系和监管能力现代化，保护和促进公众健康，根据《中华人民共和国国民经济和社会发展第十四个五年规划和2035年远景目标纲要》，制定本规划。规划中提出"十四五"时期主要发展目标如下。

"十四五"期末，药品安全监管能力整体接近国际先进水平，药品安全保障水平持续提升，人民群众对药品质量和安全更加满意、更加放心。

① 支持产业高质量发展的监管环境更加优化。审评审批制度改革持续深化，批准一批临床急需的创新药，加快有临床价值的创新药上市，促进公众健康。创新产品评价能力明显提升，在中国申请的全球创新药、创新医疗器械尽快在境内上市。制修订药品医疗器械化妆品标准2650项（个），新增指导原则480个。

② 疫苗监管达到国际先进水平。通过世界卫生组织疫苗国家监管体系评估。积极推进疫苗生产企业所在省级药品检验机构具备辖区内生产疫苗主要品种批签发能力。

③ 中药传承创新发展迈出新步伐。中医药理论、人用经验和临床试验相结合的审评证据体系初步建立。逐步探索建立符合中药特点的安全性评价方法和标准体系。中药现代监管体系更加健全。

④ 专业人才队伍建设取得较大进展。培养一批具备国际先进水平的高层次审评员、检查员和检验检测领域专业素质过硬的学科带头人。药品监管队伍专业素质明显提升，队伍专业化建设取得积极成效。

⑤ 技术支撑能力明显增强。全生命周期药物警戒体系初步建成。中国药品监管科学行动计划取得积极成果，推出一批监管新工具、新标准、新方法。药品检验检测机构能力明显提升。

案例分析

2020年1月至2021年6月，贾某作为零售药房经营者，未按照药品经营规范的要求，没有审验供货方资质，也没有查验药品生产许可证、药品经营许可证、药品检验报告等文书，先后花费19650元购买无效批准文号的"关节再生胶囊"进行销售。该"关节再生胶囊"外包装标示主要成分为虎杖提取物、雪莲花、鹿茸、红花等名贵中药。经池州市食品药品检验中心检验，"关节再生胶囊"含有"吲哚美辛""布洛芬""双氯芬酸钠""醋酸泼尼松"四种化学药用成分。2021年12月28日，经池州市市场监督管理局认定，"关节再生胶囊"属无效批准文号的产品冒充药品，系假药。

2022年6月6日，县人民检察院以被告人贾某犯销售假药罪提起公诉。2022年7月15日县人民法院作出一审判决，被告人贾某犯销售假药罪被判处有期徒刑一年，缓刑二年，并处罚金人民币15000元。

根据《中华人民共和国刑法》第一百四十一条规定："生产、销售假药的，处三年以下有期徒刑或者拘役，并处罚金；对人体健康造成严重危害或者有其他严重情节的，处三年以上十年以下有期徒刑，并处罚金，致人死亡或者有其他特别严重情节的，处十年以上有期徒刑、无期徒刑或者死刑，并处罚金或者没收财产。"贾某的行为已经构成了销售假药罪，但未造成严重危害，故量刑为三年以下。

? 边学边练

1.【单选】根据《药品管理法》，下列情形不属于假药的是（　　）。（执业药师职业资格考试2021年真题）

A. 与国家药品标准规定成分不符的化学药　　B. 变质的中药饮片

C. 标明适应证超出规定范围的生物制品　　　D. 被污染的中成药

2.【单选】根据《药品管理法》，对未取得药品生产许可证生产、销售药品的情形，药品监督管理部门对其责令关闭，没收违法生产销售的药品和违法所得，并处罚款。药品监督管理部门作出的该行为属于（　　）。（执业药师职业资格考试2021年真题）

A. 行政裁决　　　　B. 行政处分　　　　C. 行政处罚　　　　D. 行政强制

3.【单选】根据《药品管理法》规定，对生产、销售劣药的情形处以罚款时，违法生产、批发的药品货值金额（　　）。

A. 不足一万元的，按一万元计算　　　　B. 不足五万元的，按五万元计算

C. 不足十万元的，按十万元计算　　　　D. 不足二十万元的，按二十万元计算

4.【多选】禁止生产、销售、使用劣药，以下情形属于劣药的有（　　）。

A. 药品成分的含量不符合国家药品标准　　B. 被污染的药品

C. 擅自添加防腐剂、辅料的药品　　　　　D. 变质的药品

5.【多选】（　　）行为在《药品管理法》规定的处罚幅度内从重处罚。

A. 生产、销售假药、劣药，经处理后再犯

B. 生产、销售的生物制品属于假药、劣药

C. 生产、销售以孕产妇、儿童为主要使用对象的假药、劣药

D. 拒绝、逃避监督检查，伪造、销毁、隐匿有关证据材料，或者擅自动用查封、扣押物品

✎ 课后实践

开展如何辨识假药、劣药的科普宣传

请结合所学法规知识，收集素材，制作一则科普小视频，并利用该作品向公众宣传如何辨识假药、劣药以及相关违法行为的法律责任。要求表达内容符合法律法规规定，严谨科学，通俗易懂，易于科普实践。

项目三 药学技术人员管理

岗课赛证融通导航——执业药师职业资格证书考核点

单元：执业药师与健康中国战略

执业药师管理

（1）执业药师职业资格制度

（2）执业药师职业资格考试、注册和继续教育管理

（3）执业药师的配备使用

（4）执业药师执业活动的监督管理

项目背景

为了确保药品质量，保障人民用药的安全有效，药学技术人员的配备及管理成为药品生产企业、药品经营企业及医疗机构的关键因素，同时也是药品监督管理机构能否履行其职责、贯彻药事法规的关键问题。例如《药品管理法》规定：从事药品生产活动必须具有依法经过资格认定的药学技术人员、工程技术人员及相应的技术工人；从事药品经营活动必须具有依法经过资格认定的药师或者其他药学技术人员；医疗机构应当配备依法经过资格认定的药师或者其他药学技术人员。非药学技术人员不得直接从事药剂技术工作。《处方管理办法》规定：取得药学专业技术职务任职资格的人员方可从事处方调剂工作。《药品生产质量管理规范》规定：生产管理负责人应当至少具有药学或相关专业本科学历（或中级专业技术职称或执业药师资格），具有至少三年从事药品生产和质量管理的实践经验，其中至少有一年的药品生产管理经验，接受过与所生产产品相关的专业知识培训等。

推进健康中国建设，提高人民健康水平，需要凝聚全社会力量，形成健康促进的强大合力。药品质量与安全在健康中国建设过程中发挥至关重要的作用，全体药学技术人员要增强责任感、使命感，积极参与健康中国行动，担当新使命，展现新作为。

知识目标

1. 熟悉药学技术人员岗位类型，了解职业技能鉴定的基本程序。

2. 熟悉药学职称的类型，了解药学职称晋升的基本要求。

3. 掌握执业药师基本职责和职业规范，掌握执业药师职业资格考试的形式和基本内容。

4. 熟悉执业药师监督管理的有关法规内容，熟悉相应的法律责任。

技能目标

1. 能够查询与药品行业有关的1+ X职业技能等级鉴定的标准要求。

2. 能够查询获取本省药学职称考试及评定的有关要求。

3. 能够按规定完成基本的执业药师职业资格考试报名、注册程序。

职业素养目标

1. 通过对职业技能等级鉴定、药学职称晋升、执业药师职业资格考试等内容的了解，强化进取精神，提升专业意识，树立职业理想。

2. 通过对执业药师"挂证"等违法事件的讨论分析，提升法治意识和职业道德。

法律法规

1.《中华人民共和国药品管理法》（2019 年 8 月第二次修订，2019 年 12 月 1 日实施）

2.《执业药师职业资格制度规定》（2019 年 3 月 5 日实施）

3.《执业药师职业资格考试实施办法》（2019 年 3 月 5 日实施）

4.《执业药师注册管理办法》（2021 年 6 月 18 日）

核心知识

一、药学技术人员的概念

药学技术人员是指取得药学类等相关专业学历，依法经过国家有关部门考试考核合格，取得专业技术职务证书或执业药师资格，遵循药事法规和职业道德规范，从事与药品的生产、经营、使用、科研、检验和管理有关实践活动的技术人员，包括药师、执业药师、临床药师等。

经过职业院校药学相关专业的学习，取得相应的毕业证书，并不意味着就成为药学技术人员。毕业生需要通过就业从事具体与药学有关的岗位工作，才能成为药学技术人员。

药学技术人员可以是取得职业资格的人员，也可以是经过职业技能鉴定的人员。药品行业领域的职业资格主要指执业药师资格，经过全国统一考试获得。而职业技能鉴定可以由高校、企业、地方协会等机构负责组织和实施，对国家职业分类大典中的药学有关的职业、工种进行技能评价，获得相应的职业技能等级证书。药学技术人员在从业过程中可以通过考试及认定晋升相应的职称。

二、药学职业技能鉴定

按照人力资源和社会保障部公布的《中华人民共和国职业分类大典》（以下简称《职业分类大典》），药学行业有关的职业包括制药工程技术人员、药师、医药商品购销员、药物检验员等 16 个（表 1-2），一个职业下面可能包含多个工种，例如"药物制剂工"项下包含注射剂工、液体药剂工、胶囊剂工等 20 余个工种。

表 1-2　药学行业相关职业

编码	职业名称	编码	职业名称	编码	职业名称
2-02-32-00	制药工程技术人员	4-08-05-04	药物检验员	6-12-05-02	发酵工程制药工
2-05-06-01	药师	5-01-02-05	中药材种植员	6-12-05-03	疫苗制品工
2-05-06-02	中药师	6-12-01-00	化学合成制药工	6-12-05-04	血液制品工
2-05-06-03	民族药师	6-12-02-00	中药炮制工	6-12-05-05	基因工程药品生产工
2-06-07-07	医药代表	6-12-03-00	药物制剂工		
4-01-05-02	医药商品购销员	6-12-05-01	生化药品制造工		

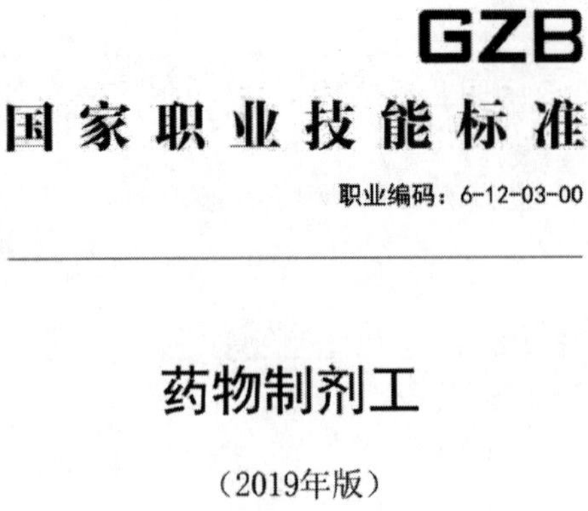

GZB
国家职业技能标准

职业编码：6-12-03-00

药物制剂工

（2019年版）

图 1-1 国家职业技能标准

人力资源和社会保障部联合有关的其他部门制定并公布职业技能标准，国家职业技能标准以缩写 GZB 为标识（图 1-1），标准内容可以在技能人才评价工作网中检索。

职业技能等级认定由备案的认定机构依据有关的技能标准来进行。我国的职业技能等级认定机构分为国家人社部备案及地方人社局备案两类，目前职业技能等级认定机构的申报与公示查询可以通过技能人才评价工作网来进行，技术人员获取的职业技能等级证书也可以在该网站查询（图 1-2）。

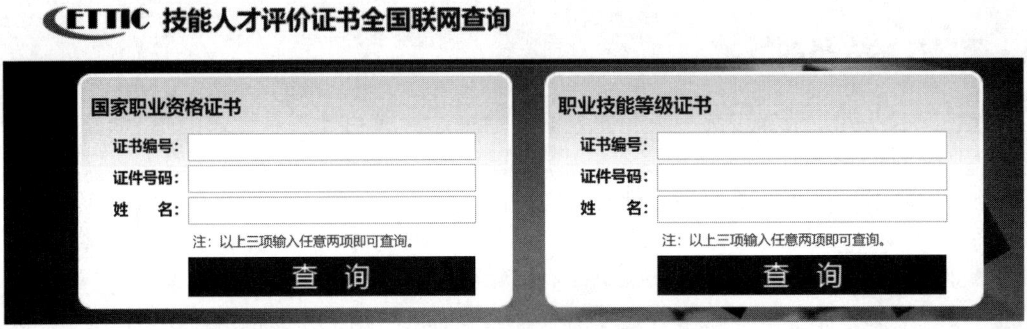

图 1-2 职业技能等级证书查询

2019 年 4 月，教育部等四部门印发《关于在院校实施"学历证书＋若干职业技能等级证书"制度试点方案》的通知。自 2019 年开始，重点围绕服务国家需要、市场需求、学生就业能力提升，从 10 个左右领域做起，启动 1＋X 证书制度试点工作。以社会化机制招募职业教育培训评价组织，开发若干职业技能等级标准和证书。推进"1"和"X"的有机衔接，提升职业教育质量和学生就业能力。目前已经开展试点的药学行业的 1＋X 证书涵盖"药品购销职业技能等级证书"和"药物制剂生产职业技能等级证书"（图 1-3）。

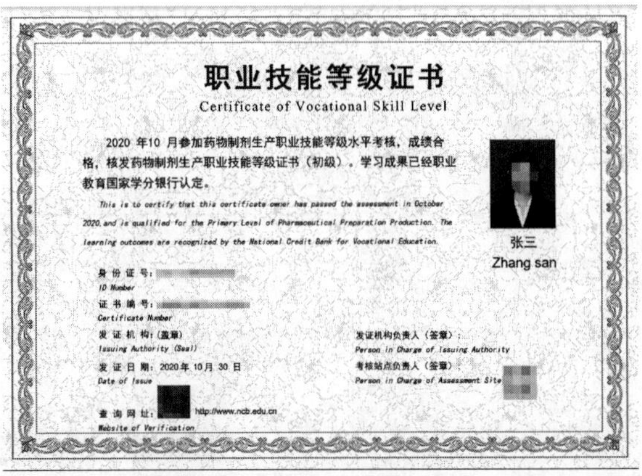

图 1-3 药物制剂生产职业技能等级证书（样本）

三、药学职称

1. 药学职称的类别

职称是专业技术人员的一种任职资格，又称专业技术职务。它不同于行政职务，是从事专业技术岗位工作的人员达到一定专业年限、取得一定工作业绩后，经过考评授予的资格。职称是专业技术人员学术、技术水平的标志，代表着专业技术人员的学识水平和工作实绩，表明其具有从事某一专业领域所必备的学识和技能，同时也是被社会广泛接受、认可的对自身专业素质的评价。对个人来说，职称与工资福利挂钩，同时也与职务晋升挂钩，是求职的敲门砖，同时也是聘任专业技术职务的依据。对资质企业来说，职称是企业开业、资质等级评定、资质升级、资质年审的必要条件。

药师和中药师是我国职称制度为药学专业技术人员设立的专业技术职称。按级别高低分别设有药士、（中）药师、主管（中）药师、副主任（中）药师、主任（中）药师。药士、（中）药师为初级职称；主管（中）药师为中级职称；副主任（中）药师、主任（中）药师为高级职称。

2. 药学职称的认定与考试

在药监系统从事药品生产、经营、检验和管理工作的药学专业技术人员，大多采取评审或考评结合的方式获取相应的技术职称。对于卫生系统的药学类专业技术人员，初级、中级职称实行全国统一考试。全国卫生职称考试科目分为基础知识、相关专业知识、专业知识以及专业实践能力四个科目。药学领域涵盖药学、中药学两个专业。考生可通过国家卫生健康委人才交流服务中心官方网站（原中国卫生人才网）进行报名。考试成绩实行两年为一个周期的滚动管理办法，在连续两个考试年度内通过同一专业四个科目的考试，可取得该专业资格证书。专业技术人员职业资格证书由人力资源和社会保障部及国家卫健委批准颁发，该证书在全国范围内有效。

药学高级职称多实行考试和评审相结合的评价方式，各省出台相应的专业技术职务任职资格评审标准及具体的认定实施方案。

四、执业药师职业资格制度及考试

1. 执业药师职业资格制度

为了加强对药学技术人员的职业准入控制，科学、公正、客观地评价和选拔人才，全面提高药学技术人员的素质，以确保药品质量、保障人民用药的安全有效，我国于 1994 年、1995 年分别开始实施执业药师、执业中药师职业资格制度。执业药师、执业中药师是国内最早建立的职业资格制度之一。1998 年，国务院机构改革，明确中药、西药领域的执业药师职业资格认证、注册和监管工作统一由国家药品监督管理局管理。

1999 年 4 月，原人事部与原国家药品监督管理局修订印发《执业药师资格制度暂行规定》和《执业药师资格考试实施办法》（人发〔1999〕34 号），将执业药师与执业中药师合并统称为执业药师。

为进一步加强对药学技术人员的职业准入管理，更好地发挥执业药师社会服务职能，促进执业药师队伍建设和发展，国家药品监督管理局、人力资源和社会保障部于 2019 年 3 月 5 日修订并印发了《执业药师职业资格制度规定》和《执业药师职业资格考试实施办法》（国药监人〔2019〕12 号），对执业药师职业资格考试、注册、职责、监督管理等进行新的调整。

在 2017 年国家首次公布的《国家职业资格目录》中，将执业药师作为准入类职业资格，纳入国家职业资格目录，是针对药学技术人员的唯一准入类国家职业资格。

2. 执业药师的职责

① 执业药师应当遵守执业标准和业务规范，以保障和促进公众用药安全有效为基本准则。

② 执业药师必须严格遵守《中华人民共和国药品管理法》及国家有关药品研制、生产、经营、使用的各项法规及政策。执业药师对违反《中华人民共和国药品管理法》及有关法规、规章的行为或决定，有责任提出劝告、制止、拒绝执行，并向当地负责药品监督管理的部门报告。

③ 执业药师在执业范围内负责对药品质量的监督和管理，参与制定和实施药品全面质量管理制度，参与单位对内部违反规定行为的处理工作。

④ 执业药师负责处方的审核及调配，提供用药咨询与信息，指导合理用药，开展治疗药物监测及药品疗效评价等临床药学工作。

⑤ 药品零售企业应当在醒目位置公示执业药师注册证（图 1-4），并对在岗执业的执业药师挂牌明示。执业药师不在岗时，应当以醒目方式公示，并停止销售处方药和甲类非处方药（图 1-5）。

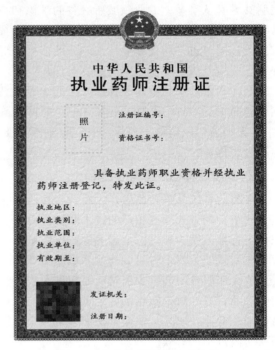

图 1-4　执业药师注册证（样式）

⑥ 执业药师执业时应当按照有关规定佩戴工作牌（图 1-6）。

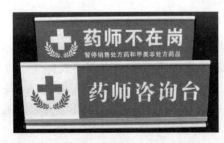

图 1-5　执业药师在岗/不在岗指示牌

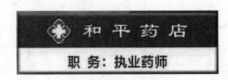

图 1-6　执业药师工作牌

⑦ 执业药师应当按照国家专业技术人员继续教育的有关规定接受继续教育，更新专业知识，提高业务水平。国家鼓励执业药师参加实训培养。

3. 执业药师职业资格考试

（1）组织机构

国家药品监督管理局与人力资源和社会保障部共同负责执业药师职业资格考试工作，日常管理工作委托国家药品监督管理局执业药师资格认证中心负责，考务工作委托人力资源和社会保障部人事考试中心负责。各省、自治区、直辖市人力资源和社会保障行政主管部门会同药品监督管理部门负责本地区的考试工作，具体职责分工由各地协商确定。

（2）报名条件

根据《执业药师职业资格制度规定》和《执业药师职业资格考试实施办法》，以及 2022 年 2 月人力资源和社会保障部《关于降低或取消部分准入类职业资格考试工作年限要求有关事项的通知》，凡中华人民共和国公民和获准在我国境内就业的外籍人员，具备以下条件之一者，均可申请参加执业药师职业资格考试：

① 取得药学类、中药学类专业大专学历，在药学或中药学岗位工作满 4 年；

② 取得药学类、中药学类专业大学本科学历或学士学位，在药学或中药学岗位工作满 2 年；

③ 取得药学类、中药学类专业第二学士学位、研究生班毕业或硕士学位，在药学或中药学岗位工作满 1 年；

④ 取得药学类、中药学类专业博士学位；

⑤ 取得药学类、中药学类相关专业相应学历或学位的人员，在药学或中药学岗位工作的年限相应增加 1 年。

（3）考试时间

执业药师职业资格考试日期原则上为每年 10 月，具体考试时间参见人力资源和社会保障部人事考试中心各年度发布的"专业技术人员资格考试工作计划"。

（4）考试科目

执业药师职业资格考试分为药学、中药学两个专业类别。

药学类考试科目为：药学专业知识（一）、药学专业知识（二）、药事管理与法规、药学综合知识与技能四个科目。

中药学类考试科目为：中药学专业知识（一）、中药学专业知识（二）、药事管理与法规、中药学综合知识与技能四个科目。

各科目具体命题范围可参照国家药品监督管理局制定、人力资源和社会保障部审定的《国家执业药师资格考试大纲》。

（5）报名办法

执业药师职业资格考试实行网上报名，报名具体安排详见各省（区、市）发布的有关考务文件。

（6）成绩和证书管理

执业药师职业资格考试以四年为一个周期，参加全部科目考试的人员须在连续四个考试年度内通过全部科目的考试。免试部分科目的人员须在连续两个考试年度内通过应试科目。

执业药师职业资格考试合格者，由各省、自治区、直辖市人力资源和社会保障部门颁发执业药师职业资格证书。该证书由人力资源和社会保障部统一印制，国家药品监督管理局与人力资源和社会保障部用印，在全国范围内有效（图1-7）。

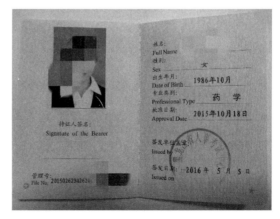

图 1-7 执业药师职业资格证书

知识延伸　　　　　　　　**执业药师职业资格电子证书**

人力资源和社会保障部于2021年12月17日发布《关于推行专业技术人员职业资格电子证书的通知》。根据该通知，执业药师职业资格电子证书使用"中华人民共和国人力资源和社会保障部专业技术人员职业资格证书专用章"电子印章，电子证书可在中国人事考试网进行下载和查询验证，与纸质证书具有同等法律效力。

4. 执业药师注册

执业药师实行注册制度。国家药品监督管理局负责执业药师注册的政策制定和组织实施，指导全国执业药师注册管理工作。各省、自治区、直辖市药品监督管理部门负责本行政区域内的执业药师注册管理工作。取得执业药师职业资格证书者，应当通过全国执业药师注册管理信息系统向所在地注册管理机构申请注册。经注册后，方可从事相应的执业活动。未经注册者，不得以执业药师身份执业。

申请注册者，必须同时具备下列条件：取得执业药师职业资格证书；身体健康，能坚持在执业药师岗位工作；经所在单位考核同意。执业药师注册基本流程见图1-8。经批准注册者，由执业药师注册管理机构核发国家药品监督管理局统一样式的执业药师注册证。执业药师变更执业单位、执业范围等应当及时办理变更注册手续。执业药师注册有效期为五年。需要延续的，应当在有效期届满三十日前，向所在地注册管理机构提出延续注册申请。

2021年6月18日，国家药品监督管理局组织修订并印发了《执业药师注册管理办法》，为执业药师注册的具体条件、内容、程序、变更、延续及其相关监督管理等工作明确了具体要求和法规依据。

根据人力资源和社会保障部数据，截止到2023年12月，我国执业药师职业资格考试合格人数累计达到155万人，在注册有效期内人数约为78.93万人。可见有约百分之五十考试合格人员并没有进行注册和执业，未来如何挖掘这一部分专业人员的执业力量，也是监管领域需要研究的问题之一。

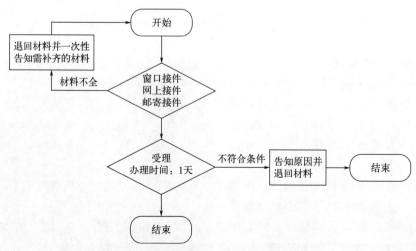

图1-8　执业药师首次注册流程（吉林省）

5. 执业药师的配备与执业监督管理

（1）执业药师的配备

《药品管理法》规定，从事药品经营活动应当有依法经过资格认定的药师或者其他药学技术人员。为规范执业药师配备使用，2020年11月国家药品监督管理局发布《关于规范药品零售企业配备使用执业药师的通知》（国药监药管〔2020〕25号）。

药品经营领域依法经过资格认定的药师是指执业药师，依法经过资格认定的其他药学技术人员包括卫生（药）系列职称（含药士、药师、主管药师、副主任药师、主任药师）、从业药师等。原则上，经营处方药、甲类非处方药的药品零售企业，应当配备执业药师；只经营乙类非处方药的药品零售企业，应当配备经过药品监督管理部门组织考核合格的业务人员。

针对当前部分地区执业药师不够用、配备难的实际情况，省级药品监督管理部门在不降低现有执业药师整体配备比例前提下，可制定实施差异化配备使用执业药师的政策，并设置过渡期。过渡期内，对于执业药师存在明显缺口的地区，允许药品零售企业配备使用其他药学技术人员承担执业药师职责，过渡期不超过2025年。

（2）执业药师的执业监督管理

微课：依法从业
拒绝"挂证"

按照《执业药师职业资格制度规定》要求，建立执业药师个人诚信记录，对其执业活动实行信用管理。执业药师的违法违规行为、接受表彰奖励及处分等，作为个人诚信信息由负责药品监督管理的部门及时记入全国执业药师注册管理信息系统；执业药师的继续教育学分，由继续教育管理机构及时记入全国执业药师注册管理信息系统。

对未按规定配备执业药师的单位，由所在地县级以上负责药品监督管理的部门责令限期配备，并按照相关法律法规给予处罚。

对以不正当手段取得执业药师职业资格证书的，按照国家专业技术人员资格考试违纪违规行为处理规定处理；构成犯罪的，依法追究刑事责任。

以欺骗、贿赂等不正当手段取得执业药师注册证的，由发证部门撤销执业药师注册证，三年内不予执业药师注册；构成犯罪的，依法追究刑事责任。

严禁执业药师注册证挂靠，持证人注册单位与实际工作单位不符的，由发证部门撤销执业药师注册证，并作为个人不良信息由负责药品监督管理的部门记入全国执业药师注册管理信息系统。买卖、租借执业药师注册证的单位，按照相关法律法规给予处罚。

知识延伸　　　　　　执业药师职业资格与药学职称对应

由于药师系列职称由卫生部门组织考试及认定，执业药师职业资格由药监部门组织考试认定，多年来，"医""药"领域药师之间的互认互通一直存在困难。为贯彻落实中共中央办公厅、国务院办公厅《关于深化职称制度改革的意见》（中办发〔2016〕77号）减少重复评价，降低社会用人成本，部分省份（例如黑龙江省、吉林省）制定相关规定解决了部分职业领域建立职业资格与职称对应关系问题。同时，按照《执业药师职业资格制度规定》的规定，专业技术人员取得执业药师职业资格，可认定其具备主管药师或主管中药师职称，并可作为申报高一级职称的条件。单位根据工作需要择优聘任。

案例分析

2022年9月，舒兰市市场监督管理局公开了舒兰市某大药房涉嫌执业药师不在岗销售处方药案，对该企业处以700元罚款。

2022年10月，蚌埠市五河县市场监督管理局公开五河县某大药房执业药师不在岗销售处方药案，当事人在执业药师不在岗的情况下擅自销售"雷贝拉唑钠肠溶胶囊"，对当事人处以"警告"处罚。

青海省海南州市场监督管理局公布的2022年民生领域"铁拳"行动十大典型案例（第一批），其中涉及青海某医药有限公司共和分公司执业药师不在岗销售处方药案。2022年4月18日，共和县市场监管局在日常检查时，发现该公司销售处方药而不能提供执业药师处方凭证，遂向该公司下达责令改正通知书，责令该公司限期改正。5月13日，共和县市场监管局依法对该公司整改情况进行核查，发现该公司仍无执业药师处方凭证而销售处方药，该公司的行为构成执业药师不在岗销售处方药的违法行为。2022年5月31日，共和县市场监管局依据《药品流通监督管理办法》的规定，对该公司作出罚款800元的行政处罚。

根据《药品流通监督管理办法》第十八条，药品零售企业应当按照国家药品监督管理局药品分类管理规定的要求，凭处方销售处方药。经营处方药和甲类非处方药的药品零售企业，执业药师或者其他依法经资格认定的药学技术人员不在岗时，应当挂牌告知，并停止销售处方药和甲类非处方药。

上述三个案例中，按照《药品流通监督管理办法》第三十八条第二款规定：违反本办法第十八条第二款规定，药品零售企业在执业药师或者其他依法经过资格认定的药学技术人员不在岗时销售处方药或者甲类非处方药的，责令限期改正，给予警告；逾期不改正的，处以一千元以下的罚款。

？ 边学边练

1.【单选】负责执业药师管理信息系统的建设、管理和维护的是（　　）。（执业药师职业资格考试2021年真题）

A. 国家药品监督管理局高级研修学院

B. 国家药品监督管理局执业药师资格认证中心

C. 国家药典委员会

D. 国家药品监督管理局信息中心

2.【单选】执业药师注册有效期是（　　）。

A. 一年　　　　　　　B. 两年　　　　　　　C. 三年　　　　　　　D. 五年

3.【单选】负责全国执业药师职业资格制度的政策制定、组织协调、资格考试、注册登记和监督管理工作的部门是（　　）。

A. 人力资源和社会保障部　　　　　　　B. 国家药品监督管理局

C. 卫生计生部门　　　　　　　　　　　D. 工业和信息化管理部门

4.【多选】若执业药师在工作中发现执业单位存在违法行为，执业药师应（　　）。

A. 提出劝告　　　　　　　　　　　　　B. 拒绝执行

C. 制止该行为　　　　　　　　　　D. 向当地负责药品监督管理的部门报告

5.【多选】属于执业药师的主要职责是（　　）。

A. 保障药品质量　　　　　　　　　　B. 指导合理用药

C. 指导药品合理生产　　　　　　　　D. 指导药品合理经营

✎ 课后实践

1. 熟悉药学职称考试报名流程及考试主要内容

利用互联网，查询药学初级职称（药士）考试报名的基本流程，列出流程图。熟悉该考试的主要内容，列出重点备考内容。

2. 执业药师"挂证"违法事件调研与分析

以小组为单位，通过国家及地方药监局以及市场监管局，调研 2023 年全国通报的有关执业药师"挂证"的违法事件，进行数据总结与分析，形成调研报告。调研报告包括调研获得的案例数目及来源、涉及的违法人数、处罚情况总结、事件原因分析、对策建议等。

药品研制与注册监督管理

项目一　药品研制管理

➡ 岗课赛证融通导航——执业药师职业资格证书考核点

单元：药品研制与注册管理

药品研制过程与质量管理
　　（1）药品研制过程与质量管理规范
　　（2）药物非临床研究的主要内容和质量管理要求
　　（3）药物临床试验的规定和质量管理要求

📖 项目背景

　　2019 年 12 月 1 日起施行的新版《药品管理法》中规定，国家支持以临床价值为导向、对人的疾病具有明确或者特殊疗效的药物创新，鼓励具有新的治疗机理、治疗严重危及生命的疾病或者罕见病、对人体具有多靶向系统性调节干预功能等的新药研制，推动药品技术进步。

　　药品的研发是企业生存与发展的原动力，是一项复杂的工程，涉及领域广，包括化学、生物学、物理学、药学、医学等多个学科，所以药品研发的挑战性强、风险高、竞争激烈。药品研发的周期长，根据药品研发的创新程度，短则三五年，多则数十年。原创新药研发投入巨大、成功率低、风险大，从药物筛选的小分子到先导化合物再到临床前研究阶段，成功率不足三分之一；而从临床阶段到上市，成功率仅约十分之一。在欧美国家，一款药品成功研发的成本投入往往高达十几亿美元。成功的药品研发也意味着丰厚的利润，例如被称为免疫治疗药物"全球药王"的修美乐（阿达木单抗注射液），一年销量高达 200 亿美元。

　　党的十一届三中全会之后，我国医药产业发展驶入"快车道"。20 世纪 70 年代，以屠呦呦为组长的科研团队从中国古代中医药文献中得到启示，经过多年的潜心钻研，发现并提取了青蒿素。1986 年，青蒿素作为国家一类新药获批上市，为全球疟疾防治做出巨大贡献。

　　屠呦呦以发现青蒿素获得诺贝尔生理学或医学奖，回顾青蒿素的研发历程，坎坷又艰辛。屠呦呦从医学古籍入手，寻找方药，拜访老中医，终于从葛洪的《肘后备急方》中发现"青蒿一握，以水二升渍，绞取汁，尽服之"。实验团队以低沸点乙醚萃取青蒿，实验过程繁复，实验设备简陋，实验防护落后，屠呦呦不幸得了中毒性肝炎。在经历 190 次失败后，191 号青蒿乙醚提取物终于对疟原虫的抑制率达到 100%。为了不错过临床观察季，屠呦呦又"以身试药"，证明了青蒿素的安全性。最终青蒿素从实验室走向制药厂，并成功应用于患者。

　　老一辈制药人的家国情怀值得所有药学从业者学习和传承。在药品研制过程中应当秉持艰苦奋斗、不畏困难、勇往直前的奉献精神；应当坚持执着、奋力、创新的科研精神，并且要从社会的迫切需要瞄准科研前沿，发扬团队精神、合作精神，为祖国的药学事业发展贡献力量。

📚 知识目标

1. 熟悉药品研制过程。

2. 熟悉《药物非临床研究质量管理规范》内容及管理要点。

3. 熟悉《药物临床试验质量管理规范》内容及管理要点。

技能目标

1. 能够复述药品研制相关流程。

2. 能够根据 GLP 文件判断药物非临床研究试验的规范性。

3. 能够复述药物临床试验内容及管理要点。

4. 能够查询药物临床试验机构备案信息及药物临床试验登记信息。

职业素养目标

1. 通过观看案例视频，进一步提升家国情怀，培养不畏困难、坚持不懈的科研精神。

2. 通过对 GLP、GCP 等法规文件的学习，培养科学严谨的工作态度。

3. 通过实践及讨论，培养团结协作、共同进步的工作价值观。

法律法规

1.《中华人民共和国药品管理法》（2019 年 8 月 26 日第二次修订，2019 年 12 月 1 日实施）

2.《药物非临床研究质量管理规范》（2017 年 6 月 20 日通过，2017 年 9 月 1 日实施）

3.《药物临床试验质量管理规范》（2020 年 4 月 23 日印发，2020 年 7 月 1 日实施）

核心知识

一、药品研制流程

微课：我国新药
研制流

《药品管理法》规定，从事药品研制活动，应当遵守药物非临床研究质量管理规范、药物临床试验质量管理规范，保证药品研制全过程持续符合法定要求。药品的研制过程包括药物的非临床研究和临床研究两大过程。准备开展药物临床试验前，应当按照药监部门的规定报送研制方法、质量指标等药学研究，药理、毒理等非临床研究的试验数据、资料和样品，并保证其真实性。并经国务院药品监督管理部门批准之后方可展开药物临床试验。所以药物的研制流程是先经过药学、药物非临床研究而后开展药物的临床试验研究。

1. 药学研究

药学研究是药品研发的第一步，包括收集资料、整理文献、制订计划、开展实验等内容。成功的药品研发建立在完善的调查研究基础上，根据我国医疗卫生事业发展的需要和科学研究水平，了解国内外最新的研究发展动态，收集资料完成立项报告书。其中立题目的与依据包括国内外有关该品种的研发、上市销售现状及相关文献资料，或者生产、使用情况，制剂研究合理性和临床使用必需性的综述。改良型新药还需要专门说明拟解决的问题和支持其具有明显临床优势的证据。

药学实验研究包括：确证化学结构，理化性质研究，原料药生产工艺研究，制剂剂型选择、处方筛选及制备工艺研究，质量标准研究，稳定性研究，包装材料和容器研究。中药制剂包括原药材的来源、加工及炮制等研究。生物制品包括菌毒种、细胞株、生物组织等起始资料的质量标准、保存条件、遗传稳定性及免疫学的研究等。仿制药进行一致性评价试验，具有与参比制剂相同的活性成分、剂型、规格、适应证、给药途径和用法用量，并证明质量和疗效与参比制剂一致。

2. 药物临床前研究

药物非临床安全性评价研究是药物研发的基础性工作，应当确保行为规范，数据真实、准确、完整。开展药物非临床研究，应当符合国家有关规定，有与研究项目相适应的人员、场地、设备、仪器和管理制度，保证有关数据、资料和样品的真实性。

药物非临床安全性评价研究应当在经过药物非临床研究质量管理规范认证的机构开展，并遵守《药物非临床研究质量管理规范》（GLP）。规范中要求药物非临床研究机构的资质、组织机构和人员、设施、实验材料等应具有与研究项目相适应的条件，以确保试验数据及研究结果的真实性、科学性和可靠性。

药品注册时，当使用的资料和数据来源于境外的，其来源、研究机构或者实验室条件、质量体系要求及其他管理条件等应当符合国际人用药品注册技术要求协调会通行原则，并且符合我国药品注册管理的相关要求。

药物非临床研究包括药效学研究、临床前药物安全性评价试验、药代动力学试验。其中临床前药物安全性评价试验又包括单次给药毒性试验、重复给药毒性试验、生殖毒性试验、遗传毒性试验、致癌性试验、局部毒性试验、免疫原性试验、依赖性试验、毒代动力学试验以及与评价药物安全性有关的其他试验。药代动力学试验是定量研究药物在生物体内吸收、分布、代谢和排泄规律，并运用数学原理和方法阐述血药浓度随时间变化的规律。

药物非临床研究完成后，申请人对主要研究结果进行总结，从安全性、有效性、质量可控性等方面对所申报品种进行综合评价，判断能否支持下一步进行的临床试验或上市申请。

申请人应当建立科学委员会，对品种研发过程及结果等进行全面审核，以保障数据的科学、完整和真实。同时申请人应一并提交对研究资料的自查报告。

3. 药物临床试验

以药品上市注册为目的，为确定药物安全性与有效性在人体开展的药物研究被称为药物临床试验。开展药物临床试验前，应当按照国家药监部门有关规定如实报送研制方法、质量标准、药理及毒理试验结果等有关数据、资料和样品，并经国务院药品监督管理部门批准后开展。

国务院药品监督管理部门应当自受理临床试验申请之日起六十个工作日内决定是否同意，并通知申办者；逾期未通知的，则视为同意。其中，开展生物等效性试验的，需报国务院药品监督管理部门备案。

药物临床试验的开展，应当在符合相应条件的临床试验机构进行。其中，疫苗的临床试验另作规定，应当由符合国家药品监督管理局和国家卫生健康委员会规定条件的三级医疗机构或者省级以上疾病预防控制机构实施或者组织实施。

药物临床试验机构实行备案管理，具体办法遵照 2019 年 12 月 1 日起开始实施的《药物临床试验机构管理规定》执行。药物临床试验的实施要严格遵守 2020 年 7 月 1 日起开始实施的《药物临床试验质量管理规范》（GCP）。

药物临床试验可以按照研发阶段和研发目的两种形式分类。其中根据研发阶段分类最为大众所熟知，分为Ⅰ期、Ⅱ期、Ⅲ期、Ⅳ期临床试验以及生物等效性试验。根据药物特点和研究目的可以分为临床药理学研究、探索性临床试验、确证性临床试验和上市后研究。两个分类系统都有一定的局限性，但两个分类系统互补形成一个动态的有实用价值的临床试验网络。

根据研发阶段的分类在药物临床试验监督管理小节会详细介绍，下面着重介绍一下依据研发目的形式的药物临床试验分类。临床药理学研究阶段的研究目的是评价药物的耐受性，明确药物的药代动力学及药效学特征，探索药物代谢和药物相互作用，以及评估药物活性。探索性临床试验阶段的研究目的主要是研究目标适应证的给药方案，为药物的有效性和安全性的研究设计及方法等提供基础支持。确证性临床试验阶段的研究目的是确证药物的有效性和安全性，为支持药品注册提供评价基础，同时进一步确定剂量与效应的关系。上市后研究阶段的研究目的是改进对药物在不同人群、不同环境中应用的获益或风险关系认识，并发现一些少见的不良反应，为完善给药方案提供临床依据。

需要开展生物等效性试验的申请人，应当按照有关要求在药品审评中心网站完成备案后，再按照备案的试验方案开展相关的研究工作。其中，仿制药按照相关要求及指导原则进行生物等效性试验。

药物临床试验应科学地进行设计、实施和分析，并保证试验过程的规范性、试验结果的科学性，数据及设计要完整真实地呈现在临床试验报告中。

4. 药品的注册

在我国境内上市的药品，均应当经国务院药品监督管理部门批准，获得药品注册证书；其中，未实施审批管理的中药材和中药饮片除外。而实施审批管理的中药材和中药饮片品种的目录应当由国务院药品监督管理部门会同国务院中医药主管部门制定。申请药品注册，提交的数据、资料和样品应当保证真实、充分、可靠，可以证明药品的安全性、有效性及质量可控性。

国务院药品监督管理部门应当组织药学、医学和其他技术人员对申请注册的药品进行审评。审查药品的安全性、有效性和质量可控性；审查注册申请人的质量管理、风险防控和责任赔偿等能力。符合条件的，颁发药品注册证书。

微课：仿制药
一致性评价

国务院药品监督管理部门在审批药品时，对化学原料药一并审评审批，对相关辅料、直接接触药品的包装材料和容器进行关联审评，对药品的质量标准、生产工艺、标签和说明书一并核准。

国务院药品监督管理部门正在不断地完善药品审评审批工作制度，同时加强能力建设，建立健全沟通交流、专家咨询等机制，不断优化审评审批流程，进而提高审评审批效率。经批准上市的药品，其审评结论和依据在网站公开，并接受社会监督，并且对审评审批中知悉的商业秘密进行保密。

知识延伸   **"通过一致性评价"标识**

仿制药一致性评价是指对已经批准上市的仿制药，按与原研药质量和疗效一致的原则，分期分批进行质量一致性评价。开展仿制药一致性评价工作，保障仿制药在质量与疗效上与原研药一致，在临床上实现相互替代，不仅可以节约医疗费用，也有助于提升仿制药质量和制药行业的整体发展水平，保证公众用药安全有效。通过一致性评价的品种，药品监管部门允许其在说明书和标签上予以标注，并将其纳入《新批准上市以及通过仿制药质量和疗效一致性评价的化学药品目录集》。

《关于仿制药质量和疗效一致性评价工作有关事项的公告》（2017年第100号）中公布了仿制药通过一致性评价的标识，如图2-1所示。

××××年第××号

图2-1 "通过一致性
评价"标识

二、临床前研究监督管理

药品研发完成前期的药学研究后，紧接着需要开展药物临床前研究，也称为药物非临床研究。药物非临床研究目的在于药物的安全性评价研究，包括了药理学试验、毒理学试验、药代动力学试验等。其中毒理学试验又可分为单次给药毒性试验、重复给药毒性试验、生殖毒性试验、遗传毒性试验、致癌性试验、局部毒性试验、依赖性试验等。

申请人开展药物非临床研究，应当在符合相关规定的非临床研究机构中进行，根据要求该机构应具有与研究项目相适应的人员、场地、设备、仪器和管理制度，并保证有关数据、资料和样品的真实性。试验过程应符合 2017 年 9 月 1 日起实施的国家食品药品监督管理总局发布的《药物非临床研究质量管理规范》（国家食品药品监督管理总局令第 34 号）中的相关规定。《药物非临床研究质量管理规范》中对药物非临床研究的机构管理、研究项目的试验方案、研究人员、配备条件、研究工作的组织实施、研究记录的书写、研究材料的存档等内容做了详细的规定与说明。

1. 对研究人员的要求

药物非临床研究机构应当建立完善的组织管理体系，配备相应的研究人员，包括机构负责人、质量保证部门、实验操作人员等。研究人员的知识储备、能力水平及操作规范均要符合相关要求。

《药物非临床研究质量管理规范》中第六条中指出，研究机构的工作人员至少应当符合下列要求：①接受过与其工作相关的教育或者专业培训，具备所承担工作需要的知识、工作经验和业务能力；②掌握本规范中与其工作相关的要求，并严格执行；③严格执行与所承担工作有关的标准操作规程，对研究中发生的偏离标准操作规程的情况应当及时记录并向专题负责人或者主要研究者书面报告；④严格执行试验方案的要求，及时、准确、清楚地记录原始数据，并对原始数据的质量负责，对研究中发生的偏离试验方案的情况应当及时记录并向专题负责人或者主要研究者书面报告；⑤根据工作岗位的需要采取必要的防护措施，最大限度地降低工作人员的安全风险，同时确保受试物、对照品和实验系统不受化学性、生物性或者放射性污染；⑥定期进行体检，出现健康问题时，为确保研究的质量，应当避免参与可能影响研究的工作。

药物非临床研究的组织管理体系中，机构负责人、专题负责人和质量保证部门是重点岗位。其中机构负责人全面负责研究机构的组织和运行管理，确保研究机构的运行符合相关法律法规要求，工作职责多、全且复杂。比如机构负责人负责配备足够的资质符合的研究人员、实验设备，并且保证研究人员按照标准操作规程进行实验内容及设备操作。负责为每一个试验配备一名有适当资质、经验和培训经历的专题负责人。机构负责人还应掌握研究机构内所有非临床安全性评价研究工作的进展及资源分配情况。

药物非临床研究中的专题负责人是指全面负责组织实施某项试验的人员。其工作职责主要针对负责的某项试验开展，负责整个试验的实施及最终的总结报告。负责批准试验方案及试验方案的变更，并确保实验人员及时了解试验方案的变更。确保研究人员的操作及实验数据收集和整理符合《药物非临床研究质量管理规范》中相关要求。及时掌握整个研究工作的进展，对于实验中出现的偏离试验方案的情况提出或采取必要的纠偏措施。若实验涉及多场所研究，那么在试验方案及总结报告中要明确各方任务。

药物非临床研究机构应当设立独立的质量保证部门，负责检查及保证研究的运行管理符合《药物非临床研究质量管理规范》要求。质量保证人员负责审查试验方案是否符合相关要求并制订实验检查计划。负责定期检查药物非临床研究机构的运行管理，对检查中发现的问题，提出改进建议并跟踪检查。负责审查实验总结报告，签署质量保证声明。

药物非临床研究过程中质量保证工作是独立的，并且质量保证人员不能参与具体研究的实施，或者承担可能影响其质量保证工作独立性的其他工作。质量保证部门制订书面的质量保证计划，针对质量保证活动制定相应的标准操作规程，以确保整个实验的质量水平及符合《药物非临床研究质量管理规范》相关规定。

质量保证检查包括三种检查类型：①针对研究检查，主要对特定研究项目的进度和关键阶段进行检查；②针对设施检查，主要对研究机构内某个通用设施和活动（安装、支持服务、计算机系统、培训、环境监测、维护和校准等）进行检查；③针对过程检查，主要对实验中某个具有重复性质的程序或者过程进行检查。质量保证检查的过程应当进行记录和形成报告，必要时应当提供给监管部门检查。

2. 对实验设施的要求

药物非临床研究实验对象主要为动物，所以要求研究机构具备能够满足研究需要的动物设施。并且能根据实验需要，对温度、湿度、空气洁净度、通风和照明等环境条件进行调控。动物设施的条件应当与所使用的实验动物级别相符，布局应当合理，避免实验系统、受试物、废弃物等之间发生相互污染。

《药物非临床研究质量管理规范》中第十一条对研究机构的动物设施要求做了明确规定：①不同种属实验动物能够得到有效的隔离；②同一种属不同研究的实验动物应能够得到有效的隔离，防止不同的受试物、对照品之间可能产生的交叉干扰；③具备实验动物的检疫和患病实验动物的隔离、治疗设施；④当受试物或者对照品含有挥发性、放射性或者生物危害性等物质时，研究机构应当为此研究提供单独的、有效隔离的动物设施，以避免对其他研究造成不利的影响；⑤具备清洗消毒设施；⑥具备饲料、垫料、笼具及其他实验用品的存放设施，易腐败变质的用品应当有适当的保管措施。

除了动物设施，研究机构还应当配备相应的实验用仪器设备，满足实验过程中的使用目的。仪器设备摆放地点合理，并应定期进行清洁、保养、测试、校准、确认或者验证等工作，确保其性能符合要求，并且对相应操作予以详细记录并归档。仪器设备应配备详细科学的标准操作规程，明确设备的使用和管理要求。

研究机构还应配备用于数据采集、传输、储存、处理、归档等的计算机系统。实验中生成的电子数据应当有保存完整的稽查轨迹和电子签名，以确保数据的完整性和有效性。

建立完善的档案管理系统，配备档案管理设施，有效地控制火、水、虫、鼠、电力中断等危害因素。未经授权批准人员禁止查阅档案。

3. 对研究实施过程的要求

药物非临床研究实施过程中每个试验均应当有名称或代号，并且在相应的研究文件资料及试验记录中统一使用该名称或代号。

每项研究工作开始前，都应当设计一份科学合理的试验方案。试验方案设计完成后交由质量保证部门审核，并经专题负责人批准之后方可生效，专题负责人批准的日期作为研究的开始日期。实验过程中涉及变更试验方案的，变更之后的试验方案需经质量保证部门审查，专题负责人批准。

科学合理的试验方案是实验成功的基础，所以试验方案的主要内容应当包括：实验研究的名称或代号、研究目的；研究机构名称、委托方名称；参与人员名称；研究标准；受试物和对照品名称；试验系统选择理由；实验动物种、系、数量、年龄、性别、体重范围、来源、等级；给药途径、方法、剂量；检测方法；数据处理方法等。

实验过程中要严格按照标准操作规程进行，制定的标准操作规程主要包括：①受试物和对照品的接收、标识、保存、处理、配制、领用、取样分析；②实验动物的接收、检疫、编号、饲养管理；③各种试验样品的采集、各种指标的检查和测定；④标本的采集、编号和检验；⑤实验设施、设备、计算机系统的使用、维护、验证等操作管理。需要制定标准操作规程不仅局限于上述几方面。

参加研究的工作人员应当严格执行试验方案和相应的标准操作规程，记录试验产生的所有数据，并做到及时、直接、准确、清楚和不易消除，同时需注明记录日期、记录者签名。当研究过程中发生与试验方案和标准操作规程不符的情况时，应当及时记录并报告给专题负责人。专题负责人可根据实验需要采取必要的纠偏措施。

试验研究应当有总结报告。总结报告的内容主要包括：实验名称或代号、研究目的；参与研究的机构和委托方名称；研究依据标准；起止时间；研究人员姓名及承担的工作内容；受试物、对照品和溶媒等实验材料的信息；实验系统信息；给药途径、计量和方法；指标检测方法和频率；数据分析方法；结果和结论；各负责人签名等。

总结报告应当经质量保证部门审查，最终由专题负责人签字批准，批准日期作为研究完成的日期。需要修改或者补充时，应当以修订文件的形式予以修改或者补充。为了满足注册申报要求而修改总结报告格式的情况不属于对总结报告的修订。

4. 对研究资料的要求

研究过程中涉及的所有资料由专题负责人及时归档，这些资料包括试验方案、数据、标本、检测报告、受试物和对照品、总结报告以及与研究有关的各种文件。在研究实施过程中或者研究完成后，最长不超过两周，按标准操作规程的要求整理后，作为研究档案予以保存。如果研究取消或终止，那么涉及的资料要一并归档。

研究机构负责人应当指定专人管理档案。保证档案的完整性，同时应当建立档案索引以便检索。只有获得授权的人员方可查看档案。档案的借阅或调出需要进行记录。

档案的保存期限一般应当满足以下要求：①用于注册申报材料的研究，其档案应当保存至药物上市后至少五年；②未用于注册申报材料的研究（如终止的研究），其档案应当保存至总结报告批准日后至少五年；③其他不属于研究档案范畴的资料应当保存至少十年。

知识延伸   **国家药品监督管理局药品注册专用章**

国家药品监督管理局于 2022 年 10 月 31 日发布通知，自 2022 年 11 月 1 日起，我国批准的药品电子注册证统一使用"国家药品监督管理局药品注册专用章"电子印章。其中，"药物非临床研究质量管理规范认证证书""进口药材批件""进口药材补充批件"以及港澳已上市传统外用中成药的境内注册事项的所用印章由原印章调整为"国家药品监督管理局药品注册专用章"电子印章（图 2-2）。

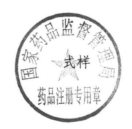

图 2-2   "国家药品监督管理局药品注册专用章"式样

三、临床试验监督管理

药物研究完成前期的药学研究、药物非临床安全性研究后，根据相关政策要求可以申请注册或申请药物临床试验。药物的临床试验是在人体（患者或健康受试者）身上进行的试验，主要目的是发现或验证药物的临床医学、药理学以及其他药效学作用、不良反应，或者试验药物的吸收、分布、代谢和排泄，以确定药物的疗效与安全性的系统性试验。

微课：GCP 的产生与历史演变

为适应我国药品研发的快速发展和药品审评审批制度改革的不断深化，随着我国加入国际人用药品注册技术协调会议（ICH）并成为管委会成员，药监部门重新修订了《药物临床试验质量管理规范》，并于 2020 年 4 月 23 日印发，自 7 月 1 日起施行。《药物临床试验质量管理规范》是药物临床试验的质量标准，包括方案设计、组织实施、监查、稽查、记录、分析、总结和报告。

开展药物临床试验的机构也由资质认定改为备案管理。2019 年 11 月 29 日，国家又发布了由国家药品监督管理局会同国家卫生健康委员会制定的《药物临床试验机构管理规定》，并于 2019 年 12 月 1 日起实施。《药物临床试验机构管理规定》中规定：从事药品研制活动，在中华人民共和国境内开展经国家药品监督管理局批准的药物临床试验（包括备案后开展的生物等效性试验），应当在药物临床试验机构中进行。

1. 对研究者和研究机构的要求

实施药物临床试验的研究者和机构应当满足相应的条件，依据《药物临床试验质量管理规范》中第十六条的规定，研究者和临床试验机构应当具备的资格和要求包括：①具有在临床试验机构的执业资格；具备临床试验所需的专业知识、培训经历和能力；能够根据申办者、伦理委员会和药品监督管理部门的要求提供最新的工作履历和相关资格文件。②熟悉申办者提供的试验方案、研究者手册、试验药物相关资料信息。③熟悉并遵守本规范和临床试验相关的法律法规。④保存一份由研究者签署的职责分工授权表。⑤研究者和临床试验机构应当接受申办者组织的监查和稽查，以及药品监督管理部门的检查。⑥研究者和临床试验机构授权个人或者单位承担临床试验相关的职责和功能，应当确保其具备相应资质，应当建立完整的程序以确保其执行临床试验相关职责和功能，产生可靠的数据。研究者和临床试验机构授权临床试验机构以外的单位承担试验相关的职责和功能应当获得申办者同意。

除了满足上述条件之外，为了保障临床试验的顺利完成，研究者和研究机构还应当保证参加临床试验的受试者数量及试验用仪器、药品等设备材料。研究者应确保所有参加试验的人员明确各自分工及职责，确保临床数据的真实、完整。

临床试验实施过程中，研究者还应当给予受试者适合的医疗处理，以应对药物出现的不良反应。当试验中出现严重不良反应事件时，研究者应立即向申办者书面报告，并进行必要的随访。管理申办者提供的试验药品，为伦理委员会提供所需材料文件。遵守试验方案及临床试验的随机化程序，保证临床试验数据的科学性。

由于药物临床试验的受试对象是人体，所以药物临床试验应当符合《世界医学协会赫尔辛基宣言》原则及相关伦理要求，受试者的权益和安全是考虑的首要因素，优先于对科学和社会的获益。伦理审查与知情同意是保障受试者权益的重要措施。

研究者应当为受试者提供知情同意书，不得强迫受试者签署，尊重受试者意愿。当临床试验提前终止或暂停时，研究者应当及时通知受试者，并给予适当的治疗和随访。

整个临床试验过程中，研究者应定期完成试验进展报告。试验结束后，应为申办者提供药品监督管理部门所需要的临床试验相关报告。

新修订的《中华人民共和国药品管理法》规定，药物临床试验机构由资质认定改为备案管理。国家药品监督管理局于 2019 年 11 月 29 日发布了《药物临床试验机构管理规定》，对临床试验机构的条件、备案、运行、监督等做了详细要求，自 2019 年 12 月 1 日起施行。药物临床试验机构备案号格式为：药临机构备＋4 位年代号＋5 位顺序编号。原《药物临床试验机构资格认定办法（试行）》（国食药监安〔2004〕44 号）、《关于开展药物临床试验机构资格认定复核检查工作的通知》（国食药监注〔2009〕203 号）和《关于印发一次性疫苗临床试验机构资格认定管理规定的通知》（食药监药化管〔2013〕248 号）同时废止。

2. 对申办者的要求

研究者和研究机构是具体实施药物临床的研究内容，而申办者则是发起临床试验，负责管理和提供研究经费的一方，他们可以是个人、组织或机构等。申办者选择研究者和研究机构来完成申报的药物临床试验，选择的研究者应当具备临床试验的经验，选择的研究机构应当有足够的医疗资源完成临床试验。申办者应当与研究者和临床试验机构等所有参加临床试验的相关单位签订合同，明确各方职责、权利和利益，以避免各方可能出现的利益冲突。合同的试验经费应当合理，符合市场规律，各方应当在合同上签字确认。

（1）质量管理体系的建立

药物临床试验最基本的出发点是保护受试者的权益和安全，以及临床试验结果的真实、可靠，应当有充分的科学依据，应当权衡受试者和社会的预期风险和获益，只有当预期的获益大于风险时，方可实施或者继续临床试验。作为申办者，应当建立与试验内在风险和采集信息的重要性相符的质量管理体系。质量管理体系应当涵盖临床试验全过程，包括试验的设计、实施、记录及评估、结果报告等。申办者基于风险进行质量管理，主要考虑因素为影响临床试验的关键环节和数据。风险因素应当从两个层面考虑：系统层面，比如设施设备、标准操作规程、人员等；临床试验层面，比如试验药物、试验设计、数据收集和记录等。申办者还应当制定减少风险的控制措施，预先设定质量风险的容忍度，当出现超容忍度的情况时，评估是否采取进一步措施。同时，申办者应当制定、实施和更新有关质量保证和控制系统的标准操作规程，确保试验实施、数据的产生遵循试验方案及符合相关法律法规要求。

（2）试验过程的监督

申办者应当选用有资质的人员监督临床试验的实施、数据处理、数据核对、统计分析和试验总结报告的撰写，申办者是临床试验数据质量和可靠性的最终责任人。所有临床试验的纸质或电子资料应当被妥善地记录、处理和保存，能够准确地报告、解释和确认。临床试验监查员、稽查员、伦理委员会的审查者及药品监督管理部门的检查人员，能够直接查阅临床试验相关的源数据和源文件。

（3）对受试者的保护

整个试验过程中应当注重保护受试者的隐私和其相关信息的保密性。申办者应当采取适当的方式给予受试者和研究者补偿或赔偿。当出现与试验相关的损害或者死亡事件时，申办者应当承担相应的诊疗费用以及相应的补偿或赔偿。研究者和临床试验机构自身过失导致的损害不在补偿范围之内。

（4）试验用药品的管理

申办者应当免费向受试者、研究者和研究机构提供试验用药品，试验用药品的制备应当符合临床试验用药品生产质量管理相关要求。试验药物的使用应当符合试验方案。《药物临床试验质量管理规范》中第四十四条对试验用药品做了明确规定，试验用药品的制备、包装、标签和编码应当符合以下要求：①试验药物制备应当符合临床试验用药品生产质量管理相关要求；试验用药品的包装标签上应当标明仅用于临床试验、临床试验信息和临床试验用药品信息；在盲法试验中能够保持盲态。②申办者应当明确规定试验用药品的贮存温度、运输条件（是否需要避光）、贮存时限、药物溶液的配制方法和过程，及药物输注的装置要求等。试验用药品的使用方法应当告知试验的所有相关人员，包括监查员、研究者、药剂师、药物保管人员等。③试验用药品的包装，应当能确保药物在运输和贮存期间不被污染或者变质。④在盲法试验中，试验用药品的编码系统应当包括紧急揭盲程序，以便在紧急医学状态时能够迅速识别何种试验用药品，而不破坏临床试验的盲态。

申办者应当制定试验用药品的供给和管理规程，包括药品的接收、贮存、分发、使用及回收等。从受试者处回收以及研究人员未使用试验用药品应当返还申办者，或者经申办者授权后由临床试验机构进行销毁，并建立试验用药品的运输、接收、分发、回收及销毁记录。申办者负责药物试验期间试验用药品的安全性评估，并按照相关要求和时限报告药物不良反应。

（5）对临床监查的管理

临床试验过程中，申办者应当委派临床监查员监查保证受试者的权益，保证试验记录与报告的数据准确、完整，保证试验遵守试验方案及相关法律法规。委派的监查员应当受过相应的培训，并且具备医学、药学等所需的理论知识，能够有效履行监查职责。申办者应当制订监查计划。计划特别强调保护受试者的权益，保证数据的真实性，保证应对临床试验中的各类风险。监查员是申办者和研究者之间的主要联系人。监查员应当熟悉临床试验方案、临床试验标准操作规程等相关文件内容，认真履行监查职责，确保临床试验的正确实施和记录。监查员每次实施监查后都应当及时形成书面的报告呈交给申办者。

申办者可以在常规监查之外开展临床稽查，以评估临床试验的实施和对法律法规的依从性。临床稽查员是独立于临床试验的人员，应当经过相应的培训并具备稽查经验，且不能是监查人员兼任。申办者制定稽查计划和规程，并应当向药品监督管理部门提交相应的资料。

申办者应当保证临床试验的良好依从性，当发现研究者、临床试验机构等人员在临床试验中不遵守试验方案、标准操作规程或相关法律法规时，申办者应当立即采取措施予以纠正。

申办者提前终止或者暂停临床试验，应当立即告知研究者和临床试验机构、药品监督管理部门，说明理由并按要求提交报告。当开展多中心试验时，申办者应确保各中心均能遵守试验方案，并确保各中心研究者之间的沟通。

（6）研究者手册的管理

申办者应当为研究者和参与试验的其他人员提供研究者手册，以便他们更好地理解和遵守试验方案，帮助研究者理解试验方案中诸多关键的基本要素。研究者手册是关于试验药物的药学、非临床和临床资料的汇编，其内容包括试验药物的化学、药学、毒理学、药理学和临床的资料和数据。目的是使研究者清楚地理解临床试验可能的风险和不良反应，以及可能需要的特殊检查、观察项目和防范措施。

研究者手册的具体内容应包含试验药物的药学研究信息、非临床研究信息（药理学研究、毒理学研究、药代动力学研究等）、上市使用情况、试验药物安全性和有效性信息、研究者指南、注意事项、保密性要求等重要信息。

中药民族药研究者手册内容除了上述主要信息外，还应当注明组方理论依据、筛选信息、配伍、功能、主治、已有的人用药经验、药材基原和产地等；来源于古代经典名方的中药复方制剂，注明其出处；相关药材及处方等资料。

（7）临床试验的申请及登记

药物临床试验应当在批准后三年内开始实施。药物临床试验申请自批准之日起，三年内没有受试者签署知情同意书的，该药物临床试验许可则自行失效。如仍需实施药物临床试验的，申办者应当重新申请。

在开展药物临床试验前，申办者应当在国家药物临床试验登记与信息公示平台进行登记。药物临床试验期间，申办者应当持续更新登记信息，并在药物临床试验结束后登记药物临床试验结果等信息。登记信息在平台进行公示，申办者对药物临床试验登记信息的真实性负责。

3. 对临床试验方案的要求

临床试验过程中，研究者、研究机构及申办者均要遵守已通过的试验方案。临床试验方案应当清晰、详细、可操作，在获得伦理委员会同意后方可执行。临床试验方案通常包括基本信息、研究背景资料、试验目的、试验设计、实施方式等内容。

临床试验方案中的基本信息一般包含标题，申办者的名称和地址，研究者姓名、职务等信息，临床试验机构的地址和电话，申办者授权签署的工作人员、医学专家的姓名、单位等信息，参与临床试验的单位及相关部门信息。

临床试验方案中的研究背景资料一般包含试验用药品的名称、给药途径、剂量等信息，临床试验的目标人群，受试者潜在的风险和利益等信息。

试验设计在临床试验中占据重要地位，试验的科学性和数据的可靠性均取决于实验的设计。《药物临床试验质量管理规范》中第六十一条也对临床试验设计内容做了明确规定，试验设计通常包括：①明确临床试验的主要终点和次要终点。②对照组选择的理由和试验设计的描述（如双盲、安慰剂对照、平行组设计），并对研究设计、流程和不同阶段以流程图形式表示。③减少或者控制偏倚所采取的措施，包括随机化和盲法的方法和过程。采用单盲或者开放性试验需要说明理由和控制偏倚的措施。④治疗方法、试验用药品的剂量、给药方案；试验用药品的剂型、包装、标签。⑤受试者参与临床试验的预期时长和具体安排，包括随访等。⑥受试者、部分临床试验及全部临床试验的"暂停试验标准""终止试验标准"。⑦试验用药品管理流程。⑧盲底保存和揭盲的程序。⑨明确何种试验数据可作为源数据直接记录在病例报告表中。

临床试验方案中应包括受试者的入选、排除和临时退出的标准和程序，还应包括受试者的治疗方案及标准，并制订明确的访视和随访计划。制定临床试验有效性及安全性的指标的评价、记录、分析方法和时间点。说明主要评价指标的统计假设，包括原假设和备择假设，简要描述拟采用的具体统计方法和统计分析软件。若需要进行期中分析，应当说明理由、分析时点及操作规程。试验方案中应当包括实施临床试验质量控制和质量保证。

药物临床试验根据研发阶段分为Ⅰ期、Ⅱ期、Ⅲ期、Ⅳ期临床试验（表 2-1），以及生物等效性试验。临床试验可按照顺序实施或者交叉重叠，也可在已有临床试验数据基础上开展相应的临床试验。

表 2-1　临床试验阶段

阶段	目的	样本量
Ⅰ期	初步的临床药理学及人体安全性评价试验。药品第一次用于人体的探索性研究,目的在于观察人体对于新药的耐受程度和药代动力学,为制订给药方案提供依据	20～30 例
Ⅱ期	对治疗作用的初步评价阶段。根据具体研究目的,采取多种形式,包括随机盲法对照试验。目的在于初步评价药物对于目标适应证患者的治疗作用和安全性,同时为Ⅲ期临床试验设计和制订给药剂量方案提供依据	≥100 例

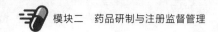

续表

阶段	目的	样本量
Ⅲ期	治疗作用的确证阶段。在之前临床试验的基础上,进一步收集该药治疗作用及安全性方面的数据。目的在于进一步评价药物对目标适应证患者的治疗作用和安全性,评价利益与风险关系,为制订药品使用说明提供充分数据	≥300 例
Ⅳ期	新药上市后应用的评价研究阶段。目的是考察在广泛的使用条件下药物的疗效和不良反应,可以评价在普通或者特殊人群中使用的利益与风险关系以及改进给药剂量等	≥2000 例

生物等效性试验采用生物利用度研究的方法,以药代动力学参数为指标,比较同一种药物的相同或者不同剂型的制剂,在相同的试验条件下,其活性成分吸收程度和速度有无统计学差异的人体试验。目的在于通过测定血药浓度的方法,来比较不同制剂对药物吸收的影响,以及药物不同制剂之间的差异,以此来推测其临床治疗效果差异的可接受性。试验样本量为18～24 例。

罕见病、特殊病种及其他情况,要求减少临床研究病例数或者免做临床试验的,必须经国家药品监督管理局审查批准。

4. 对临床试验文件的要求

临床试验必备文件是指评估临床试验实施和数据质量的文件,用于证明研究者、申办者和监查员在临床试验过程中遵守了相关规范和法律法规要求。

申办者、研究者和临床试验机构应当确认均有保存临床试验必备文件的场所和条件。保存文件的设备条件应当具备防止光线直接照射、防水、防火等条件,有利于文件的长期保存。用于申请药品注册的临床试验,必备文件应当至少保存至试验药物被批准上市后 5 年;未用于申请药品注册的临床试验,必备文件应当至少保存至临床试验终止后 5 年。

知识延伸　国家药监局公开征求《药物临床试验机构监督检查办法（试行）》意见

为进一步规范药物临床试验机构监督检查工作,加强药物临床试验管理,国家药监局组织起草了《药物临床试验机构监督检查办法（试行）》。2023 年 7 月,国家药监局综合司公开征求意见。2023 年 11 月 3 日,国家药监局发布《药物临床试验机构监督检查办法（试行）》,自 2024 年 3 月 1 日起实施。

该办法适用于药品监督管理部门对药物临床试验机构（以下简称试验机构）备案及开展药物临床试验活动遵守相关法律法规、执行 GCP 等情况实施检查、处置等。该办法内容分为六章,对检查机构和人员、检查程序、现场检查的实施、检查结果评定、检查有关工作衔接、检查结果的处理等内容均作出了明确规定。

案例分析

2018 年 6 月至 7 月,被告人陆某某在某临床医学研究公司工作期间,为加速推进某医药公司委托其所在单位的研究项目流程,使用网络软件生成"复旦大学附属某某医院""复旦大学附属某某医院医学伦理委员会"印章,并加盖于相关文件中,用于向中国人类遗传资源管理办公室获取行政许可。经鉴定,相关文件中加盖的"复旦大学附属某某医院""复旦大学附属某某医院医学伦理委员会"印章均系伪造。

被告人陆某某的上述行为造成所在的临床医学研究公司直接经济损失，亦侵犯了该研究项目所涉病患的利益。另外，伪造文件的行为对涉及的医院造成了严重的经济损失和声誉损失，影响了患者的生命健康。

法院审理认为，被告人陆某某伪造事业单位印章，其行为已构成伪造事业单位印章罪。被告人陆某某到案后如实供述自己的罪行，自愿认罪认罚，提请依照《中华人民共和国刑法》第二百八十条第二款、第六十七条第三款、《中华人民共和国刑事诉讼法》第十五条之规定，追究其刑事责任，建议判处被告人陆某某二年以上三年以下有期徒刑。

❓ 边学边练

1.【单选】从事（　　）活动，应当遵守药物非临床研究质量管理规范和药物临床试验质量管理规范。

A. 药品生产 　　　　　　　　　B. 药品研制

C. 药品经营 　　　　　　　　　D. 药品广告

2.【单选】药物非临床试验需要修改试验方案时，应当进行试验方案变更，并经（　　）审查，专题负责人批准。

A. 机构负责人 　　　　　　　　B. 委托方

C. 质量保证部门 　　　　　　　D. 伦理委员会

3.【单选】根据《药物临床试验质量管理规范》，关于药物临床试验基本要求的说法错误的是（　　）。（执业药师职业资格考试 2022 年真题）

A. 受试者的权益和安全是药物临床试验考虑的首要因素

B. 当临床试验预期获益不低于风险时方可实施或者继续

C. 伦理审查和知情同意是保障受试者权益的重要措施

D. 临床试验的质量管理体系应当覆盖临床试验的全过程

4.【多选】进行药物临床试验时，受试者的权益和安全是考虑的首要因素，优先于对科学和社会的获益。（　　）与（　　）是保障受试者权益的重要措施。

A.《药物临床试验质量管理规范》 　　　B. 伦理审查

C. 国家药品监督管理局 　　　　　　　D. 知情同意

5.【多选】药物临床试验进行过程中，研究者和临床试验机构应当具备的资格和要求包括（　　）。

A. 具有在临床试验机构的执业资格

B. 具备临床试验所需的专业知识、培训经历和能力

C. 能够根据申办者、伦理委员会和药品监督管理部门的要求提供最新的工作履历和相关资格文件

D. 熟悉申办者提供的试验方案、研究者手册、试验药物相关资料信息

6.【多选】药物非临床研究过程中，质量保证检查类型包括（　　）。

A. 基于研究检查 　　　　　　　B. 基于过程检查

C. 基于结果检查 　　　　　　　D. 基于设施检查

课后实践

1. 药物临床试验机构备案模拟

2019 年 11 月，国家药品监督管理局会同国家卫生健康委员会制定《药物临床试验机构管理规定》并发布，自 2019 年 12 月 1 日起施行。药品临床试验机构需要按照此规定进行临床试验机构备案工作。

① 登录国家药品监督管理局官方网站，自行下载《药物临床试验机构管理规定》等相关法规文件并研读。

② 依据《药物临床试验机构管理规定》，总结药物临床试验机构备案条件及备案途径。

③ 登录国家药品监督管理局官方网站，按照药物临床机构备案办事指南准备材料。

2. 药物临床试验登记模拟

为加强药物临床试验监督管理，推进药物临床试验信息公开透明，保护受试者权益与安全，国家药品监管部门参照世界卫生组织要求和国际惯例建立了"药物临床试验登记与信息公示平台"，实施药物临床试验登记与信息公示。

① 登录国家药品监督管理局官方网站，自行下载《关于药物临床试验信息平台的公告》（2013 年第 28 号）等相关法规文件并研读。

② 依据药物临床试验登记办事指南，总结药物临床试验备案流程及申请材料。

项目二 药品注册管理

⇢ 岗课赛证融通导航——执业药师职业资格证书考核点

单元：药品研制与注册管理

1. 药品注册管理制度
   （1）药品注册与药品注册事项
   （2）药品注册类别
   （3）药品注册管理机构和事权划分
   （4）药品注册管理的基本制度和要求
2. 药品上市注册
   （1）新药临床试验审批管理
   （2）药品上市许可
   （3）药品批准证明文件
   （4）药品专利期补偿制度
3. 仿制药注册要求和一致性评价
   （1）仿制药注册要求
   （2）药品注册中的专利纠纷早期解决机制
   （3）仿制药质量和疗效一致性评价
4. 药品上市后研究和再注册
   （1）药品上市后研究和变更
   （2）药品再注册

单元：药品上市许可持有人制度

1. 药品上市许可持有人基本要求
   （1）药品上市许可持有人的界定
   （2）药品上市许可持有人资质和能力要求
2. 药品上市许可持有人的义务和权利
   （1）药品上市许可持有人的义务
   （2）药品上市许可持有人的权利

📖 项目背景

药品注册是指药品注册申请人依照法定程序和相关要求提出药物临床试验、药品上市许可、再注册等申请以及补充申请，药品监督管理部门基于法律法规和现有科学认知进行安全性、有效性和质量可控性等审查，决定是否同意其申请的活动。

药品注册是保障药品质量合格，保障人民用药安全的重要关卡。历史上曾发生过不少因药品注册审批不严造成的"药害"事件，例如震惊世界的"反应停"事件。药品质量安全与人民群众健康息息相关。 2015 年以来，药品审评审批工作的理念和具体审评工作流程都进行了重大调整。药品审评审批工作中鼓励创新、突出申请人和上市许可持有人责任主体地位、优化审评审批程序、坚持问题和风险导向、加快"好药新药"上市的特征愈发明显。新修订《药品管理法》和《疫苗管理法》后，为进一步固化改革成果，依法建立科学、严格的药品监督管理制度，进一步推进药品审评审批改革向纵深推进，新版《药品注册管理办法》也相继出台。《药品注册管理办法》是我国药品研发和注册管理的重要操作性规章。

新版《药品注册管理办法》的起草修订坚持"四个最严"，坚持以人民为中心，借鉴国际监管实践经验，结合国内监管实际，重点解决药品注册和药品生产监管中的突出问题，将临床急需的短缺药、儿童用药、罕见病用药、重大传染病用药、疾病防控急需疫苗和创新疫苗等明确纳入加快上市注册范围。

2023 年 4 月 3 日，国家药品监督管理局药品审评中心发布公告，化学药品尼替西农口服混悬液获批上市，用于治疗成人和儿童酪氨酸血症Ⅰ型（HT-1）患者。 HT-1 是一种常染色体隐性遗传病，多发生于儿童期，已纳入罕见病目录。 HT-1 患者体内缺乏酪氨酸降解途径中的延胡索酰乙酰乙酸水解酶，导致毒性代谢产物在体内蓄积，引起肝、肾及周围神经等病变，进而危及患者生命。此次尼替西农口服混悬液的申报被药审中心纳入优先审评，为中国酪氨酸血症Ⅰ型患者带来更多的治疗选择。

设立"加快审评"通道，将进一步加速符合特定条件的药品上市，助力药品研发创新，加快我国医药改革步伐，提升我国医药产业的国际竞争力。

📚 知识目标

1. 熟悉《药品注册管理办法》相关内容及管理要点。
2. 熟悉国家药品监督管理局药品审评中心的工作职责。
3. 熟悉药品辅料、包材登记管理的相关要求。
4. 熟悉《药品说明书和标签管理规定》的相关要求。
5. 熟悉药品专利的类型、保护年限、申请条件及流程。

📚 技能目标

1. 能够复述《药品注册管理办法》相关的管理要点。
2. 能够正确查询药品审评中心官方网站数据信息。
3. 能够模拟进行药品辅料、包材登记申请。
4. 能够判断药品说明书及标签内容是否符合法规要求。
5. 能够查询药品专利文件。

📚 职业素养目标

1. 通过观看案例视频提升爱国情怀，坚定中国特色社会主义"四个自信"。
2. 通过对相关法规文件的学习，培养认真负责、遵纪守法的工作态度。
3. 通过实践及讨论，提升互帮互助的团队合作意识。

✳ 法律法规

1.《药品注册管理办法》（2020 年 1 月 22 日国家市场监督管理总局令第 27 号公布，自 2020 年 7 月 1 日起施行）

2.《药品说明书和标签管理规定》（2006 年 3 月 10 日经国家食品药品监督管理局审议通

过，自 2006 年 6 月 1 日起施行）

3.《中华人民共和国专利法》（2020 年 10 月 17 日第十三届全国人民代表大会常务委员会第二十二次会议第四次修正，自 1985 年 4 月 1 日起施行）

4.《化学药品注册分类及申报资料要求》（化学药品注册分类，自 2020 年 7 月 1 日起实施；化学药品注册申报资料要求，自 2020 年 10 月 1 日起实施）

5.《中药注册分类及申报资料要求》（中药注册分类，自 2020 年 7 月 1 日起实施；中药注册申报资料要求，自 2021 年 1 月 1 日起实施）

6.《生物制品注册分类及申报资料要求》（生物制品注册分类，自 2020 年 7 月 1 日起实施；生物制品注册申报资料要求，自 2020 年 10 月 1 日起实施）

7.《药品上市后变更管理办法（试行）》（2021 年 1 月 12 日发布并实施）

8.《药用辅料登记资料要求（试行）》（2019 年 7 月 15 日发布，2019 年 8 月 15 日实施）

9.《药包材登记资料要求（试行）》（2019 年 7 月 15 日发布，2019 年 8 月 15 日实施）

核心知识

一、药品注册申请及管理

《中华人民共和国药品管理法》中第二十四条指出："在中国境内上市的药品，应当经国务院药品监督管理部门批准，取得药品注册证书；但是，未实施审批管理的中药材和中药饮片除外。实施审批管理的中药材、中药饮片品种目录由国务院药品监督管理部门会同国务院中医药主管部门制定。申请药品注册，应当提供真实、充分、可靠的数据、资料和样品，证明药品的安全性、有效性和质量可控性。"如果支持药品注册的研究资料和数据来源于国外，那么其来源、研究机构或者实验室条件、质量体系要求及其他管理条件等应当符合国际人用药品注册技术要求协调会通行原则，并符合我国药品注册管理的相关要求。

药品与人民群众健康息息相关，党中央和国务院高度重视。2015 年以来，我国先后发布了许多关于药品审评、注册的相关文件，采取一系列改革举措推进我国药品注册程序的进一步完善。并于 2020 年发布实施了新版《药品注册管理办法》（国家市场监督管理总局令第 27 号），为规范药品注册行为，保证药品的安全、有效和质量可控保驾护航。

《药品注册管理办法》从部门职责、药品注册分类、药品注册上市路径、药品加快上市注册程序、现场核查等多方面对我国药品注册的管理作了详细规定。

我国药监部门的管理机构包括行政部门和技术机构。行政部门包括国家药品监督管理局及省、自治区、直辖市各级药品监督管理局；技术机构包括中国食品药品检定研究院、国家药典委员会等专业技术部门。

在药品注册管理方面，国家药品监督管理局主管全国药品注册管理工作，负责建立药品注册管理工作体系和制度，制定药品注册管理规范，依法组织药品注册审评审批以及相关的监督管理工作。省、自治区、直辖市药品监督管理部门负责本行政区域内药品注册相关管理工作，参与国家药品监督管理局组织的药品注册核查、检验等工作，并设置或指定药品专业技术机构，承担依法实施药品监督管理所需的审评、检验、核查、监测与评价等工作。

国家药品监督管理局药品审评中心负责药物临床试验申请、药品上市许可申请、补充申请和境外生产药品再注册申请等的审评。药品专业技术机构如中国食品药品检定研究院、国家药典委员会、国家药品监督管理局食品药品审核查验中心、国家药品监督管理局药品评价中心、国家药品监督管理局行政事项受理服务和投诉举报中心、国家药品监督管理局信息中心等，承担依法实施药品注册管理所需的药品注册检验、通用名称核准、核查、监测与评价、制证送达以及相应的信息化建设与管理等相关工作。

申请注册的药品，经过审评，药品的安全性、有效性和质量可控性以及申请人的质量管理、风险防控和责任赔偿等能力通过审查，符合条件的，国家药监部门颁发药品注册证书。

1. 药品注册分类及要求

药品种类繁多，人民群众熟知的如中药、化学药、生物制品等，《药品注册管理办法》对我国的药品注册分类进行了优化改进，在第四条中明确了分类方法。

① 药品注册按照中药、化学药和生物制品等进行分类注册管理。

② 中药注册按照中药创新药、中药改良型新药、古代经典名方中药复方制剂、同名同方药等进行分类。

③ 化学药注册按照化学药创新药、化学药改良型新药、仿制药等进行分类。

④ 生物制品注册按照生物制品创新药、生物制品改良型新药、已上市生物制品（含生物类似药）等进行分类。

⑤ 中药、化学药和生物制品等药品的细化分类和相应的申报资料要求，由国家药品监督管理局根据注册药品的产品特性、创新程度和审评管理需要组织制定，并向社会公布。

⑥ 境外生产药品的注册申请，按照药品的细化分类和相应的申报资料要求执行。

为了配合《药品注册管理办法》的实施，2020年国家药监部门又相继出台了《化学药品注册分类及申报资料要求》《中药注册分类及申报资料要求》《生物制品注册分类及申报资料要求》三个配套指导文件。

（1）化学药品注册分类要求

依据2020年7月1日起实施的《化学药品注册分类及申报资料要求》中关于化学药品注册分类的要求，我国化学药品注册分类分为创新药、改良型新药、仿制药、境外已上市境内未上市化学药品，分为以下5个类别，见表2-2。

表2-2 化学药品注册分类

类别	具体含义		
1类	境内外均未上市的创新药，指含有新的结构明确的、具有药理作用的化合物，且具有临床价值的药品		
2类	境内外均未上市的改良型新药，指在已知活性成分的基础上，对其结构、剂型、处方工艺、给药途径、适应证等进行优化，具有明显临床优势的药品	2.1类	含有用拆分或者合成等方法制得的已知活性成分的光学异构体，或者对已知活性成分成酯，或者对已知活性成分成盐（包括含有氢键或配位键的盐），或者改变已知盐类活性成分的酸根、碱基或金属元素，或者形成其他非共价键衍生物（如络合物、螯合物或包合物），且具有明显临床优势的药品
		2.2类	含有已知活性成分的新剂型（包括新的给药系统）、新处方工艺、新给药途径，且具有明显临床优势的药品
		2.3类	含有已知活性成分的新复方制剂，且具有明显临床优势
		2.4类	含有已知活性成分的新适应证的药品
3类	境内申请人仿制境外上市但境内未上市原研药品的药品，该类药品应与参比制剂的质量和疗效一致		
4类	境内申请人仿制已在境内上市原研药品的药品，该类药品应与参比制剂的质量和疗效一致		
5类	境外上市的药品申请在境内上市	5.1类	境外上市的原研药品和改良型药品申请在境内上市，改良型药品应具有明显临床优势
		5.2类	境外上市的仿制药申请在境内上市

（2）中药注册分类要求

中药是指在我国中医药理论指导下使用的药用物质及其制剂。依据 2020 年 7 月 1 日起实施的《中药注册分类及申报资料要求》中关于中药注册分类的要求，我国申请注册的中药分类见表 2-3。

表 2-3 中药注册分类

类别			具体含义
1类	中药创新药,指处方未在国家药品标准、药品注册标准及国家中医药主管部门发布的《古代经典名方目录》中收载,具有临床价值,且未在境外上市的中药新处方制剂	1.1类	中药复方制剂,系指由多味饮片、提取物等在中医药理论指导下组方而成的制剂
		1.2类	从单一植物、动物、矿物等物质中提取得到的提取物及其制剂
		1.3类	新药材及其制剂,即未被国家药品标准、药品注册标准以及省、自治区、直辖市药材标准收载的药材及其制剂,以及具有上述标准药材的原动、植物新的药用部位及其制剂
2类	中药改良型新药,指改变已上市中药的给药途径、剂型,且具有临床应用优势和特点,或增加功能主治等的制剂	2.1类	改变已上市中药给药途径的制剂,即不同给药途径或不同吸收部位之间相互改变的制剂
		2.2类	改变已上市中药剂型的制剂,即在给药途径不变的情况下改变剂型的制剂
		2.3类	中药增加功能主治
		2.4类	已上市中药生产工艺或辅料等改变引起药用物质基础或药物吸收、利用明显改变的
3类	古代经典名方中药复方制剂。古代经典名方是指符合《中华人民共和国中医药法》规定的,至今仍广泛应用、疗效确切、具有明显特色与优势的古代中医典籍所记载的方剂。古代经典名方中药复方制剂是指来源于古代经典名方的中药复方制剂	3.1类	按古代经典名方目录管理的中药复方制剂
		3.2类	其他来源于古代经典名方的中药复方制剂。包括未按古代经典名方目录管理的古代经典名方中药复方制剂和基于古代经典名方加减化裁的中药复方制剂
4类	同名同方药,指通用名称、处方、剂型、功能主治、用法及日用饮片量与已上市中药相同,且在安全性、有效性、质量可控性方面不低于该已上市中药的制剂		

天然药物是指在现代医药理论指导下使用的天然药用物质及其制剂。天然药物参照中药注册分类。其他情形,主要指境外已上市境内未上市的中药、天然药物制剂。

（3）生物制品注册分类要求

生物制品是指以微生物、细胞、动物或人源组织和体液等为起始原材料,用生物学技术制成,用于预防、治疗和诊断人类疾病的制剂。依据 2020 年 7 月 1 日起实施的《生物制品注册分类及申报资料要求》中关于生物制品注册分类的要求,我国申请注册的生物制品可以分为：预防用生物制品、治疗用生物制品和按生物制品管理的体外诊断试剂,见表 2-4。

表 2-4 生物制品注册分类

类别			具体含义
预防用生物制品	1类	创新型疫苗:境内外均未上市的疫苗	1.1类	无有效预防手段疾病的疫苗
			1.2类	在已上市疫苗基础上开发的新抗原形式,如新基因重组疫苗、新核酸疫苗、已上市多糖疫苗基础上制备的新的结合疫苗等
			1.3类	含新佐剂或新佐剂系统的疫苗
			1.4类	含新抗原或新抗原形式的多联/多价疫苗

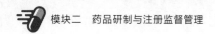

续表

类别				具体含义
预防用生物制品	2类	改良型疫苗:对境内或境外已上市疫苗产品进行改良,使新产品的安全性、有效性、质量可控性有改进,且具有明显优势的疫苗	2.1类	在境内或境外已上市产品基础上改变抗原谱或型别,且具有明显临床优势的疫苗
			2.2类	具有重大技术改进的疫苗,包括对疫苗菌毒种/细胞基质/生产工艺/剂型等的改进(如更换为其他表达体系或细胞基质的疫苗;更换菌毒株或对已上市菌毒株进行改造;对已上市细胞基质或目的基因进行改造;非纯化疫苗改进为纯化疫苗;全细胞疫苗改进为组分疫苗等)
			2.3类	已有同类产品上市的疫苗组成的新的多联/多价疫苗
			2.4类	改变给药途径,具有明显临床优势的疫苗
			2.5类	改变免疫剂量或免疫程序,且新免疫剂量或免疫程序具有明显临床优势的疫苗
			2.6类	改变适用人群的疫苗
	3类	境内或境外已上市的疫苗	3.1类	境外生产的境外已上市、境内未上市的疫苗申报上市
			3.2类	境外已上市、境内未上市的疫苗申报在境内生产上市
			3.3类	境内已上市疫苗
治疗用生物制品	1类	创新型生物制品:境内外均未上市的治疗用生物制品		
	2类	改良型生物制品:对境内或境外已上市制品进行改良,使新产品的安全性、有效性、质量可控性有改进,且具有明显优势的治疗用生物制品	2.1类	在已上市制品基础上,对其剂型、给药途径等进行优化,且具有明显临床优势的生物制品
			2.2类	增加境内外均未获批的新适应证和/或改变用药人群
			2.3类	已有同类制品上市的生物制品组成新的复方制品
			2.4类	在已上市制品基础上,具有重大技术改进的生物制品,如重组技术替代生物组织提取技术;较已上市制品改变氨基酸位点或表达系统、宿主细胞后具有明显临床优势等
	3类	境内或境外已上市生物制品	3.1类	境外生产的境外已上市、境内未上市的生物制品申报上市
			3.2类	境外已上市、境内未上市的生物制品申报在境内生产上市
			3.3类	生物类似药
			3.4类	其他生物制品
按生物制品管理的体外诊断试剂	1类	创新型体外诊断试剂		
	2类	境内外已上市的体外诊断试剂		

药品注册申请人应依据《药品注册管理办法》及配套药品注册分类指导性文件进行药品的注册申报工作,提交符合相关规定要求的申报资料。

2. 药品上市注册及审核要求

依据相关法规文件对药品注册进行分类,提交相应的不同申报资料,对应着不同的药品上市许可路径。

申请人在完成支持药品上市注册的药学、药理毒理学和药物临床试验等研究,确定质量标准,完成商业规模生产工艺验证,并做好接受药品注册核查检验的准备后,提出药品上市许可申请，按照申报资料要求提交相关研究资料。经对申报资料进行形式审查，符合要求的，予以受理。

针对仿制药、按照药品管理的体外诊断试剂以及其他符合条件的情形，按照有关规定经申请人评估，认为无需或者不能开展药物临床试验，符合豁免药物临床试验条件的，申请人可以直接提出药品上市许可申请。

针对非处方药可以直接提出上市许可申请的情况，《药品注册管理办法》中也作了明确规定，第三十六条指出，符合以下情形之一的，可以直接提出非处方药上市许可申请：①境内已有相同活性成分、适应证（或者功能主治）、剂型、规格的非处方药上市的药品；②经国家药品监督管理局确定的非处方药改变剂型或者规格，但不改变适应证（或者功能主治）、给药剂量以及给药途径的药品；③使用国家药品监督管理局确定的非处方药的活性成分组成的新的复方制剂；④其他直接申报非处方药上市许可的情形。

国家药品监督管理局药品审评中心应当组织药学、医学和其他技术人员，按要求对已受理的药品上市许可申请进行审评。根据药品注册申报资料、核查结果、检验结果等，对药品的安全性、有效性和质量可控性等进行综合审评。药品评价中心对非处方药进行适宜性审查。

药品中的原辅料、包材对于保证药品质量起到了至关重要的作用，原辅料和包材的使用必须符合药用要求。为了简化药品审批程序，我国将直接接触药品的包装材料和容器、药用辅料由单独审批改为在审批药品注册申请时一并审评审批。国家食品药品监督管理总局于2017年11月30日发布的《关于调整原料药、药用辅料和药包材审评审批事项的公告》（2017年第146号）中指出：各级食品药品监督管理部门不再单独受理原料药、药用辅料和药包材注册申请，国家食品药品监督管理总局药品审评中心建立原料药、药用辅料和药包材登记平台与数据库，有关企业或者单位可通过登记平台按要求提交原料药、药用辅料和药包材登记资料，获得原料药、药用辅料和药包材登记号，待关联药品制剂提出注册申请后一并审评。

《药品注册管理办法》中对于原辅料和包材关联审评也作了明确规定，第十四条指出：国家药品监督管理局建立化学原料药、辅料及直接接触药品的包装材料和容器关联审评审批制度。在审批药品制剂时，对化学原料药一并审评审批，对相关辅料、直接接触药品的包装材料和容器一并审评。药品审评中心建立化学原料药、辅料及直接接触药品的包装材料和容器信息登记平台，对相关登记信息进行公示，供相关申请人或者持有人选择，并在相关药品制剂注册申请审评时关联审评。

原辅料和包材登记资料的内容一般包括：基本信息、生产信息、特性鉴定、质量控制、稳定性研究等，原料、辅料、包材登记资料应分别按照相关法规文件要求提交。如果药品制剂申请选用的原辅料和包材仅供自用的，或者专供特定药品上市许可持有人使用，可在药品制剂申请中同时提交相应资料，不进行登记。

申请人提出药品注册申请时，可以直接选用已登记的原料药、辅料及包装材料和容器，提供原辅料和包材登记号、原辅料和包材登记人的使用授权书；选用未登记的原料药、辅料及包装材料和容器的，相关研究资料应当随药品制剂注册申请一并申报。仿制境内已上市药品所用的化学原料药的，可以申请单独审评审批。

化学原料药、辅料及直接接触药品的包装材料和容器关联审评通过的或者单独审评审批通过的，药品审评中心在相应的登记平台更新登记状态标识，并向社会公示相关信息。未通过关联审评审批的，原料药、辅料及包装材料和容器产品的登记状态维持不变，相关药品制剂申请不予批准。

　　现场核查是药品注册申请中非常重要的一个环节，其目的在于核实申报资料的真实性、一致性以及上市商业化生产条件，检查药品研制的合规性、数据可靠性等，核查研制现场和生产现场的合规性，以及必要时对药品注册申请所涉及的原料药、辅料及包装材料和容器生产企业、供应商或者其他受托机构开展延伸检查活动。

　　《药品注册管理办法》对药品注册的现场核查进行了优化：一是优化了现场核查模式，不再实施"逢审必查"的核查模式，根据药物创新程度、药物研究机构既往接受核查情况等，基于风险决定是否开展；二是做好生产现场核查和上市前生产质量管理规范检查的衔接。

　　《药品注册管理办法》中第四十七条明确指出：药品审评中心根据药物创新程度、药物研究机构既往接受核查情况等，基于风险决定是否开展药品注册研制现场核查。对于创新药、改良型新药以及生物制品等，应当进行药品注册生产现场核查和上市前药品生产质量管理规范检查。对于仿制药等，根据是否已获得相应生产范围药品生产许可证且已有同剂型品种上市等情况，基于风险进行药品注册生产现场核查、上市前药品生产质量管理规范检查。

　　药品注册申请中另一重要环节是药品的注册检验，包括对药品标准复核和样品检验。标准复核是指对申请人申报药品标准中设定项目的科学性、检验方法的可行性、质控指标的合理性等进行的实验室评估。样品检验是指按照申请人申报或者药品审评中心核定的药品质量标准对样品进行的实验室检验。当与国家药品标准收载的同品种药品使用的检验项目和检验方法一致时，可以不进行标准复核，只对样品进行检验。

　　《药品注册管理办法》中第五十三条对承担药品注册检验的机构规定：中检院或者经国家药品监督管理局指定的药品检验机构承担以下药品注册检验：创新药；改良型新药（中药除外）；生物制品、放射性药品和按照药品管理的体外诊断试剂；国家药品监督管理局规定的其他药品。境外生产药品的药品注册检验由中检院组织口岸药品检验机构实施。其他药品的注册检验，由申请人或者生产企业所在地省级药品检验机构承担。

　　境内生产药品批准文号格式为：国药准字 H（Z、S）＋四位年号＋四位顺序号。中国香港、澳门和台湾地区生产药品批准文号格式为：国药准字 H（Z、S）C＋四位年号＋四位顺序号。境外生产药品批准文号格式为：国药准字 H（Z、S）J＋四位年号＋四位顺序号。其中，H 代表化学药，Z 代表中药，S 代表生物制品。药品批准文号，不因上市后的注册事项的变更而改变。中药另有规定的从其规定。

3. 药品加快上市注册程序的要求

　　为了加快药物开发及新药上市速度，满足临床急需医疗需求，我国在药品注册相关法规文件修订时，为短缺药品、治疗罕见病药品、儿童药品等影响人民群众生存、健康水平较大的药物制定了四条药品加快上市注册的程序。

　　《药品注册管理办法》中第四章详细对药品加快上市注册程序进行了描述，这四条程序分别为：突破性治疗药物程序；附条件批准程序；优先审评审批程序；特别审批程序。注册申报的药品满足上述四条程序相应的条件之后就可以申请加快审批程序。

（1）突破性治疗药物程序

　　申请突破性治疗药物程序的药物应是在药物临床试验期间，用于防治严重危及生命或者严重影响生存质量的疾病，且尚无有效防治手段或者与现有治疗手段相比有足够证据表明具有明显临床优势的创新药或者改良型新药等。

　　纳入突破性治疗药物程序的药物申请，申请人可以在临床试验的关键阶段可以向药品审评中心提出沟通交流申请，药品审评中心安排审评人员对接沟通交流。临床试验的阶段性研究资料可以提交药品审评中心，药品审评中心基于已有研究资料，对下一步研究方案提出意见或者建议。

（2）附条件批准程序

申请附条件批准程序而加快上市，《药品注册管理办法》中第六十三条规定了以下条件。药物临床试验期间，符合以下情形的药品，可以申请附条件批准：①治疗严重危及生命且尚无有效治疗手段的疾病的药品，药物临床试验已有数据证实疗效并能预测其临床价值的；②公共卫生方面急需的药品，药物临床试验已有数据显示疗效并能预测其临床价值的；③应对重大突发公共卫生事件急需的疫苗或者国家卫生健康委员会认定急需的其他疫苗，经评估获益大于风险的。

申请附条件批准程序的药物，申请人应当就附条件批准上市的条件和上市后继续完成的研究工作等与药品审评中心沟通交流。经审评，符合附条件批准要求的，在药品注册证书中载明附条件批准药品注册证书的有效期、上市后需要继续完成的研究工作及完成时限等相关事项。不能满足附条件批准条件的，药品审评中心应当终止该药品的附条件批准程序。对附条件批准的药品，持有人应当在药品上市后采取相应的风险管理措施，并在规定期限内按照要求完成药物临床试验等相关研究，以补充申请方式申报。若附条件批准的药品为疫苗，那么应当进一步规定疫苗持有人应当在规定期限内完成相应的研究。如若持有人逾期未按照要求完成研究或者不能证明获益大于风险的，药监部门应当依法处理，直至注销药品注册证书。

（3）优先审评审批程序

优先审评审批程序针对具有明显临床价值的急需短缺药品、防治重大传染病和罕见病等疾病的创新药和改良型新药，或者符合儿童生理特征的儿童用药品新品种、剂型和规格，或者用于疾病预防、控制急需的疫苗和创新疫苗等药品，符合附条件批准的药品也可以申请优先审评审批。

当药物纳入优先审评审批程序，政策给予以下支持：①药品上市许可申请的审评时限为一百三十日；②临床急需的境外已上市境内未上市的罕见病药品，审评时限为七十日；③需要核查、检验和核准药品通用名称的，予以优先安排；④经沟通交流确认后，可以补充提交技术资料。

（4）特别审批程序

当发生突发公共卫生事件时或者突发公共卫生事件发生后，国家药品监督管理局可以依法对突发公共卫生事件应急所需防治药品实行特别审批程序。纳入特别审批程序的药品，国家药品监督管理局按照统一指挥、早期介入、快速高效、科学审批的原则，组织加快并同步开展药品注册受理、审评、核查、检验工作。特别审批的程序、时限、要求等按照药品特别审批程序规定执行。

4. 药品上市后变更和再注册的要求

药品获得注册批准证书后，进行生产上市销售。在上市销售过程中会涉及如工艺的改变、说明书的修改等情况，那么需要进行药品上市后的变更注册申请。新修订的《药品注册管理办法》中根据药品安全性、有效性和质量可控性的风险和产生影响的程度，对药品上市后变更程序和要求进行了优化。基于风险管理，药品上市后变更实行分类管理，分为审批类变更、备案类变更和报告类变更。

审批类变更的情形包括：①药品生产过程中的重大变更；②药品说明书中涉及有效性内容以及增加安全性风险的其他内容的变更；③持有人转让药品上市许可；④国家药品监督管

理局规定的其他需要审批的变更。药品上市许可持有人应当以补充申请方式申报。

备案类变更在实施前，药品上市许可持有人应当报所在地省、自治区、直辖市药品监督管理部门备案，此类情形包括：①药品生产过程中的中等变更；②药品包装标签内容的变更；③药品分包装；④国家药品监督管理局规定的其他需要备案的变更。

报告类变更情形包括药品生产过程中的微小变更以及国家药品监督管理局规定的其他需要报告的变更。药品上市许可持有人应当在年度报告中报告。

药品生产过程中的重大、中等、微小变更的具体分类及要求，以及药品说明书、标签内容变更，又或者药品上市许可持有人转让上市许可的情形等均需按照2021年1月13日国家药监局发布的《药品上市后变更管理办法（试行）》中的相关要求实施。药品上市许可持有人是药品上市后变更管理的责任主体，按照相关法律法规建立变更控制体系。

药品注册证书有效期为五年，药品上市许可持有人应当在有效期届满前六个月申请再注册。境内生产药品的再注册由持有人向其所在地省、自治区、直辖市药品监督管理部门提出，境外生产药品的再注册由药品审评中心提出。

当药品注册证书有效期满未提出再注册申请的，在有效期内药品上市许可持有人未履行持续考察药品质量、疗效和不良反应责任的，在规定时限内无合理理由而未完成药品批准证明文件和药品监督管理部门要求的研究工作的，药品经过上市后评价属于疗效不确切、不良反应大或者因其他原因危害人体健康等情形，药监部门根据相关规定不予再注册。

5. 药品上市许可持有人制度

药品上市许可持有人制度的实施有利于药品研发机构和科研人员积极创制新药，有利于产业结构调整和资源优化配置，促进专业分工，提高产业集中度，避免重复投资和建设，对于鼓励药品创新、提升药品质量具有重要意义，也是药品审评审批制度改革的一项重要内容。

2016年5月26日，国务院办公厅发布了《关于印发药品上市许可持有人制度试点方案的通知》（国办发〔2016〕41号），对开展药品上市许可持有人制度试点工作作出了部署，在北京、天津等10个省（市）开展试点工作。为确保试点工作稳妥有序开展，2016年7月7日，国家食品药品监督管理总局发布了《总局关于做好药品上市许可持有人制度试点有关工作的通知》（食药监药化管〔2016〕86号），进一步推进试点工作的推行。试点工作的积极开展取得阶段性成效，为进一步探索持有人的权利、义务和法律责任，委托生产中的质量管理体系和生产销售全链条的责任体系，跨区域药品监管机构监管衔接、职责划分以及责任落地等事宜，2017年8月21日，原食品药品监督管理总局又发布了《总局关于推进药品上市许可持有人制度试点工作有关事项的通知》（食药监药化管〔2017〕68号），进一步完善药品上市许可持有人制度的试点工作。

新版《药品管理法》将建立药品上市许可持有人制度纳入法规，全面实施。《药品管理法》第三章第三十条规定：药品上市许可持有人是指取得药品注册证书的企业或者药品研制机构等。药品上市许可持有人应当依照本法规定，对药品的非临床研究、临床试验、生产经营、上市后研究、不良反应监测及报告与处理等承担责任。其他从事药品研制、生产、经营、储存、运输、使用等活动的单位和个人依法承担相应责任。药品上市许可持有人的法定代表人、主要负责人对药品质量全面负责。

药品上市许可持有人为境外企业的，其指定的在中国境内的企业法人应当履行药品上市许可持有人义务，与药品上市许可持有人承担连带责任。

药品上市许可持有人可以自行生产药品，也可以委托药品生产企业生产。药品上市许可持有人自行生产药品的，应当取得药品生产许可证；委托生产的，应当委托符合条件的药品生产企业。实施委托生产时药品上市许可持有人和受托生产企业应当签订委托协议和质量协议，协议应当按照国务院药品监督管理部门制定的协议指南制定，并严格履行协议约定的义务，保证药品质量。其中血液制品、麻醉药品、精神药品、医疗用毒性药品、药品类易制毒化学品不得进行委托生产；但是，国务院药品监督管理部门另有规定的药品除外。

药品上市许可持有人可以自行销售已取得药品注册证书的药品，也可以委托具有相关资质的药品经营企业销售。药品上市许可持有人取得药品经营许可证之后方可从事药品零售活动。

药品上市许可持有人满足相应条件的可以自行储存、运输药品，也可以委托具有资质的企业进行。当实施委托储存、运输药品时，药品上市许可持有人应当对受托方的质量保证能力和风险管理能力进行评估，并与其签订委托协议，约定药品质量责任、操作规程等内容，并对受托方进行监督。

中药饮片生产企业履行药品上市许可持有人的相关义务，对中药饮片的生产、销售实行全过程管理，建立中药饮片的追溯体系，保证中药饮片的安全、有效、可追溯。

药品上市许可持有人经国务院药品监督管理部门批准后可以转让其药品上市许可。接收许可的受让方应当具备保障药品安全性、有效性和质量可控性的质量管理、风险防控和责任赔偿等能力，并继续履行药品上市许可持有人义务。

药品上市许可持有人制度的实施将药品上市许可和药品生产许可进行"双分开"，研发和生产不再"捆绑"，药品研发告别忍痛卖"青苗"的时代，中国的药品上市许可真正进入"外包"时代。药品研发收入大幅增加，激发了药品研发积极性，同时进一步加快了我国医药行业创新发展的步伐。

二、药品审评中心职责及网站使用

1. 药品审评中心职责

国家药品监督管理局药品审评中心是国家药品监督管理局的直属单位，英文缩写是CDE，简称药品审评中心。在国家药监局官方网站或者药品审评中心官方网站上，可以查询到其职责如下。

① 负责药物临床试验、药品上市许可申请的受理和技术审评。

② 负责仿制药质量和疗效一致性评价的技术审评。

③ 承担再生医学与组织工程等新兴医疗产品涉及药品的技术审评。

④ 参与拟订药品注册管理相关法律法规和规范性文件，组织拟订药品审评规范和技术指导原则并组织实施。

⑤ 协调药品审评相关检查、检验等工作。

⑥ 开展药品审评相关理论、技术、发展趋势及法律问题研究。

⑦ 组织开展相关业务咨询服务及学术交流，开展药品审评相关的国际（地区）交流与合作。

⑧ 承担国家局国际人用药品注册技术协调会议（ICH）相关技术工作。

⑨ 承办国家局交办的其他事项。

2. 药品审评中心网站使用

登录药品审评中心的官方网站，可以查询法律法规、指导原则、药品受理信息、临床试验登记信息等数据，也可以在线办理药品上市注册申请、药物临床试验登记等业务。正确查询及使用网站信息对于药学工作者至关重要。

查询相关法律法规、指导原则的路径：登录药品审评中心官方网站→政策法规→检索法律法规或指导原则（图 2-3）。

视频：法规与
指导原则查询

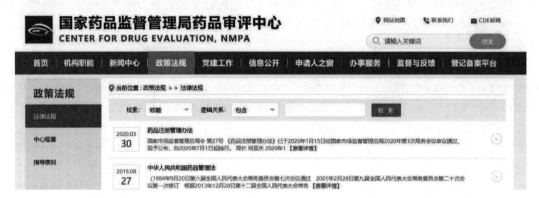

图 2-3　药品审评中心政策法规查询

查询药品受理信息、原辅料和包材登记信息、上市药品信息等数据的路径：登录药品审评中心官方网站→信息公开→数据查询（图 2-4）。

视频：数据信息查询

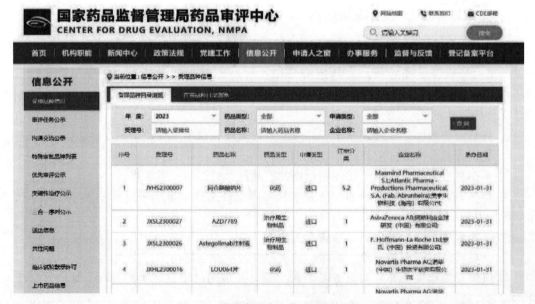

图 2-4　药品审评中心信息公开查询

在线办理药品上市注册申请、药物临床试验登记等业务的路径：登录药品审评中心官方网站→办事服务→行政受理服务专栏（图2-5～图2-7）。

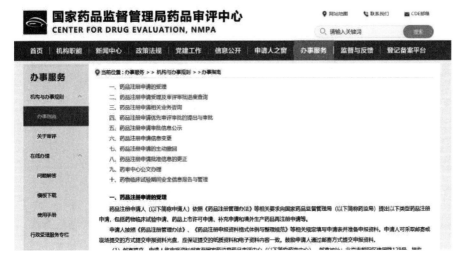

视频：网上
办事路径

图2-5 药品审评中心网上办事步骤1

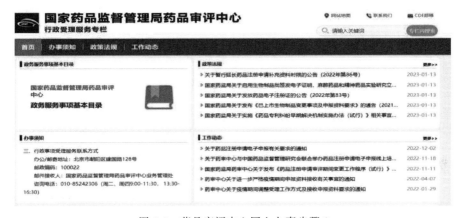

图2-6 药品审评中心网上办事步骤2

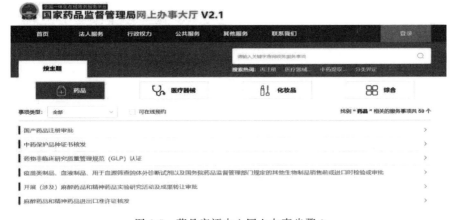

图2-7 药品审评中心网上办事步骤3

药品审评中心的官方网站的登记备案平台包括原辅包登记平台、临床试验登记平台（图 2-8）、BE 试验备案平台、专利信息登记平台（图 2-9）。

视频：登记备案平台使用路径

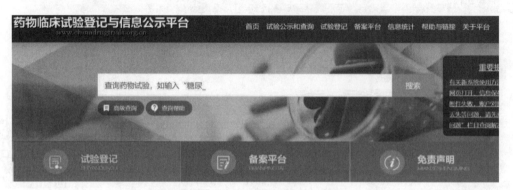

图 2-8　药品审评中心药物临床试验登记与信息公示平台

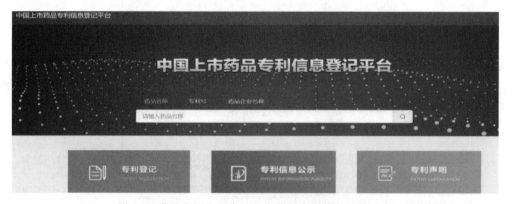

图 2-9　药品审评中心中国上市药品专利信息登记平台

> **知识延伸**　　　　　　　　　　国家药品监督管理局直属单位
>
> 国家药品监督管理局直属单位包括：中国食品药品检定研究院（国家药品监督管理局医疗器械标准管理中心，中国药品检验总所）、国家药典委员会、国家药品监督管理局药品审评中心、国家药品监督管理局食品药品审核查验中心、国家药品监督管理局药品评价中心（国家药品不良反应监测中心）、国家药品监督管理局医疗器械技术审评中心、国家药品监督管理局行政事项受理服务和投诉举报中心、国家药品监督管理局信息中心（中国食品药品监管数据中心）、国家药品监督管理局执业药师资格认证中心、中国食品药品国际交流中心、中国药学会等。

三、药品辅料及包材登记管理

药品所选用的辅料及直接接触药品的包装材料和容器必须符合药用要求，辅料及包材的质量、安全及功能应该满足药品制剂的需要。为了简化药品审批程序，我国将直接接触药品的包装材料和容器、药用辅料由单独审批改为在审批药品注册申请时一并审评审批。药品辅料及直接接触药品的包装材料和容器实行登记管理。《药品注册管理办法》中第十四条指出：药品审评中心建立化学原料药、辅料及直接接触药品的包装材料和容器信息登记平台，对相关登记信息进行公示，供相关申请人或者持有人选择，并在相关药品制剂注册申请审评时关联审评。

辅料及包材登记人在登记平台上登记，并负责维护登记平台的登记信息，对登记资料的真实性和完整性负责。境内辅料、包材的供应商作为登记人应当对所持有的产品自行登记。境外辅料、包材的供应商可由常驻中国代表机构或委托中国代理机构进行登记，登记资料应当为中文，双方共同对登记资料的真实性和完整性负责。

登记人按照登记资料技术要求在平台登记，并获得登记号。其中，药用辅料和药包材登记按照国家药监局 2019 年 7 月 16 日发布的《国家药监局关于进一步完善药品关联审评审批和监管工作有关事宜的公告》（2019 年第 56 号）中的附件 1《药用辅料登记资料要求（试行）》和附件 2《药包材登记资料要求（试行）》的资料要求进行登记。相关的登记资料技术要求要根据产业发展和科学技术进步而不断完善，并由国家药品监督管理局药品审评中心适时更新公布。

当药品制剂注册申请与已登记辅料、包材进行关联，并获得批准时，表明通过了技术审评，登记平台标识为"A"；未通过技术审评或尚未与制剂注册进行关联的标识为"I"。已受理并完成审评的药用辅料和药包材、曾获得批准证明文件的药用辅料及批准证明文件有效期届满日不早于 2016 年 8 月 10 日的药包材，这三种情况中除了国家规定的禁止使用、淘汰和注销的辅料、包材之外的，由药审中心将相关信息转入登记平台并给予登记号，登记状态标识为"A"。同时，这些转入登记平台的辅料、包材，其登记人应按照相关登记资料要求补充提交研究资料，并完善登记信息，同时提交资料一致性承诺书。

已经在食品、药品中长期使用且安全性得到认可的药用辅料可不进行登记，药品制剂注册申请人在申请注册时申报资料中列明产品清单和基本信息。这类药用辅料品种名单由药审中心公布及更新。

《药用辅料登记资料要求（试行）》中对药用辅料进行了分类，见表 2-5。

表 2-5　药用辅料分类

类别		具体内容
境内外上市药品中未有使用历史的	1.1 类	新的分子结构的辅料以及不属于第 1.2、1.3 的辅料
	1.2 类	由已有使用历史的辅料经简单化学结构改变(如盐基、水合物等)
	1.3 类	两者及两者以上已有使用历史的辅料经共处理得到的辅料
	1.4 类	已有使用历史但改变给药途径的辅料
境内外上市药品中已有使用历史的,且	2.1 类	中国药典/USP/EP/BP/JP 均未收载的辅料
	2.2 类	USP/EP/BP/JP 之一已收载,但未在境内上市药品中使用的辅料
	2.3 类	USP/EP/BP/JP 之一已收载,中国药典未收载的辅料
	2.4 类	中国药典已收载的辅料
在食品或化妆品中有使用历史的,且	3.1 类	具有食品安全国家标准的用于口服制剂的辅料
	3.2 类	具有化妆品国家或行业标准的用于外用制剂的辅料

药用辅料登记资料里还要标明辅料来源及拟用制剂的给药途径。登记资料主要内容包括：登记人基本信息、辅料基本信息、生产信息、特性鉴定、质量控制、批检验报告、稳定

性研究、药理毒理研究。其中辅料基本信息主要包括辅料名称、结构与组成、理化性质和基本特性、境内外批准登记等相关信息及用途等。生产信息中需要提供辅料的生产工艺、过程控制、关键步骤、中间体的控制等信息材料。特性鉴定包括辅料的结构和理化性质、功能特性等。《药用辅料登记资料要求（试行）》中规定了高风险药用辅料一般包括：动物源或人源的药用辅料；用于注射剂、眼用制剂、吸入制剂等的药用辅料。高风险辅料的登记资料要求，可以根据辅料在特定制剂中的应用以及相应的技术要求，按需提供，或在审评过程中根据特定制剂及辅料在制剂中的应用情况根据需要补充资料。药用辅料登记提交的材料应当符合《药用辅料登记资料要求（试行）》中相关规定。

《药包材登记资料要求（试行）》中根据使用情况对药包材进行了分类，见表2-6。

表 2-6　药包材分类

类别	具体内容		
1 类	未在境内外上市药品中使用过的药包材（如新材料、新结构）		
2 类	已在境内外上市药品中使用过，但改变药品给药途径且风险提高的药包材		
3 类	未在境内外上市药品中使用过，但是可证明在食品包装中使用过的与食品直接接触的药包材（仅限用于口服制剂）		
4 类	已在相同给药途径的上市药品中使用过的药包材	4.1 类	无注册证的药包材
		4.2 类	有注册证的药包材

药包材登记资料主要内容包括：登记人基本信息、药包材基本信息、生产信息、质量控制、批检验报告、自身稳定性研究、相容性和安全性研究。《药包材登记资料要求（试行）》中规定高风险药包材一般包括：用于吸入制剂、注射剂、眼用制剂的药包材；国家药品监督管理局根据监测数据特别要求监管的药包材；新材料、新结构、新用途的药包材。药包材登记提交的材料应当符合《药包材登记资料要求（试行）》中相关规定。

药品制剂申请人仅供自用的药用辅料和药包材，或者专供特定药品上市许可持有人使用的药用辅料和药包材，可在药品制剂申请中同时提交相关资料，不进行登记。

已获得登记号的药用辅料和药包材企业，应当严格按照国家有关要求进行管理，保证产品质量，并在获得登记号后按年度提交产品质量管理报告；在产品发生变更时应当及时在登记平台中变更相关信息，并在实施变更前主动告知使用其产品的药品制剂申请人。

各省（区、市）药品监督管理局根据登记信息对药用辅料和药包材供应商加强监督检查和延伸检查。当发现生产存在质量问题时，依据法规及时查处，并要求药品上市许可持有人不得使用相关产品，并对已上市产品开展评估和处置。药品上市许可持有人所在地省局组织开展延伸检查，而药用辅料和药包材供应商的日常检查由所在地省局组织开展联合检查。

知识延伸　　　　　　　可免登记产品

已在食品、药品中长期使用且安全性得到认可的药用辅料可不进行登记，包括药品制剂所用的部分矫味剂、香精、色素、pH调节剂等药用辅料：矫味剂，如蔗糖、单糖浆、甘露醇、阿司帕坦、三氯蔗糖等；香精、香料，如橘子香精、香蕉香精、香兰素等；色素，如氧化铁、植物炭黑、胭脂虫红等；pH调节剂，如苹果酸、醋酸钠、枸橼酸（钠、钾盐）等；无机盐类，如碳酸钙、碳酸钠、氯化钾、氯化钙等；口服制剂印字使用的无苯油墨。

四、药品标签及说明书管理

图片：药品标签
与说明书示例

药品标签和说明书是药品信息最基本、最重要的来源，是患者、医生等群体了解药品用途以及正确使用药品的主要途径，也是药师指导合理用药的重要依据。在我国境内上市销售的药品，其说明书和标签应当符合《药品说明书和标签管理规定》的要求。

药品说明书和标签的文字表述应当科学、规范、准确，清晰易辨，标识应当清楚醒目，使用规范化汉字，若需增加其他文字对照的，应当以汉字表述为准。非处方药说明书还应使用容易理解的文字表述，以便患者自行判断、选择和使用。

1. 说明书管理

药品生产企业生产供上市销售的最小包装必须附有说明书。药品说明书中包含了药品安全性、有效性的重要科学数据、结论和相关信息，是用以指导安全、合理使用药品的依据。

药品说明书的具体格式、内容和书写要求由国家药监部门制定并发布。国家食品药品监督管理局于 2006 年 5 月 10 日印发了《关于印发化学药品和生物制品说明书规范细则的通知》（国食药监注〔2006〕202 号），以附件的形式规定了化学药品、治疗用生物制品和预防用生物制品的说明书制定细则要求。2006 年 6 月 22 日印发了《关于印发中药、天然药物处方药说明书格式内容书写要求及撰写指导原则的通知》（国食药监注〔2006〕283 号），以附件的形式规定了中药、天然药物处方药说明书的格式内容及书写要求。2006 年 10 月 20 日又印发了《关于印发非处方药说明书规范细则的通知》（国食药监注〔2006〕540 号），详细规定了化学药品和中成药非处方药说明书的制定细则要求。

药品说明书中对疾病名称、药品名称、药学专业名词、临床检验名称和结果的表述，应当采用我国药监部门统一颁布或规范的专用词汇，应用到的度量衡单位应当符合国家标准的相关规定。

药品说明书的处方中应当列出全部活性成分或者组方中的全部中药药味，其中注射剂和非处方药还应当列出所用的全部辅料名称。若处方中含有可能引起严重不良反应的成分或者辅料的，也应当予以说明。

药品说明书中应当包含药品所有的不良反应信息，并详细注明药品不良反应。若药品生产企业未根据药品上市后的安全性、有效性情况及时修改说明书，又或者未将药品不良反应在说明书中充分进行说明的，由此带来的不良后果由该生产企业承担。

2. 标签管理

药品的标签是指药品包装上印有或者贴有的内容，包括内标签和外标签。药品的内标签是指直接接触药品的包装上贴有或印有的标签，外标签是指内标签以外的其他包装上的标签。药品的包装必须按照相关规定印有或者贴有标签，并不得夹带其他任何介绍或者宣传产品、企业的文字、音像及其他资料。

药品标签的内容应当以说明书为依据，并且其内容不得超出说明书的范围，不得印有暗示疗效、误导使用和不适当宣传产品的文字和标识。国家食品药品监督管理局于 2006 年 11 月 30 日发布的《关于进一步加强非处方药说明书和标签管理的通知》（国食药监注〔2006〕610 号）中规定：非处方药标签还必须印有"请仔细阅读说明书并按说明使用或在药师指导下购买和使用"的忠告语。

药品标签不得印制"××省专销""原装正品""进口原料""驰名商标""专利药品"

"××监制""××总经销""××总代理"等字样。"企业防伪标识""企业识别码""企业形象标志"等不违背规定的文字图案可以印制。"印刷企业""印刷批次"等与药品的使用无关的信息，不得在药品标签中标注。

药品内标签的内容应当包含药品通用名称、适应证或者功能主治、规格、用法用量、生产日期、产品批号、有效期、生产企业等信息。若包装尺寸过小而无法全部标明上述内容的，那么至少应当标注药品通用名称、规格、产品批号、有效期等内容。

药品外标签的内容应当包括药品通用名称、成分、性状、适应证或者功能主治、规格、用法用量、不良反应、禁忌、注意事项、贮藏、生产日期、产品批号、有效期、批准文号、生产企业等信息。其中适应证或者功能主治、用法用量、不良反应、禁忌、注意事项不能全部注明的，应当标出主要内容并且注明"详见说明书"字样。

药品标签中的有效期应当按照年、月、日的顺序进行标注，其中年份用四位数字表示，月、日用两位数表示。药品有效期的具体标注格式为"有效期至××××年××月"或者"有效期至××××年××月××日"；也可以用数字和其他符号表示为"有效期至××××.××."或者"有效期至××××/××/××"等。预防用生物制品的有效期标注按照国家药品监督管理局批准的注册标准执行，治疗用生物制品的有效期标注自分装日期计算，其他药品的有效期标注自生产日期计算。药品有效期若标注到日，应当为起算日期对应年月日的前一天，若标注到月，应当为起算月份对应年月的前一月。

麻醉药品、精神药品、医疗用毒性药品、放射性药品、外用药品和非处方药品等国家规定有专用标识的药品，其标签上必须印有规定的标识（图2-10）。

   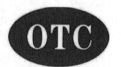

麻醉药品　　　精神药品　　　外用药品　　　甲类非处方药品

   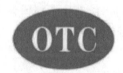

微课：药盒上的　　　放射性药品　　　毒性药品　　　乙类非处方药品
那些事

图 2-10　药品专用标识

3. 药品名称和注册商标管理

药品说明书和标签中标注的药品名称必须符合国家药品监督管理局公布的药品通用名称和商品名称的命名原则，并与药品批准证明文件的相应内容一致。2006 年 3 月 15 日国家食品药品监督管理局下发了《关于进一步规范药品名称管理的通知》（国食药监注〔2006〕99号）文件，指出药品必须使用通用名称，其命名应当符合《药品通用名称命名原则》的规定。并以附件的形式规定了《药品商品名称命名原则》，药品商品名称不得有夸大宣传、暗示疗效作用，并且得到国家食品药品监督管理局批准后方可使用。

2007 年 1 月 24 日国家食品药品监督管理局发布的《关于〈药品说明书和标签管理规定〉有关问题解释的通知》（国食药监注〔2007〕49 号）中指出，根据《关于进一步规范药品名称管理的通知》（国食药监注〔2006〕99 号），自 2006 年 6 月 1 日起，属于下列情形的药品可以申请使用商品名称：①新化学结构、新活性成分且在保护期、过渡期或者监测期内的药品；②在我国具有化合物专利，且该专利在有效期内的药品。2006 年 6 月 1 日前批准使用的商品名称可以继续使用。

药品商品名称不得与通用名称同行书写，其字体和颜色不得比通用名称更突出和显著，其字体以单字面积计不得大于通用名称所用字体的二分之一。

《药品说明书和标签管理规定》（局令第 24 号）中第二十五条对标签中药品通用名称的格式作了详细规定，药品通用名称应当显著、突出，其字体、字号和颜色必须一致，并符合以下要求：①对于横版标签，必须在上三分之一范围内显著位置标出；对于竖版标签，必须在右三分之一范围内显著位置标出；②不得选用草书、篆书等不易识别的字体，不得使用斜体、中空、阴影等形式对字体进行修饰；③字体颜色应当使用黑色或者白色，与相应的浅色或者深色背景形成强烈反差；④除因包装尺寸的限制而无法同行书写的，不得分行书写。《关于〈药品说明书和标签管理规定〉有关问题解释的通知》（国食药监注〔2007〕49 号）中进一步解释了药品通用名称必须使用黑色或者白色，不得使用其他颜色。可以使用浅黑、灰黑、亮白、乳白等黑、白色号，但要与其背景形成强烈反差。

图片：典型假药
包装示例

药品说明书和标签中禁止使用未经注册的商标以及其他未经国家药品监督管理局批准的药品名称。药品标签使用注册商标的，应当印刷在药品标签的边角，含文字的，其字体以单字面积计不得大于通用名称所用字体的四分之一。

知识延伸　　　　　　　药品商品名称命名原则

药品商品名称由汉字组成，不得使用图形、字母、数字、符号等标志；不得使用《中华人民共和国商标法》规定不得使用的文字。并且不得使用以下文字：扩大或者暗示药品疗效的；表示治疗部位的；直接表示药品的剂型、质量、原料、功能、用途及其他特点的；直接表示使用对象特点的；涉及药理学、解剖学、生理学、病理学或者治疗学的；使用国际非专利药名（INN）的中文译名及其主要字词的；引用与药品通用名称音似或者形似的；引用药品习用名称或者曾用名称的；与他人使用的商品名称相同或者相似的；人名、地名、药品生产企业名称或者其他有特定含义的词汇。

五、药品知识产权保护

知识产权是权利人依法就下列客体享有的专有的权利：作品；发明、实用新型、外观设计；商标；地理标志；商业秘密；集成电路布图设计；植物新品种；法律规定的其他客体。

药品知识产权包括药品专利权、药品商标权、药品著作权等。加强医药知识产权保护，对于鼓励医药科技创新，推动医药科技产业化发展，加强医药国际交流与贸易具有重要意义。

1. 药品专利类型

发明专利：是指对产品、方法或者其改进所提出的新的技术方案。

实用新型专利：是指对产品的形状、构造或者其结合所提出的适于实用的新的技术方案。

外观设计专利：是指对产品的整体或者局部的形状、图案或者其结合以及色彩与形状、图案的结合所作出的富有美感并适于工业应用的新设计。

2. 专利的授予条件

授予专利权的发明和实用新型，应当具备新颖性、创造性和实用性。

新颖性，是指该发明或者实用新型不属于现有技术；也没有任何单位或者个人就同样的发明或者实用新型在申请日以前向国务院专利行政部门提出过申请，并记载在申请日以后公布的专利申请文件或者公告的专利文件中。

创造性，是指与现有技术相比，该发明具有突出的实质性特点和显著的进步，该实用新型具有实质性特点和进步。

实用性，是指该发明或者实用新型能够制造或者使用，并且能够产生积极效果。

授予专利权的外观设计，应当不属于现有设计；也没有任何单位或者个人就同样的外观设计在申请日以前向国务院专利行政部门提出过申请，并记载在申请日以后公告的专利文件中。授予专利权的外观设计与现有设计或者现有设计特征的组合相比，应当具有明显区别。授予专利权的外观设计不得与他人在申请日以前已经取得的合法权利相冲突。现有设计，是指申请日以前在国内外为公众所知的设计。

《中华人民共和国专利法》第二十五条对不可授予专利权的情形作了详细规定。对下列各项，不授予专利权：①科学发现；②智力活动的规则和方法；③疾病的诊断和治疗方法；④动物和植物品种；⑤原子核变换方法以及用原子核变换方法获得的物质；⑥对平面印刷品的图案、色彩或者二者的结合作出的主要起标识作用的设计。

3. 专利的申请要求

申请发明或者实用新型专利的，应当提交请求书、说明书及其摘要和权利要求书等文件。请求书应当写明发明或者实用新型的名称，发明人的姓名，申请人姓名或者名称、地址，以及其他事项。说明书应当对发明或者实用新型作出清楚、完整的说明，以所属技术领域的技术人员能够实现为准；必要的时候，应当有附图。摘要应当简要说明发明或者实用新型的技术要点。权利要求书应当以说明书为依据，清楚、简要地限定要求专利保护的范围。

申请外观设计专利的，应当提交请求书、该外观设计的图片或者照片以及对该外观设计的简要说明等文件。申请人提交的有关图片或者照片应当清楚地显示要求专利保护的产品的外观设计。

国务院专利行政部门收到专利申请文件之日为申请日。如果申请文件是邮寄的，以寄出的邮戳日为申请日。

4. 专利申请的审查及批准

国务院专利行政部门收到发明专利申请后，经初步审查认为符合《中华人民共和国专利法》要求的，自申请日起满十八个月，即行公布。国务院专利行政部门可以根据申请人的请求早日公布其申请。发明专利申请自申请日起三年内，国务院专利行政部门可以根据申请人随时提出的请求，对其申请进行实质审查；申请人无正当理由逾期不请求实质审查的，该申请即被视为撤回。

实用新型和外观设计专利申请经初步审查没有发现驳回理由的，由国务院专利行政部门作出授予实用新型专利权或者外观设计专利权的决定，发给相应的专利证书，同时予以登记和公告。实用新型专利权和外观设计专利权自公告之日起生效。

5. 专利的保护与补偿期规定

发明专利权的期限为二十年，实用新型专利权的期限为十年，外观设计专利权的期限为十五年，均自申请日起计算。

为补偿新药上市审评审批占用的时间，对在中国获得上市许可的新药相关发明专利，国务院专利行政部门应专利权人的请求给予专利权期限补偿。补偿期限不超过五年，新药批准上市后总有效专利权期限不超过十四年。

发明或者实用新型专利权的保护范围以其权利要求的内容为准，说明书及附图可以用于解释权利要求的内容。外观设计专利权的保护范围以表示在图片或者照片中的该产品的外观设计为准，简要说明可以用于解释图片或者照片所表示的该产品的外观设计。

药品上市审评审批过程中，药品上市许可申请人与有关专利权人或者利害关系人，因申请注册的药品相关的专利权产生纠纷的，相关当事人可以向人民法院起诉，请求就申请注册的药品相关技术方案是否落入他人药品专利权保护范围作出判决。国务院药品监督管理部门在规定的期限内，可以根据人民法院生效裁判作出是否暂停批准相关药品上市的决定。

药品上市许可申请人与有关专利权人或者利害关系人也可以就申请注册的药品相关的专利权纠纷，向国务院专利行政部门请求行政裁决。国务院药品监督管理部门会同国务院专利行政部门制定药品上市许可审批与药品上市许可申请阶段专利权纠纷解决的具体衔接办法，报国务院同意后实施。

知识延伸　　　　　　　职务发明创造与非职务发明创造

职务发明创造是指执行本单位的任务或者主要是利用本单位的物质技术条件所完成的发明创造。职务发明创造申请专利的权利属于该单位，申请被批准后，该单位为专利权人。该单位可以依法处置其职务发明创造申请专利的权利和专利权，促进相关发明创造的实施和运用。

非职务发明创造，申请专利的权利属于发明人或者设计人；申请被批准后，该发明人或者设计人为专利权人。利用本单位的物质技术条件所完成的发明创造，单位与发明人或者设计人订有合同，对申请专利的权利和专利权的归属作出约定的，从其约定。

案例分析

2021年6月1日，国家药监局发布公告，氟哌啶醇片、利培酮口服制剂和氟西汀口服制剂药品说明书可以按要求增加儿童使用人群及用法用量。上述3种药品为临床常用的精神神经系统用药，国家药监局指导企业对相关药品说明书中儿童用药信息进行完善，促进临床合理用药，提高儿童患者药品可及性，增强药品使用安全性。

以氟哌啶醇片为例，此前，氟哌啶醇片说明书【适应证】项包括精神分裂症、躁狂症、抽动秽语综合征，【儿童用药】项仅描述为"参考成人剂量，酌情减量"，缺乏明确剂量方案建议。此次公告将说明书【适应证】项细化为"精神分裂症：13～17岁青少年。孤独症或广泛性发育障碍的攻击行为：6～17岁儿童和青少年。抽动障碍：10～17岁儿童和青少年"，并按疾病分别阐述用法用量。譬如，对治疗孤独症或广泛性发育障碍的攻击行为，6～11岁儿童的推荐剂量为0.5～3mg/天，12～17岁青少年的推荐剂量为0.5～5mg/天，按剂量口服给药（2～3次/天）。相关内容同时要求，6周后须对持续治疗的必要性进行评估。考虑到临床实际使用数据往往真实地反映了迫切的临床用药需求和儿童患者用药的获益风险情况，国家药监局高度重视儿科临床实际用药数据，在遵从科学性的前提下合理利用真实证据，完善药品说明书。

《药品注册管理办法》第七十六条规定：持有人应当主动开展药品上市后研究，对药品的安全性、有效性和质量可控性进行进一步确证，加强对已上市药品的持续管理。药品注册证书及附件要求持有人在药品上市后开展相关研究工作的，持有人应当在规定时限内完成并按照要求提出补充申请、备案或者报告。药品批准上市后，持有人应当持续开展药品安全性和有效性研究，根据有关数据及时备案或者提出修订说明书的补充申请，不断更新完善说明书和标签。药品监督管理部门依职责可以根据药品不良反应监测和药品上市后评价结果等，要求持有人对说明书和标签进行修订。

? 边学边练

1.【单选】国家鼓励儿童用药品的研制和创新，支持开发符合儿童生理特征的儿童用药品新品种、剂型和规格，对儿童用药品予以（   ）。

A. 优先审评审批　　　B. 免予审评审批　　　C. 特别审评审批　　　D. 特殊审评审批

2.【单选】下列关于药品包装、说明书和标签管理的说法，正确的是（   ）。（执业药师职业资格考试 2022 年真题）

A. 药品标签中的有效期应当标注到日，按照年、月、日的顺序标注

B. 药品内标签是指药品外包装以内的包装标签，至少应当标注药品通用名称、规格、产品批号、有效期等内容

C. 仅处方药说明书中要求有"孕妇及哺乳期妇女用药""儿童用药""老年用药""临床试验""药理毒理"项目

D. 药品的最小销售单元包装属于内包装，必须按照规定印有或者贴有标签并附有说明书

3.【单选】药监部门负责药物临床试验、药品上市许可申请的受理和技术审评的机构是（   ）。

A. 国家药典委员会　　　　　　　　B. 县级药品监督管理局

C. 药品评价中心　　　　　　　　　D. 药品审评中心

4.【单选】药品说明书中"成分"项下需要列出辅料名称的说法，正确的是（   ）。（执业药师职业资格考试 2022 年真题）

A. 需要列出全部辅料的名称

B. 不需要列出辅料的名称

C. 只需要列出可能出现安全风险的辅料名称

D. 只需要列出主要的辅料名称

5.【多选】授予药品发明专利和实用新型专利权，需满足的条件包括（   ）。

A. 新颖性　　　　B. 科学性　　　　C. 创造性　　　　D. 实用性

6.【多选】药品标签包括（   ）。

A. 内标签　　　　B. 运输、储藏标签　　　C. 外标签　　　　D. 原料药标签

7.【多选】中药注册申请包括（   ）几类。

A. 中药创新药　　　　　　　　　　B. 中药改良型新药

C. 古代经典名方中药复方制剂　　　　D. 同名同方药

🖊 课后实践

1. 药品标签内容审核模拟

药品标签提供了药品最基本的信息，是药品质量的外在体现，是患者、医生等群体了解药品用途以及正确使用药品的主要途径，也是药师指导合理用药的重要依据，所以标签内容应科学合理、符合要求。

① 认真研读《药品说明书和标签管理规定》，总结标签的必备内容、禁止性内容，以及印刷字体、位置、颜色等有关规定。

② 以组为单位，每组设计一款本单位药品的外标签，并按照《药品说明书和标签管理规定》完成互评。

2. 药品说明书查询

小张周末陪父母去看望爷爷奶奶，正巧碰上老人家发愁。原来奶奶在收拾房间时，不小心将奥美拉唑肠溶片（商品名：洛赛克）和布洛芬片（石药集团商标）的外包装及说明书扔掉了，只保留了未吃完的仅有内标签的药品。这样一来，关于药品的配方、不良反应、禁忌、药物相互作用等重要信息就无法查看了。现在需要帮助他们查询到这些药品的说明书，解决老人家的难题。

请登录药品审评中心的官方网站，在首页进入化学药品目录集中进行奥美拉唑肠溶片（商品名：洛赛克）和布洛芬片（石药集团商标）这两种药品的说明书信息查询，以截图或视频方式提交实践作业。

药品生产监督管理

项目一　药品生产许可

⇥ 岗课赛证融通导航——执业药师职业资格证书考核点

单元：药品生产许可

1. 从事药品生产应具备的条件
2. 药品生产许可的申请和审批
3. 药品生产许可证管理

📖 项目背景

药品生产是指通过加工将原料制成能供医疗应用的药品的过程，是药品研究开发、生产、流通、使用等全部过程中的重要环节，可以分为原料药生产和制剂生产。原料药包括植物、动物或其他生物产品、无机元素、无机化合物和有机化合物。通常，根据原料药性质不同、加工制造方法不同，原料药生产大体可分为生药的加工制造、药用无机元素和无机化合物的加工制造、药用有机化合物的加工制造。药物制剂的生产是由各种不同来源和采用各种不同方法制得的原料药，往往需要进一步制成适合于医疗或预防用的形式，即药物制剂，方能用于患者。而各种不同剂型有不同的加工制造方法。

药品生产管理是药事管理的主要内容之一，由宏观管理和微观管理两个部分组成。宏观管理是各级药品监督管理部门对药品生产企业实施的监督管理，充分体现该项管理的严格性与强制性；微观管理是药品生产企业对自身和药品生产质量实施的内部管理，充分体现该项管理的科学性与自律性。

药品的特殊性决定了药品质量的严格性。我国《药品管理法》规定，从事药品生产活动，应当经所在地省级药品监督管理部门批准，取得药品生产许可证。《药品生产监督管理办法》进一步明确药品上市许可持有人（包括自行生产或者委托生产的）应当申请取得药品生产许可证。

根据国家药监局数据显示，2023年8月可查询的药品生产企业已达到8000余家。药品生产环节的质量保证不仅是我国各级药监部门的重点工作，更是制药企业的核心任务。

依法治国是我国的基本方略，通过法律治理政治、经济、社会的各方面，不受个人意志阻碍。医药安全本就是老百姓生命安全之大事，"无规矩不成方圆"。无论是制药企业还是个人从业者，均不能为了一己私利制造销售假药，侵害老百姓生命安全，扰乱社会秩序。

📚 知识目标

1. 熟悉药品生产许可的有关法律法规。
2. 了解开办药品生产企业的条件及申请流程。
3. 掌握药品生产许可证管理要求。

技能目标

1. 能够根据法律法规要求进行药品生产许可证的申请和变更工作。
2. 能够审核药品生产许可证的真伪。

职业素养目标

1. 通过对药品生产许可有关法规的学习和实践，树立依法依规的从业理念。
2. 通过对内容以及相关案例的学习，进一步强化法治精神。

法律法规

1.《中华人民共和国药品管理法》（2019年8月26日第二次修订，2019年12月1日实施）
2.《药品生产监督管理办法》（2020年1月22日颁布，2020年7月1日实施）

核心知识

一、开办药品生产企业条件及申请流程

药品生产企业是应用现代科学技术，自主地进行药品的生产经营活动，实行独立核算，自负盈亏，具有法人资格的基本经济组织。药品生产不同于一般的工业生产，药品是特殊商品，品种多，产品质量要求高，生产条件要求复杂。为了保证药品质量，我国对开办药品生产企业实行了许可证制度。

我国《药品管理法》《药品生产监督管理办法》对药品生产及药品生产许可证制度作出了相关规定，同时国家药品监督管理部门依法对药品生产企业进行监督管理，包括药品生产企业的开办申请与审批、药品生产许可证管理、药品委托生产、药品生产过程的质量监督检查管理等。国家依法进行药品生产监督管理，可以保证药品质量，保障公众用药安全。

1. 开办药品生产企业的条件

我国《药品管理法》规定：从事药品生产活动，应当经所在地省、自治区、直辖市人民政府药品监督管理部门批准，取得药品生产许可证。无药品生产许可证的，不得生产药品。药品生产许可证应当标明有效期和生产范围，到期重新审查发证。从事药品生产活动，应当具备以下条件。

① 有依法经过资格认定的药学技术人员、工程技术人员及相应的技术工人。

药品生产行业对生产的技术含量要求较高，因此对其从业人员有着较高的要求。"依法经过资格认定的药学技术人员、工程技术人员"是指依照国家有关规定，取得有关药师、中药师、工程师等专业技术职称，具有有关的药品生产所需要的专业技术知识的技术人员。"相应的技术工人"是指能够掌握有关药品生产技能的工人。

② 有与药品生产相适应的厂房、设施和卫生环境。

药品生产企业的厂房应按其生产产品的工艺流程及所要求的空气洁净级别进行合理布局；厂房应有防止昆虫和其他动物进入的设施，应考虑有利于减少灰尘积聚和便于清洁等。

设备设施的设计、选型、安装应符合药品生产要求，设备要易于清洗、消毒、灭菌，便于生产操作和维修保养；与药品直接接触的设备表面应光洁、平整、耐腐蚀，不与药品发生化学变化或吸附药品；设备所用的润滑剂、冷却剂等不得对药品或容器造成污染等。

③ 有能对所生产药品进行质量管理和质量检验的机构、人员及必要的仪器设备。

药品生产的质量管理和质量检验是保证药品质量的重要环节。药品生产企业必须对本企业生产的药品质量负责，所以必须建立健全与本企业生产的药品的品种、规模相适应的质量管理机构和质量检验机构，配备合格的人员和必要的仪器设备，不具备此项条件的，不得生产药品。

④ 有保证药品质量的规章制度，并符合国务院药品监督管理部门依据《药品管理法》制定的药品生产质量管理规范要求。

药品生产企业应当建立健全本企业保证药品质量的规章制度，确保从原材料的采购到生产、检验等各个环节，都有严格的质量管理和操作规范，严格把关，以确保所生产的药品符合药品标准的要求，对没有制定出能够保证药品质量的企业质量管理制度的，药品监督管理部门不得批准开办药品生产企业。

药品监督管理部门批准开办药品生产企业，除依法具备的条件外，还应当符合国家制定的药品行业发展规划和产业政策，防止重复建设。

我国 2020 年修订的《药品生产监督管理办法》对开办药品生产企业的条件作了进一步的规定。从事药品生产，应当符合以下条件：

① 有依法经过资格认定的药学技术人员、工程技术人员及相应的技术工人，法定代表人、企业负责人、生产管理负责人（以下称生产负责人）、质量管理负责人（以下称质量负责人）、质量受权人及其他相关人员符合《药品管理法》《疫苗管理法》规定的条件；

② 有与药品生产相适应的厂房、设施、设备和卫生环境；

③ 有能对所生产药品进行质量管理和质量检验的机构、人员；

④ 有能对所生产药品进行质量管理和质量检验的必要的仪器设备；

⑤ 有保证药品质量的规章制度，并符合药品生产质量管理规范要求。

从事疫苗生产活动的，还应当具备下列条件：

① 具备适度规模和足够的产能储备；

② 具有保证生物安全的制度和设施、设备；

③ 符合疾病预防、控制需要。

委托他人生产制剂的药品上市许可持有人，应当具备的条件：

① 有依法经过资格认定的药学技术人员、工程技术人员及相应的技术工人，法定代表人、企业负责人、生产管理负责人（以下称生产负责人）、质量管理负责人（以下称质量负责人）、质量受权人及其他相关人员符合《药品管理法》《疫苗管理法》规定的条件；

② 有能对所生产药品进行质量管理和质量检验的机构、人员；

③ 有保证药品质量的规章制度，并符合药品生产质量管理规范要求。

2. 开办药品生产企业的法定程序

从事制剂、原料药、中药饮片生产活动，申请人应当按照《药品生产监督管理办法》和国家药品监督管理局规定的申报资料要求，向所在地省、自治区、直辖市药品监督管理部门提出申请。委托他人生产制剂的药品上市许可持有人应向药品上市许可持有人所在地省、自治区、直辖市药品监督管理部门申请办理药品生产许可证。申请人应当对其申请材料全部内容的真实性负责。

省、自治区、直辖市药品监督管理部门应当自受理之日起三十日内，作出决定。经审查符合规定的，予以批准，并自书面批准决定作出之日起十日内颁发药品生产许可证；不符合规定的，作出不予批准的书面决定，并说明理由。省、自治区、直辖市药品监督管理部门按照药品生产质量管理规范等有关规定组织开展申报资料技术审查和评定、现场检查。其技术审查和评定、现场检查、企业整改等所需时间不计入期限。省、自治区、直辖市药品监督管理部门应当在行政机关的网站和办公场所公示申请药品生产许可证所需要的条件、程序、期限、需要提交的全部材料的目录和申请书示范文本等。

（1）新开办药品生产企业许可流程

第一步：申请。通过省级政务服务网申请，提交相关电子申请材料，连同纸质材料一并递交至省级药品监督管理局受理大厅。

第二步：受理。申请材料齐全、符合形式审查要求，或者申请人按照要求提交全部补正材料的，予以受理。省、自治区、直辖市药品监督管理部门受理或者不予受理药品生产企业开办申请的，应当出具加盖本部门受理专用印章并注明日期的受理通知书或者不予受理通知书。

第三步：审核。受理中心受理的材料，将按照规定的程序送交，进行资料实质性审查和现场检查验收。现场检查验收合格的，经公示无异议后，作出是否许可的决定。但经资料实质性审查和现场检查对申请人提出整改意见的，其整改时间不计入许可时限。

第四步：送达。自行政许可决定作出之日起 10 日内，受理中心将行政许可决定送达申请人。

新开办药品生产企业许可流程图见图 3-1。

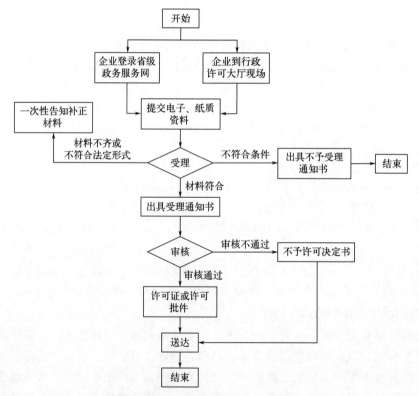

图 3-1　新开办药品生产企业许可流程图

（2）药品生产许可证办理所需材料

① 《药品生产许可证登记表》并附电子版申请文件；

② 申请人的基本情况及其相关证明文件；

　　③ 拟办企业的基本情况（包括拟办企业名称、生产地址及注册地址、企业类型、法定代表人、企业负责人、生产品种、剂型、设备、工艺及生产能力；拟办企业的场地、周边环境、基础设施等条件说明以及投资规模等情况说明）；

　　④ 拟办企业的组织机构图（注明各部门的职责及相互关系、部门负责人）；

　　⑤ 拟办企业的法定代表人、企业负责人、部门负责人简历，学历和职称证书复印件；依法经过资格认定的药学及相关专业技术人员、工程技术人员、技术工人登记表，并标明所在部门及岗位，中级、初级技术人员的比例情况等；

　　⑥ 拟办企业的周边环境图、总平面布置图、仓储平面布置图、质量检验场所平面布置图；

　　⑦ 拟办企业生产工艺平面布局图（包括更衣室、盥洗间、人员和物流通道、气闸等，并标明人、物流向和空气洁净度等级），空气净化系统的送风、回风、排风平面布置图（无净化要求的除外），工艺设备平面布置图；

　　⑧ 拟生产品种的质量标准及依据；

　　⑨ 拟生产剂型或品种的工艺流程图，并注明主要质量控制点与项目；

　　⑩ 主要设备及系统验证概况，生产、检验仪器、仪表、衡器校验情况；

　　⑪ 主要生产设备及检验仪器目录；

　　⑫ 拟办企业生产管理、质量管理文件目录；

　　⑬ 申请材料真实性的自我保证声明，并对材料作出如有虚假承担法律责任的承诺；

　　⑭ 凡企业申报材料时，申请人不是法定代表人或负责人本人，应当提交授权委托书及申办人身份证复印件；

　　⑮ 按申请材料顺序制作目录。

3. 无证生产药品需要承担的法律责任

　　《药品管理法》第一百一十四条规定：违反本法规定，构成犯罪的，依法追究刑事责任。第一百一十五条规定：未取得药品生产许可证、药品经营许可证或者医疗机构制剂许可证生产、销售药品的，责令关闭，没收违法生产、销售的药品和违法所得，并处违法生产、销售的药品（包括已售出和未售出的药品，下同）货值金额十五倍以上三十倍以下的罚款；货值金额不足十万元的，按十万元计算。

　　从《药品管理法》第一百一十五条可以看出，对无证生产经营、生产销售假药等违法行为，罚款数额由旧版规定货值金额的二倍到五倍提高到十五倍到三十倍，货值金额不足十万元的以十万元计，也就是最低罚款一百五十万元。可见加大对违法行为的处罚力度，提高了财产罚幅度。同时构成犯罪的，依法追究刑事责任，旗帜鲜明地保持对药品安全犯罪行为的高压态势。

二、药品生产许可证管理

　　根据《药品管理法》规定，从事药品生产活动，应当经所在地省、自治区、直辖市药品监督管理部门批准，依法取得药品生产许可证。这是从事药品生产的起点，也是必要条件。药品生产许可证是药品生产企业从事药品生产活动的法定凭证。除发证机关按规定程序吊销、撤销、缴销、注销外，任何单位和个人未经法定程序不得收缴、扣押，并不得毁坏、伪造、变造、买卖、出租、出借。

1. 药品生产许可证的种类

药品生产许可证分类码按《药品生产监督管理办法》第七十七条规定：分类码是对许可证内生产范围进行统计归类的英文字母串。大写字母用于归类药品上市许可持有人和产品类型，包括：A 代表自行生产的药品上市许可持有人、B 代表委托生产的药品上市许可持有人、C 代表接受委托的药品生产企业、D 代表原料药生产企业；小写字母用于区分制剂属性，h 代表化学药、z 代表中成药、s 代表生物制品、d 代表按药品管理的体外诊断试剂、y 代表中药饮片、q 代表医用气体、t 代表特殊药品、x 代表其他。

2. 药品生产许可证的内容

药品生产许可证应当载明许可证编号、企业名称、法定代表人、企业负责人、企业类型、注册地址、生产地址、生产范围、发证机关、发证日期、有效期限等项目；药品监督管理部门核准的许可事项包括企业负责人、生产范围、生产地址；企业名称、法定代表人、注册地址、企业类型等项目应当与工商行政管理部门核发的营业执照中载明的相关内容一致。

3. 药品生产许可证的有效期

药品生产许可证有效期为五年，分为正本和副本（图 3-2）。药品生产许可证样式由国家药品监督管理局统一制定。药品生产许可证电子证书与纸质证书具有同等法律效力，正本、副本也同样具有法律效力。

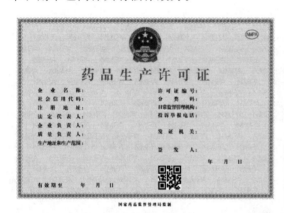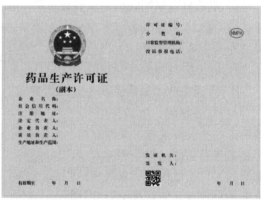

图 3-2　药品生产许可证（样式）

4. 药品生产许可证的变更

在企业获取药品生产许可证以后，往往也会因为实际情况的需求进行变更，如车间改建或扩建、生产场地变更、关键人员变更等，此类情况下均涉及药品生产许可证的变更。

许可事项变更：指生产地址和生产范围等事项的变更。因该事项对药品的安全性、有效性和质量可控性影响较大，因此其变更必须征得省级药监局的事先许可。

登记事项变更：指企业名称、住所（经营场所）、法定代表人、企业负责人、生产负责人、质量负责人、质量受权人等事项的变更。相较于许可事项而言，登记事项的变更对药品的安全性、有效性和质量可控性没有影响或影响较小，因此变更程序上，登记事项比许可事项更简单。如图 3-3 所示。

5. 药品生产许可证的重新发放

药品生产许可证有效期为五年，药品生产许可证有效期届满，需要继续生产药品的，持证企业应当在许可证有效期届满前 6 个月，向原发证机关申请重新发放药品生产许可证。原

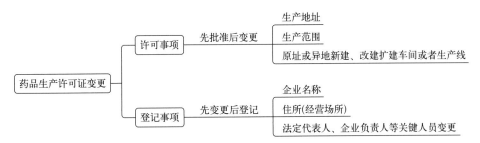

图 3-3　药品生产许可证的变更类型及范围

发证机关在综合评定后，在药品生产许可证有效期届满前作出是否准予其重新发证的决定，逾期未作出决定的，视为同意重新发证，并予补办相应手续。

重新发放药品生产许可证，有下列情形之一的，应当安排现场检查：

① 高风险药品生产企业；

② 近两年监督性抽验出现不合格产品的企业；

③ 近两年尚未接受药品 GMP 符合性检查的企业；

④ 近两年监督检查不符合药品 GMP 的企业；

⑤ 全厂停产半年以上的企业；

⑥ 法律法规规定和其他需要进行现场检查的情形。

重新发证按照药品 GMP 符合性检查标准开展动态现场检查，检查结论注明是否符合药品 GMP 要求。

加强符合生产条件但现场检查未安排动态生产的企业或剂型监管。之前通过药品 GMP 符合性检查的，企业恢复生产前通知省药监局药品生产处，根据情况开展动态监督检查。从未通过药品 GMP 符合性检查的，在药品生产许可证副本注明"剂型、生产线通过药品 GMP 符合性检查前不得生产药品"。

知识延伸　　　为什么药品上市许可持有人需要取得药品生产许可证

《药品管理法》规定，从事药品生产活动，应当经所在地省级药品监管部门批准，取得药品生产许可证。《药品生产监督管理办法》进一步明确药品上市许可持有人（包括自行生产或者委托生产的）应当申请取得药品生产许可证，并细化了相关工作程序和要求，对申请发证、到期重新审查、变更、注销、吊销等要求都进行了统一规定。

一是从法律规定方面看。按照《药品管理法》第三十二条、第四十一条规定，持有人作为从事药品生产的主体，无论自行生产药品还是通过委托生产药品，都属于生产行为，申请取得药品生产许可证，符合《药品管理法》的立法精神。

二是从实际监管工作方面看。法律规定药品上市许可持有人对药品从研制到使用，以及上市后的药品安全性、有效性和质量可控性负责，对药品生产持续合规和变更管理等持续改进依法承担责任。持有人依法申请药品生产许可证，与当前药品生产监管的政策和要求保持无缝衔接，更好地落实持有人的主体责任，同时也明确了持有人取得许可证后的相关行政管理措施。

三是从推进"放管服"改革方面看。持有人试点期间，持有人在招标、销售、税务等多方面存在"最后一公里"问题，持有人申请取得药品生产许可证后，可以更好地释放政策红利，解决实际困难。

案例分析

案例一

2020 年 10 月 27 日，邛崃市市场监督管理局执法人员根据线索联合邛崃市公安局、辖区社区到某民房进行检查。现场检查发现，该地址的庭院中有若干"面锅""煮锅"及"药液包装机"，且这些装置都在使用中。同时，现场还发现各种中药材和包装材料。

经询问，该检查地址为当事人彭某租下用于生产加工中药，且现场无法提供药品生产许可证。经查，当事人 2020 年 4 月 2 日租下邛崃市一民房，在未办理药品生产许可证的情况下，开始在此地用上述检查发现的自购简易设备进行药品的生产加工活动，再通过其微信店铺销售。根据微信店铺所显示上述产品的销量进行计算，销售金额共计 1301106.07 元。

依据《中华人民共和国药品管理法》第一百一十五条"未取得药品生产许可证、药品经营许可证或者医疗机构制剂许可证生产、销售药品的，责令关闭，没收违法生产、销售的药品和违法所得，并处违法生产、销售的药品（包括已售出和未售出的药品，下同）货值金额十五倍以上三十倍以下的罚款"之规定，对彭某处以没收违法所得 1301106.07 元，罚款三千万元的行政处罚。

案例二

秦某在 2017 年使用工业级甲酸钠、工业级草酸等生产出一款名为"博狮组合物"的产品。秦某在采访中表示，他的"博狮组合物"出发点是预防癌症，最初是给家人服用的，由于有效果，后来社会上的癌症患者纷纷慕名而来。据悉，在事件审理过程中，百余名服药者主动联系了家属，自发写下情况说明，描述服药前后自己身体的情况。家属收集病友的 116 份证词和 54 组体检报告，用以证明服用"博狮组合物"前后肿瘤有明显变化。

由于不具备相关资质，最终秦某的"博狮组合物"被马鞍山市市场监管局判定为假药。秦某在无医药相关学历、从业经历及药品生产、经营资质的情况下生产"博狮组合物"，符合生产假药罪的特征。2022 年 12 月 29 日，安徽省马鞍山市花山区人民法院做出一审判决：法院判决秦某犯生产假药罪和非法吸收公众存款罪，数罪并罚，判处秦某有期徒刑三年，缓刑四年，并处罚金十五万元。

? 边学边练

1.【单选】根据《药品管理法》，对未取得药品生产许可证生产、销售药品的情形，药品监督管理部门对其责令关闭，没收违法生产销售的药品和违法所得，并处罚款。药品监督管理部门作出的该行为属于（　　）。（执业药师职业资格考试 2021 年真题）

　A. 行政裁决　　　　B. 行政处分　　　　C. 行政处罚　　　　D. 行政强制

2.【单选】甲生物制品研发企业基于临床治疗需求，研发上市了一款针对 PDL-1 靶点用于肿瘤免疫治疗的新药，对多种肿瘤疾病疗效显著。为提升该药品的生产供应能力，甲计划在生产供应不足的情况下，同时委托乙药品生产企业生产，该新药销售由甲承担。作为药品受托生产企业，乙的药品生产许可证分类码应当包括（　　）。（执业药师职业资格考试

2022 年真题）

    A. h   B. s   C. d   D. Z

    3.【单选】对药品生产许可证有效期届满未重新发证的，应当（   ）。（执业药师职业资格考试 2020 年真题）

    A. 不予核发药品生产许可证   B. 注销药品生产许可证

    C. 补发药品生产许可证   D. 不予再注册

    4.【单选】药品监督管理部门颁发药品生产许可证，属于（   ）。（执业药师职业资格考试 2020 年真题）

    A. 行政许可   B. 行政处罚   C. 行政复议   D. 行政强制

    5.【单选】药品生产许可证应当标明（   ）。

    A. 生产范围   B. 有效期和生产范围

    C. 有效期   D. 有效期和生产品种

🖊 课后实践

药品生产许可证许可事项变更流程模拟

    药品生产许可证的核发及变更等工作由省级药品监督管理部门负责。例如吉林省可通过吉林省药品监督管理局官网"政务服务"入口进入吉事办（吉林省网上办事大厅）查询办理指南；黑龙江省可以通过黑龙江省药监局网站"政务服务"入口，进入黑龙江政务服务网查询及在线办理。

    请调研资料，模拟到所在地省级药监部门办理药品生产许可证变更的过程。要求调研总结出办理流程图、办理方式、办理时限、收费情况、准备材料等信息，并进行汇报。

项目二　药品生产质量管理

岗课赛证融通导航——执业药师职业资格证书考核点

单元：药品生产质量管理规范与要求

1. 药品生产质量管理规范
2. 药品放行与追溯的要求

项目背景

《药品生产质量管理规范》（以下简称 GMP）是药品生产企业在生产过程中必须遵循的基本要求。GMP 是防止药品在生产中发生差错、混淆和污染，确保药品质量的有效手段，为制药企业提供了一套药品生产和质量管理所遵循的基本原则和方法，促进企业强化质量管理，有助于企业管理现代化，采用新技术、新设备，提高产品质量和经济效益，是企业和产品增强竞争力的重要保证。

我国《"十四五"国家药品安全及促进高质量发展规划》中指出，严格监督执行药品、医疗器械、化妆品生产质量管理规范，对疫苗、血液制品重点生产企业开展检查和巡查，持续开展境外检查。坚持以问题为导向制订实施抽检计划，重点加强对国家组织集中采购中选品种、通过仿制药质量和疗效一致性评价品种、无菌和植入性医疗器械、儿童化妆品的检查和抽检。

药品安全涉及人民群众的生命安全和身体健康，必须实施严格监管，防范杜绝假药、劣药对人民群众生命健康造成损害。药品监督管理部门针对药品生产质量加强日常监督检查，对生产假药、劣药的违法行为依法查处，切断危害人民群众生命健康的假药、劣药生产销售链条。作为药品生产企业应该建立健全企业的质量保证体系，严格遵循药品生产质量管理的有关规定，增强质量意识和责任意识。合格的药品来自整个生产环节的每一个工序，与每一个岗位息息相关。作为岗位工作者应该严格遵循 GMP 的要求，严把质量关，牢固树立药品质量安全意识。

知识目标

1. 掌握 GMP 的主要规定。
2. 了解实施 GMP 的基本要素。
3. 熟悉药品生产监督检查的相关工作。

技能目标

能够根据现行 GMP 法规要求，正确开展药品生产与质量管理的工作，解决生产中出现的实际问题。

职业素养目标

1. 通过对 GMP 有关法规的学习，树立正确的质量观念，明确保障公众用药安全有效的重要性。

2. 通过对于内容以及相关案例的学习，增强法治意识，提升家国情怀。

法律法规

1.《中华人民共和国药品管理法》（2019 年 8 月 26 日第二次修订，2019 年 12 月 1 日实施）
2.《药品生产质量管理规范（2010 年修订）》（2011 年 1 月 17 日颁布，2011 年 3 月 1 日实施）
3.《药品生产监督管理办法》（2020 年 1 月 22 日颁布，2020 年 7 月 1 日实施）
4.《药品检查管理办法（试行）》（2021 年 5 月颁布，2023 年 7 月修订）

核心知识

一、药品生产质量管理规范

《药品管理法》第四十三条规定：从事药品生产活动，应当遵守药品生产质量管理规范，建立健全药品生产质量管理体系，保证药品生产全过程持续符合法定要求。《药品生产监督管理办法》第二十四条规定：从事药品生产活动，应当遵守药品生产质量管理规范，按照国家药品标准、经药品监督管理部门核准的药品注册标准和生产工艺进行生产，按照规定提交并持续更新场地管理文件，对质量体系运行过程进行风险评估和持续改进，保证药品生产全过程持续符合法定要求。生产、检验等记录应当完整准确，不得编造和篡改。

药品生产质量管理规范（Good Manufacturing Practice for Drugs，简称 GMP）是国际上通行的药品生产和质量管理基本准则，是一整套系统的、科学的管理规范。实施 GMP 可在药品生产全过程中，用科学、合理、规范化的条件和方法来防止药品的污染、混杂和差错，保证药品质量。

1. 实施 GMP 的基本要素

GMP 实施的基础总结起来为三要素：硬件、软件和人员。

（1）硬件

是指良好的厂房设备、完善的硬件设施。实施 GMP 的最终目的是最大限度降低药品生产过程中污染、交叉污染，以及混淆、差错等风险，确保持续稳定地生产出符合规定用途和注册要求的药品。从 GMP 实施的目的就可以看出，最终是要确保持续稳定地生产出符合规定用途和注册要求的药品。没有良好的厂房设备、完善的设施，就很难生产出符合规定用途和注册要求的药品，有了这样的生产能力之后才能够谈及其他。因此，良好的厂房设备、完善的设施是实施 GMP 的基础，是实施 GMP 与药品生产的平台。

（2）软件

是指完整的管理体系，规范企业行为的一系列标准，执行标准的记录，包括组织机构、工艺规程、记录、制度、规程等。众所周知，产品质量不是检验出来的，而是设计和制造出来的。而产品的质量是要通过一系列标准的操作规程和严格的管理来得到保证的。软件使工作有章可循、照章办事、有案可查；使管理和操作标准化、程序化；使企业管理由人治过渡到法治，由经验管理过渡到标准化管理。所以软件是产品质量的保障，是药品良好质量的设计与体现。

（3）人员

包括软件、硬件系统的制定者和执行者。GMP 对各级人员都提出了要求。GMP 是体现"全员参与""全过程参与"和"全面参与"的全面质量管理理念在制药企业的具体运用。作为制药企业,从产品设计、研制、生产、质量控制到销售的全过程,"人"是最重要的因素。所以高素质的人员是关键,是软硬件实施结合的主体,是工作质量的直接体现。

2. 实施 GMP 的意义

GMP 包含方方面面的要求,如厂房、地面、设备、人员与培训、卫生、空气、工艺用水、生产和文件。制订和实施 GHP 的主要目的是提高药品质量,保证人们用药安全有效,同时使企业有法可依、有章可循。其意义具体体现在以下几个方面。

① 有助于提高科学的管理水平,促进企业人员素质提高和增强质量意识,保证药品质量。

② 有利于提高企业和产品的声誉,提高竞争力。GMP 为制药企业提供一系列药品生产和质量的基本原则,促进企业强化质量管理,有助于企业管理现代化,采用新技术、新设备,提高产品质量和经济效益。

③ 有利于提高国际竞争力,利于药品的出口。GMP 已成为国际医药贸易对药品生产质量的重要要求,成为国际通用的药品生产及质量管理所必须遵循的原则,也是通向国际市场的通行证,如果企业(车间)获得 GMP 证书,药品就可以走出国门,面向世界,扩大出口,争取更多的外汇。

3. 我国《药品生产质量管理规范》的主要内容

GMP 吸收国际先进经验,结合我国国情,按照"软件硬件并重"的原则,贯彻质量风险管理和药品生产全过程管理的理念,更加注重科学性,强调指导性和可操作性,达到了与世界卫生组织药品 GMP 的一致性。

GMP 分十四章,共三百一十三条。GMP 修订的主要特点:一是加强了药品生产质量管理体系建设,大幅提高对企业质量管理软件方面的要求。细化了对构建实用、有效质量管理体系的要求,强化药品生产关键环节的控制和管理,以促进企业质量管理水平的提高。二是全面强化了从业人员的素质要求。增加了对从事药品生产质量管理人员素质要求的条款和内容,进一步明确职责,如 GMP 明确药品生产企业的关键人员包括企业负责人、生产管理负责人、质量管理负责人、质量受权人等必须具有的资质和应履行的职责。三是细化了操作规程、生产记录等文件管理规定,增加了指导性和可操作性。四是进一步完善了药品安全保障措施。引入了质量风险管理的概念,在原辅料采购、生产工艺变更、操作中的偏差处理、发现问题的调查和纠正、上市后药品质量的监控等方面,增加了供应商审计、变更控制、纠正和预防措施、产品质量回顾分析等新制度和措施,对各个环节可能出现的风险进行管理和控制,主动防范质量事故的发生。提高了无菌制剂生产环境标准,增加了生产环境在线监测要求,提高无菌药品的质量保证水平。

(1)总则

本章主要说明本规范起草的法律依据:《中华人民共和国药品管理法》《中华人民共和国药品管理法实施条例》;强调规范适用的范围是确保药品质量符合预定用途的有组织、有计划的全部活动;明确了 GMP 是质量管理体系的一部分,并阐明其目的是最大限度地降低药品生产过程中污染、交叉污染以及混淆、差错等风险,确保持续稳定地生产出符合预定用途和注册要求的药品。规范药品生产企业诚信原则,明确企业执行新版 GMP 的道德标准,即"诚实守信,禁止任何虚假、欺骗行为"。

(2)质量管理

本章共 11 条,是 GMP 编写总的框架和纲领。阐述质量保证、质量控制、质量风险管理的概念和关系，并对质量控制和质量保证的全部活动作了系统而细化的规定，同时提出了质量风险管理的新理念。

① 质量保证。质量保证是质量管理体系的一部分。企业必须建立质量保证系统，同时建立完整的文件体系，以保证系统有效运行。

质量保证系统应当确保：药品的设计与研发体现本规范的要求；生产管理和质量控制活动符合本规范的要求；管理职责明确；采购和使用的原辅料和包装材料正确无误；中间产品得到有效控制；确认、验证的实施；严格按照规程进行生产、检查、检验和复核；每批产品经质量受权人批准后方可放行；在贮存、发运和随后的各种操作过程中有保证药品质量的适当措施；按照自检操作规程，定期检查评估质量保证系统的有效性和适用性。

② 质量控制。质量控制包括相应的组织机构、文件系统以及取样、检验等，确保物料或产品在放行前完成必要的检验，确认其质量符合要求。

质量控制的基本要求：应当配备适当的设施、设备、仪器和经过培训的人员，有效、可靠地完成所有质量控制的相关活动；应当有批准的操作规程，用于原辅料、包装材料、中间产品、待包装产品和成品的取样、检查、检验以及产品的稳定性考察，必要时进行环境监测，以确保符合本规范的要求；由经授权的人员按照规定的方法对原辅料、包装材料、中间产品、待包装产品和成品取样；检验方法应当经过验证或确认；取样、检查、检验应当有记录，偏差应当经过调查并记录；物料、中间产品、待包装产品和成品必须按照质量标准进行检查和检验，并有记录；物料和最终包装的成品应当有足够的留样，以备必要的检查或检验；除最终包装容器过大的成品外，成品的留样包装应当与最终包装相同。

③ 质量风险管理。质量风险管理是在整个产品生命周期中采用前瞻或回顾的方式，对质量风险进行评估、控制、沟通、审核的系统过程。质量风险管理过程所采用的方法、措施、形式及形成的文件应当与存在风险的级别相适应。

（3）机构与人员

本章共 22 条。明确提出质量管理部门和生产管理部门应在企业组织架构图中有明确位置。企业应当设立独立的质量管理部门，履行质量保证和质量控制的职责。质量管理部门可以分别设立质量保证部门和质量控制部门。质量管理部门应当参与所有与质量有关的活动，负责审核所有与本规范有关的文件。所有人员应当明确并理解自己的职责，熟悉与其职责相关的要求，并接受必要的培训，包括上岗前培训和继续培训。

① 关键人员。关键人员应当为企业的全职人员，至少应当包括企业负责人、生产管理负责人、质量管理负责人和质量受权人。质量管理负责人与生产管理负责人不能相互兼任，必须独立于生产管理部门，但与质量受权人可以兼任。

企业负责人是药品质量的主要责任人，全面负责企业日常管理。企业负责人应保证质量管理部门独立履行其职责。

生产管理负责人应当至少具有药学或相关专业本科学历（或中级专业技术职称或执业药师资格），具有至少三年从事药品生产和质量管理的实践经验，其中至少有一年的药品生产管理经验，接受过与所生产产品相关的专业知识培训。

质量管理负责人应当至少具有药学或相关专业本科学历（或中级专业技术职称或执业药师资格），具有至少五年从事药品生产和质量管理的实践经验，其中至少一年的药品质量管理经验，接受过与所生产产品相关的专业知识培训。

质量受权人应当至少具有药学或相关专业本科学历（或中级专业技术职称或执业药师资格），具有至少五年从事药品生产和质量管理的实践经验，从事过药品生产过程控制和质量检验工作。质量受权人的职责就是要确保产品生产能够遵从与产品质量有关的技术和法规要求，并负责最终产品的批次放行。

② 培训。与药品生产、质量有关的所有人员都应当经过培训，培训的内容应当与岗位的要求相适应。除进行本规范理论和实践的培训外，还应当有相关法规、相应岗位的职责、技能的培训，并定期评估培训的实际效果。企业应当指定部门或专人负责培训管理工作，应当有经生产管理负责人或质量管理负责人审核或批准的培训方案或计划，培训记录应当予以保存。

③ 人员卫生。在药品生产过程中，人员是重要的污染来源之一，所以所有人员都应当接受卫生要求的培训，企业应当建立人员卫生操作规程，最大限度地降低人员对药品生产造成污染的风险。人员卫生操作规程应当包括与健康、卫生习惯及人员着装相关的内容。生产区和质量控制区的人员应当正确理解相关的人员卫生操作规程。企业应当采取措施确保人员卫生操作规程的执行。企业应当对人员健康进行管理，并建立健康档案。直接接触药品的生产人员上岗前应当接受健康检查，以后每年至少进行一次健康检查。企业应当对人员健康进行管理，并建立健康档案。直接接触药品的生产人员上岗前应当接受健康检查，以后每年至少进行一次健康检查。体表有伤口、患有传染病或其他可能污染药品疾病的人员不得从事直接接触药品的生产。

参观人员和未经培训的人员不得进入生产区和质量控制区，特殊情况确需进入的，应当事先对个人卫生、更衣等事项进行指导。任何进入生产区的人员均应当按照规定更衣。工作服的选材、式样及穿戴方式应当与所从事的工作和空气洁净度级别要求相适应。进入洁净生产区的人员不得化妆和佩戴饰物。生产区、仓储区应当禁止吸烟和饮食，禁止存放食品、饮料、香烟和个人用药品等非生产用物品。操作人员应当避免裸手直接接触药品、与药品直接接触的包装材料和设备表面。

（4）厂房与设施

本章共 33 条。强调厂房设施的设计和布局的合理性，并按生产区、仓储区、质量控制区和辅助区分别细化要求。厂房的选址、设计、布局、建造、改造和维护必须符合药品生产要求，应当能够最大限度地避免污染、交叉污染、混淆和差错，便于清洁、操作和维护。企业应当有整洁的生产环境；厂区的地面、路面及运输等不应当对药品的生产造成污染；生产、行政、生活和辅助区的总体布局应当合理，不得互相妨碍；厂区和厂房内的人、物流走向应当合理。

① 生产区。为降低污染和交叉污染的风险，厂房、生产设施和设备应当根据所生产药品的特性、工艺流程及相应洁净度级别要求合理设计、布局和使用。生产区和贮存区应当有足够的空间，确保有序地存放设备、物料、中间产品、待包装产品和成品，避免不同产品或物料的混淆、交叉污染，避免生产或质量控制操作发生遗漏或差错。洁净区与非洁净区之间、不同级别洁净区之间的压差应当不低于 10 帕斯卡。必要时，相同洁净度级别的不同功能区域（操作间）之间也应当保持适当的压差梯度。

② 仓储区。仓储区应当有足够的空间，确保有序存放待验、合格、不合格、退货或召回的原辅料、包装材料、中间产品、待包装产品和成品等各类物料和产品。仓储区的设计和建造应当确保良好的仓储条件，并有通风和照明设施。仓储区通常应当有单独的物料取样区。取样区的空气洁净度级别应当与生产要求一致。

③ 质量控制区。质量控制实验室通常应当与生产区分开。生物检定、微生物和放射性同位素的实验室还应当彼此分开。实验室的设计应当确保其适用于预定的用途，并能够避免

混淆和交叉污染，应当有足够的区域用于样品处置、留样和稳定性考察样品的存放以及记录的保存。实验动物房应当与其他区域严格分开，其设计、建造应当符合国家有关规定，并设有独立的空气处理设施以及动物的专用通道。

④ 辅助区。包括休息室、更衣室、盥洗室和维修间等。其中休息室的设置不应当对生产区、仓储区和质量控制区造成不良影响。盥洗室不得与生产区和仓储区直接相通。维修间应当尽可能远离生产区。

（5）设备

本章共 31 条。分别对设备的设计和安装、维护和维修、使用和清洁、校准、制药用水等几个方面都作出具体规定。设备的设计、选型、安装、改造和维护必须符合预定用途，应当尽可能降低产生污染、交叉污染、混淆和差错的风险，便于操作、清洁、维护，以及必要时进行的消毒或灭菌。应当建立设备使用、清洁、维护和维修的操作规程，并保存相应的操作记录。应当建立并保存设备采购、安装、确认的文件和记录。

在设备使用和清洁方面，主要生产和检验设备都应当有明确的操作规程；应当按照详细规定的操作规程清洁生产设备。生产设备清洁的操作规程应当规定具体而完整的清洁方法、清洁用设备或工具、清洁剂的名称和配制方法、去除前一批次标识的方法、保护已清洁设备在使用前免受污染的方法、已清洁设备最长的保存时限、使用前检查设备清洁状况的方法，使操作者能以可重现的、有效的方式对各类设备进行清洁。如需拆装设备，还应当规定设备拆装的顺序和方法；如需对设备消毒或灭菌，还应当规定消毒或灭菌的具体方法、消毒剂的名称和配制方法。必要时，还应当规定设备生产结束至清洁前所允许的最长间隔时限。生产设备应当有明显的状态标识，标明设备编号和内容物（如名称、规格、批号）；没有内容物的应当标明清洁状态。不合格的设备如有可能应当搬出生产和质量控制区，未搬出前，应当有醒目的状态标识。

在制药用水方面，强调制药用水应当适合其用途，并符合《中华人民共和国药典》的质量标准及相关要求。制药用水至少应当采用饮用水。纯化水、注射用水储罐和输送管道所用材料应当无毒、耐腐蚀；储罐的通气口应当安装不脱落纤维的疏水性除菌滤器；管道的设计和安装应当避免死角、盲管。纯化水、注射用水的制备、贮存和分配应当能够防止微生物的滋生。纯化水可采用循环，注射用水可采用 70℃ 以上保温循环。

（6）物料与产品

本章共 36 条。本章涉及相关概念如下。

物料：指原料、辅料和包装材料等。

原辅料：指除包装材料之外，药品生产中使用的任何物料。

包装材料：指药品包装所用的材料，包括与药品直接接触的包装材料和容器、印刷包装材料，但不包括发运用的外包装材料。

印刷包装材料：指具有特定式样和印刷内容的包装材料，如印字铝箔、标签、说明书、纸盒等。

产品：包括药品的中间产品、待包装产品和成品。

中间产品：指完成部分加工步骤的产品，尚需进一步加工方可成为待包装产品。

待包装产品：尚未进行包装但已完成所有其他加工工序的产品。

成品：已完成所有生产操作步骤和最终包装的产品。

药品生产所用的原辅料、与药品直接接触的包装材料应当符合相应的质量标准。药品上直接印字所用油墨应当符合食用标准要求。进口原辅料应当符合国家相关的进口管理规定。

应当建立物料和产品的操作规程，确保物料和产品的正确接收、贮存、发放、使用和发运，防止污染、交叉污染、混淆和差错。物料和产品的处理应当按照操作规程或工艺规程执行，并有记录。

物料供应商的确定及变更应当进行质量评估，并经质量管理部门批准后方可采购。

仓储区内的物料和产品应当有适当的标识，并要标明质量状态（图3-4）。物料接收和成品生产后应当及时按照待验管理，直至放行。

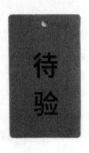 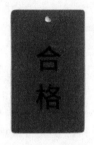 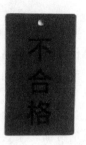

图 3-4　物料状态标识

物料和产品应当根据其性质有序分批贮存和周转，发放及发运应当符合先进先出和近效期先出的原则。印刷包装材料应当由专人保管，并按照操作规程和需求量发放。麻醉药品、精神药品、医疗用毒性药品（包括药材）、放射性药品、药品类易制毒化学品及易燃、易爆和其他危险品的验收、贮存、管理应当执行国家有关的规定。不合格的物料、中间产品、待包装产品和成品的每个包装容器上均应当有清晰醒目的标志，并在隔离区内妥善保存。

（7）确认与验证

本章共12条。强调了确认与验证的重要性，包括确认或验证的范围、内容、文件等相关要求。企业应当确定需要进行的确认或验证工作，以证明有关操作的关键要素能够得到有效控制。确认或验证的范围和程度应当经过风险评估来确定。

确认：证明厂房、设施、设备能正确运行并可达到预期结果的一系列活动。

验证：证明任何操作规程（或方法）、生产工艺或系统能够达到预期结果的一系列活动。

企业的厂房、设施、设备和检验仪器应当经过确认，应当采用经过验证的生产工艺、操作规程和检验方法进行生产、操作和检验，并保持持续的验证状态。应当建立确认与验证的文件和记录，并能以文件和记录证明达到预定的目标。

影响药品质量的主要因素一旦发生变更，应当经过确认或验证，通过确认或验证后，再用于生产或检验。影响药品质量的因素包括原料、辅料、直接接触药品的包装材料、设备、厂房、生产工艺、检验方法等。

清洁方法应当经过验证，证实其清洁的效果，以有效防止污染和交叉污染。清洁验证应当综合考虑设备使用情况、所使用的清洁剂和消毒剂、取样方法和位置以及相应的取样回收率、残留物的性质和限度、残留物检验方法的灵敏度等因素。

（8）文件管理

本章共34条。对主要文件（如质量标准、生产工艺规程、批生产和批包装记录等）的编写、复制以及发放提出了具体要求。良好的文件和记录是质量保证系统的基本要素。企业必须有内容正确的书面质量标准、生产处方和工艺规程、操作规程以及记录等文件。应当建立文件管理的操作规程，系统地设计、制定、审核、批准和发放文件。与本规范有关的文件应当经质量管理部门的审核。

文件的内容应当与药品生产许可、药品注册等相关要求一致，并有助于追溯每批产品的历史情况。文件的起草、修订、审核、批准、替换或撤销、复制、保管和销毁等应当按照操作规程管理，并有相应的文件分发、撤销、复制、销毁记录。文件的起草、修订、审核、批准均应当由适当的人员签名并注明日期。文件应当标明题目、种类、目的以及文件编号和版本号。文字应当确切、清晰、易懂，不能模棱两可。与本规范有关的每项活动均应当有记录，以保证产品生产、质量控制和质量保证等活动可以追溯。记录应当留有填写数据的足够空格。记录应当及时填写，内容真实，字迹清晰、易读，不易擦除。

（9）生产管理

本章共 33 条。针对生产过程的质量风险提出控制要求，提出生产过程控制的要求，强调了生产要求与注册审批要求的一致性，提高了指导性和可操作性。所有药品的生产和包装均应当按照批准的工艺规程和操作规程进行操作并有相关记录，以确保药品达到规定的质量标准，并符合药品生产许可和注册批准的要求。药品生产应当建立划分产品生产批次的操作规程，生产批次的划分应当能够确保同一批次产品质量和特性的均一性。除另有法定要求外，生产日期不得迟于产品成型或灌装（封）前经最后混合的操作开始日期，不得以产品包装日期作为生产日期。

批：经一个或若干加工过程生产的、具有预期均一质量和特性的一定数量的原辅料、包装材料或成品。为完成某些生产操作步骤，可能有必要将一批产品分成若干亚批，最终合并成为一个均一的批。在连续生产情况下，批必须与生产中具有预期均一特性的确定数量的产品相对应，批量可以是固定数量或固定时间段内生产的产品量。

例如：口服或外用的固体、半固体制剂在成型或分装前使用同一台混合设备一次混合所生产的均质产品为一批；口服或外用的液体制剂以灌装（封）前经最后混合的药液所生产的均质产品为一批。

批号：用于识别一个特定批的具有唯一性的数字和（或）字母的组合。

批记录：用于记述每批药品生产、质量检验和放行审核的所有文件和记录，可追溯所有与成品质量有关的历史信息。

每批产品应当检查产量和物料平衡，确保物料平衡符合设定的限度。如有差异，必须查明原因，确认无潜在质量风险后，方可按照正常产品处理。

物料平衡：产品或物料实际产量或实际用量及收集到的损耗之和与理论产量或理论用量之间的比较，并考虑可允许的偏差范围。

生产期间使用的所有物料、中间产品或待包装产品的容器及主要设备、必要的操作室应当贴签标识或以其他方式标明生产中的产品或物料名称、规格和批号，如有必要，还应当标明生产工序。容器、设备或设施所用标识应当清晰明了，标识的格式应当经企业相关部门批准。除在标识上使用文字说明外，还可采用不同的颜色区分被标识物的状态（如待验、合格、不合格或已清洁等）。

每次生产结束后应当进行清场，确保设备和工作场所没有遗留与本次生产有关的物料、产品和文件。下次生产开始前，应当对前次清场情况进行确认。

（10）质量控制与质量保证

本章共 61 条。明确质量保证、GMP 与质量控制的概念及其关系，强化实验室控制，建立动态的质量保证体系，强化质量保证的参与力度。

① 质量控制实验室管理。质量控制实验室的人员、设施、设备应当与产品性质和生产规模相适应。质量控制负责人应当具有足够的管理实验室的资质和经验，可以管理同一企业的一个或多个实验室。质量控制实验室的检验人员至少应当具有相关专业中专或高中以上学

历，并经过与所从事的检验操作相关的实践培训且通过考核。质量控制实验室应当配备药典、标准图谱等必要的工具书，以及标准品或对照品等相关的标准物质。此外，GMP 对质量控制实验室文件、取样、物料和不同生产阶段产品的检验、留样、标准品或对照品的管理，以及试剂、试液、培养基和检定菌的管理等提出了具体要求。

② 物料和产品放行。GMP 规定应当分别建立物料和产品批准放行的操作规程，明确批准放行的标准、职责，并有相应的记录。对物料、产品的放行提出了具体要求。

③ 持续稳定性考察。持续稳定性考察的目的是在有效期内监控已上市药品的质量，以发现药品生产相关的稳定性问题（如杂质含量或溶出度特性的变化），并确定药品能够在标示的贮存条件下，符合质量标准的各项要求。持续稳定性考察主要针对市售包装药品，但也需兼顾待包装产品。GMP 对持续稳定性考察的结论与报告、相关设备的维护、考察的最低频率、条件等内容都作了具体规定。

④ 变更控制。变更控制是最重要的质量管理系统之一，贯穿药品生产的整个生命周期，与药品注册管理中提出的变更控制要求相协同，有助于药品生产监管与药品注册管理共同形成监管合力。

企业应当建立变更控制系统，对所有影响产品质量的变更进行评估和管理。需要经药品监督管理部门批准的变更应当在得到批准后方可实施。应当建立操作规程，规定原辅料、包装材料、质量标准、检验方法、操作规程、厂房、设施、设备、仪器、生产工艺和计算机软件变更的申请、评估、审核、批准和实施。质量管理部门应当指定专人负责变更控制。变更都应当评估其对产品质量的潜在影响。变更实施时，应当确保与变更相关的文件均已修订。质量管理部门应当保存所有变更的文件和记录。

⑤ 偏差处理。各部门负责人应当确保所有人员正确执行生产工艺、质量标准、检验方法和操作规程，防止偏差的产生。企业建立控制系统管理偏差，具备评估偏差影响的能力，可采取措施降低偏差造成的风险。质量管理部门负责偏差控制的具体工作内容。

⑥ 纠正措施和预防措施。企业应当建立纠正措施和预防措施系统，对投诉、召回、偏差、自检或外部检查结果、工艺性能和质量监测趋势等进行调查并采取纠正和预防措施。调查的深度和形式应当与风险的级别相适应。纠正措施和预防措施系统应当能够增进对产品和工艺的理解，改进产品和工艺。企业应当建立实施纠正和预防措施的操作规程。实施纠正和预防措施应当有文件记录，并由质量管理部门保存。

⑦ 供应商的评估和批准。质量管理部门应当对所有生产用物料的供应商进行质量评估，会同有关部门对主要物料供应商（尤其是生产商）的质量体系进行现场质量审计，并对质量评估不符合要求的供应商行使否决权。条款明确了物料供应商的审计方式，提出了对物料供应商的具体要求，进一步规范了企业的供应商考核体系。供应商指物料、设备、仪器、试剂、服务等的提供方，如生产商、经销商等。

⑧ 产品质量回顾分析。企业必须每年定期对上一年度生产的每一种或每一类产品进行质量回顾和分析，详细说明所有生产批次的质量情况、不合格产品的批次及其调查、变更和偏差情况、稳定性考察情况、生产厂房、设施或设备确认情况等内容，促进企业长期、时时重视产品质量，必须关注每一种产品的质量和变更情况，特别是与注册批准的内容或要求不一致的情况，并定期加以汇总和评估。药品委托生产时，委托方和受托方之间应当有书面的技术协议，规定产品质量回顾分析中各方的责任，确保产品质量回顾分析按时进行并符合要求。

⑨ 投诉与不良反应报告。企业应当建立药品不良反应报告和监测管理制度，设立专门

机构并配备专职人员负责管理。应当主动收集药品不良反应，对不良反应应当详细记录、评价、调查和处理，及时采取措施控制可能存在的风险，并按照要求向药品监督管理部门报告。应当有专人及足够的辅助人员负责进行质量投诉的调查和处理，所有投诉、调查的信息应当向质量受权人通报。投诉调查和处理应当有记录，并注明所查相关批次产品的信息。应当定期回顾分析投诉记录，以便发现需要警觉、重复出现以及可能需要从市场召回药品的问题，并采取相应措施。

（11）委托生产与委托检验

本章共 15 条。明确了药品委托生产和委托检验的必要性，并指明了合同的必备性内容，即"明确规定各方责任、委托生产或委托检验的内容及相关的技术事项"。同时指明了委托生产和委托检验活动强制性要求，即"均应当符合药品生产许可和注册的有关要求"。

药品委托生产是指已合法取得某一药品生产批准文号的企业，经国家药品监督管理部门或省、自治区、直辖市人民政府药品监督管理部门批准，委托另一持有与该药品的生产条件相适应《药品生产质量管理规范》认证证书的企业生产该药品的行为。

（12）产品发运与召回

本章共 13 条。企业应当建立产品召回系统，必要时可迅速、有效地从市场召回任何一批存在安全隐患的产品。药品召回制度程序化、制度化，有助于提高药品流程追踪。

每批产品均应当有发运记录。根据发运记录，应当能够追查每批产品的销售情况，必要时应当能够及时全部追回。发运记录应当至少保存至药品有效期后一年。

药品必须具有召回操作规程，确保召回工作的有效性。

（13）自检

本章共 4 条。要求企业质量管理部门应当定期组织对企业进行自检，监控本规范的实施情况，评估企业是否符合本规范要求，并提出必要的纠正和预防措施。

（14）附则

本章共 4 条。提出本规范为药品生产质量管理的基本要求。对无菌药品、生物制品、血液制品等药品或生产质量管理活动的特殊要求，由国家药品监督管理局以附录方式另行制定。同时列举了 42 个术语的含义。

二、药品生产监督检查

加强对药品生产企业的监督检查是保证药品质量的重要环节，也是实施药品生产监管的重要手段之一。凡是生产过程中对药品质量产生不利影响、威胁公众用药安全的各种违规行为都是监管重点。《药品生产监督管理办法》虽然取消药品生产质量管理规范（GMP）认证，但对 GMP 符合性检查的检查主体、频次、要求以及生产过程中不遵守GMP 的法律责任等都进行了明确规定。《药品生产监督管理办法》基于属地监管原则，通过上市前的检查、许可检查、上市后的检查、行政处罚、药品安全信用档案、联合惩戒等措施，将执行 GMP 的网格织得更紧密，监管检查形式更加灵活，真正做到了 GMP贯穿于药品生产全过程。

1. 检查主体

省、自治区、直辖市药品监督管理部门负责对本行政区域内药品上市许可持有人以及制剂、化学原料药、中药饮片生产企业的监督管理；对原料、辅料、直接接触药品的包装材料和容器等供应商、生产企业开展日常监督检查，必要时开展延伸检查。

2. 检查方式

根据《药品管理法》的规定，药品监督管理部门对企业遵守规范情况进行持续监督、随时检查。通过上市前检查、许可检查、上市后检查等全阶段、贯穿整个药品生命周期的动态检查来监督企业符合规范的情况。

《药品生产监督管理办法》确定了监管机关可以属地开展日常检查、飞行检查、延伸检查三种模式（表 3-1）。

表 3-1　药品生产监督检查方式

检查方式	对象	检查频次
日常检查	药品上市许可持有人、制剂、化学原料药、中药饮片生产企业	分级制度确定检查频次
飞行检查	药品上市许可持有人、制剂、化学原料药、中药饮片生产企业	随时对 GMP 执行情况进行检查
延伸检查	原料、辅料、直接接触药品的包装材料和容器等供应商或生产企业	省级药品监督管理部门必要时开展延伸检查

药品检查应当遵循依法、科学、公正的原则，加强源头治理，严格过程管理，围绕上市后药品的安全、有效和质量可控开展。2021 年 5 月国家药监局印发《药品检查管理办法（试行）》，对中华人民共和国境内上市药品的生产、经营、使用环节实施的检查、调查、取证、处置等行为进行了规范。为贯彻落实《药品管理法》《药品生产监督管理办法》等法律法规要求，进一步规范药品检查行为，结合药品检查工作实际，2023 年 7 月国家药监局组织对《药品检查管理办法（试行）》进行了修订，主要修改完善了第三章检查程序和第九章检查结果的处理等有关条款。

3. 药品风险分级检查

《药品生产监督管理办法》对不同风险级别药品的生产企业，规定了不同的检查频次和检查类型，特别是对特药（麻醉药品、一类精神药品、二类精神药品）和疫苗、血液制品、无菌制剂等高风险药品的管理（表 3-2）。

表 3-2　药品风险分级检查一览表

药品风险级别	检查频次
麻醉药品、第一类精神药品、药品类易制毒化学品生产企业	每季度检查不少于一次
疫苗、血液制品、放射性药品、医疗用毒性药品、无菌药品等高风险药品生产企业	每年不少于一次药品生产质量管理规范符合性检查
对上述产品之外的药品生产企业	每年抽取一定比例开展监督检查，但应当在三年内对本行政区域内企业全部进行检查
对原料、辅料、直接接触药品的包装材料和容器等供应商、生产企业	每年抽取一定比例开展监督检查，五年内对本行政区域内企业全部进行检查

省、自治区、直辖市药品监督管理部门可以结合本行政区域内药品生产监管工作实际情况，调整检查频次。此外，药品监督管理部门应当根据监管事权、药品产业规模及检查任务等，配备充足的检查员队伍，保障检查工作需要。有疫苗等高风险药品生产企业的地区，还应当配备相应数量的具有疫苗等高风险药品检查技能和经验的药品检查员。

4. 药品生产监督检查内容

① 药品上市许可持有人、药品生产企业执行有关法律、法规及实施药品生产质量管理规范、药物警戒质量管理规范以及有关技术规范等情况；

② 药品生产活动是否与药品品种档案载明的相关内容一致；

③ 疫苗储存、运输管理规范执行情况；

④ 药品委托生产质量协议及委托协议；

⑤ 风险管理计划实施情况；

⑥ 变更管理情况。

知识延伸　　　《药品生产质量管理规范（2010 年修订）》配套文件

《药品生产质量管理规范》2010 年修订后，国家药品监督管理局陆续配套发布 13 个附录，修订 2 个附录（表3-3）。

表 3-3　配套文件

附录名称	发布时间	施行时间
无菌药品	2011 年 2 月 24 日	2011 年 3 月 1 日
原料药	2011 年 2 月 24 日	2011 年 3 月 1 日
生物制品	2012 年 12 月 6 日	2012 年 12 月 6 日
生物制品（修订）	2020 年 4 月 23 日	2020 年 7 月 1 日
血液制品	2012 年 12 月 6 日	2012 年 12 月 6 日
血液制品（修订）	2020 年 6 月 30 日	2020 年 10 月 1 日
中药制剂	2011 年 2 月 24 日	2011 年 3 月 1 日
放射性药品	2011 年 2 月 24 日	2011 年 3 月 1 日
中药饮片	2014 年 6 月 27 日	2014 年 7 月 1 日
医用氧	2014 年 6 月 27 日	2014 年 7 月 1 日
取样	2014 年 6 月 27 日	2014 年 7 月 1 日
计算机化系统	2015 年 5 月 26 日	2015 年 12 月 1 日
确认与验证	2015 年 5 月 26 日	2015 年 12 月 1 日
生化药品	2017 年 3 月 13 日	2017 年 9 月 1 日
临床试验用药品（试行）	2022 年 5 月 27 日	2022 年 7 月 1 日

案例分析

2021 年 6 月 25 日，云南省药品监督管理局公示一则行政处罚信息，云南某制药股份有限公司因违反 GMP 改变生产工艺、编造生产记录生产蒲地蓝消炎片，按照《中华人民共和国药品管理法》和《药品生产质量管理规范》，处以 2017.5757 万元罚款，停业整顿，公司负责人被禁止十年内从事药品生产经营等活动。处罚具体内容如下：①没收违法产品；②罚款；③停产停业整顿；④公司负责人、生产负责人被罚款，禁止十年内从事药品生产经营等活动；⑤没收个人违法所得、罚款。

GMP 提供了药品生产和质量管理的基本准则，药品生产必须符合 GMP 的要求，药品质量必须符合法定标准。虽然 GMP 认证已经取消，但并不意味着取消 GMP 标准，而是将 GMP 标准添加到监管部门日常对企业生产经营的检查当中。对企业影响有两点：一是企业在监管部门的日常飞行检查中被发现违反 GMP，有吊销生产执照和停业整顿的风险；二是监管部门的飞行检查会变得更频繁，频率持续提高，进一步约束企业不合规行为。

上述案例告诉我们，药品企业法定代表人等关键责任人务必高度重视药品生产，秉持挽救生命的崇高使命，持续生产高质量药品，为人民健康保驾护航。

？ 边学边练

1.【单选】关于《药品生产质量管理规范》的说法，错误的是（　　）。（执业药师职业资格考试 2022 年真题）

A. 药品 GMP 作为质量管理体系的一部分，是药品生产管理质量控制的基本要求

B. 药品生产企业应当将药品注册的要求，贯彻到原材料采购、药品生产、控制、产品放行以及药品销售的全过程中

C. 药品生产企业应当确定需要进行的确认或者验证工作，以证明有关操作的关键要素能够得到有效控制

D. 药品生产企业应当建立文件管理的操作规程，系统的设计、制定、审核批准和发放文件

2.【单选】根据《药品生产质量管理规范》，在药品应当具备的条件中不包括（　　）。（执业药师职业资格考试 2014 年真题）

A. 具有适当资质并经过培训的人员　　　　B. 足够的厂房和空间

C. 新药研发的团队、仪器和设备　　　　　D. 经过批准的生产工艺规范

E. 适用的生产设备和维修保障

3.【单选】制药用水应当适合其用途，至少应当采用（　　）。

A. 自来水　　　　B. 饮用水　　　　C. 纯化水　　　　D. 注射用水

4.【多选】为规范药品生产质量管理，GMP 制定的依据（　　）。

A. 中华人民共和国宪法　　　　　　　　B. 中华人民共和国药品管理法

C. 中华人民共和国药品管理法实施条例　　D. 药品生产监督管理条例

5.【多选】药品生产企业关键人员至少应当包括（　　）。

A. 企业负责人　　B. 生产管理负责人　　C. 质量管理负责人　　D. 质量受权人

课后实践

GMP 符合性检查案例调研分析

请到国家或省药品监督管理部门官网调研获取 GMP 符合性检查的有关案例并进行分析。要求列出检查时间、检查对象、主要违法情形、违法情形对应的法规具体条文，并对上述内容进行分析和讨论，给出改进措施。

药品经营监督
管理

项目一　药品经营许可与监督管理

单元：药品经营监督管理

1. 药品经营和许可管理
   （1）药品经营方式、经营类别与经营范围
   （2）药品批发企业开办条件与许可
   （3）药品零售企业开办条件与许可
   （4）药品经营许可证管理
   （5）药品经营许可证核发、变更、换发、遗失补办和注销
2. 药品经营质量管理规范
3. 药品经营行为管理
   （1）药品上市许可持有人的经营行为管理
   （2）药品批发的经营行为管理
   （3）药品零售连锁企业总部的经营行为管理
   （4）药品零售的经营行为管理
   （5）涉药储运行为的管理
4. 网络药品经营管理
   （1）网络药品交易服务的类型
   （2）网络销售药品的条件
   （3）药品网络交易第三方平台的主体资格、义务、备案与监督管理

项目背景

截止到 2021 年底，我国药品经营企业数量达 609681 家。经营环节是药品生命周期的中间环节，也是涉及范围最广的领域，药品从生产企业出厂后即进入经营环节，包括药品的采购、验收、入库、储存、养护、出库、运输、售后等一系列流程。经过了经营环节，药品可以直接到达用药群众手中，进入使用环节。因此，保证经营环节的药品安全尤为重要。

近几年来，随着 2019 年版《药品管理法》的落地实施，以及药品互联网销售的有关规定的出台，药品经营环节的形势更加复杂，监督管理也不断面临着新的挑战。为贯彻落实《中华人民共和国药品管理法》，规范药品经营活动，国家药品监督管理局整合了《药品经营许可证管理办法》（原国家食品药品监督管理局第 6 号令）和《药品流通监督管理办法》（原国家食品药品监督管理局第 26 号令），组织起草了《药品经营监督管理办法》（征求意见稿），于 2019 年 9 月向社会公开征求意见。后经修改完善形成《药品经营和使用质量监督管理办法》，于 2021 年 11 月 12 日向社会征求意见，于 2023 年 9 月 27 日公布。

药品监督管理部门不断加大对经营环节的监督管理力度，最大限度保障人民群众的用药安

全。仅 2021 年一年，检查药品经营企业达 262.39 万家次，其中发现违法违规行为 12.38 万次，要求整改并完成的经营企业达 12.5 万余家，对 3.8 万余家进行了立案查处，其中包括 15 家药品网络交易服务第三方平台企业。

📚 知识目标

1. 掌握药品经营方式与类别，熟悉开办药品经营企业的条件，了解药品经营许可证的基本管理。
2. 熟悉《药品经营质量管理规范》的主要内容。
3. 熟悉药品网络销售的基本规定。

📚 技能目标

1. 能够完成药品经营许可证的核发及变更申请，填写并上交有关材料。
2. 能够基本判断所在岗位的工作对药品经营质量管理规范的符合性，依规从业。
3. 能够基本完成互联网药品信息服务资格证书申请的材料准备。
4. 能够对药品经营环节的违法行为进行识别和基本分析。

📚 职业素养目标

1. 通过对有关法律法规及违法案例的学习，强化法治精神。
2. 通过对我国药品互联网销售监管历史的学习，培养发展思维和辩证思维。
3. 通过拓展实践任务提升独立学习、解决问题的主动思维和能力。

✖️ 法律法规

1.《中华人民共和国药品管理法》（2019 年 8 月第二次修订，2019 年 12 月 1 日起实施）
2.《药品经营质量管理规范》（2016 年 7 月 13 日修正）
3.《药品网络销售监督管理办法》（2022 年 8 月 3 日公布，2022 年 12 月 1 日起施行）
4.《药品经营和使用质量监督管理办法》（2023 年 9 月 27 日公布，2024 年 1 月 1 日起施行）
5.《互联网药品信息服务管理办法》（2017 年 11 月 7 日修正）

💫 核心知识

一、药品经营许可

1. 药品经营方式与类别

（1）药品经营方式

药品经营企业是指经营药品的专营企业或兼营企业。药品经营有批发、零售两种方式。药品批发企业，是指将购进的药品销售给药品生产企业、药品经营企业、医疗机构的药品经营企业。药品零售企业，是指将购进的药品直接销售给消费者的药品经营企业。按组织形式可分为零售连锁企业和零售单体药店。

（2）药品经营类别与范围

关于药品经营企业经营范围的核定，《药品经营和使用质量监督管理办法》规定，药品批发企业经营范围包括中药饮片、中成药、化学药、生物制品、体外诊断试剂（药品）、麻醉药品、第一类精神药品、第二类精神药品、药品类易制毒化学品、医疗用毒性药品等。其中麻醉药品、第一类精神药品、第二类精神药品、药品类易制毒化学品、医疗用毒性药品等经营范围的核定，按照国家有关规定执行。

从事药品零售的，应当核定经营类别，并在经营范围中予以明确。经营类别分为处方药、甲类非处方药、乙类非处方药。

药品零售企业经营范围包括中药饮片、中成药、化学药、生物制品、第二类精神药品等。其中第二类精神药品血液制品、细胞治疗类生物制品经营范围的核定，按照国家有关规定执行。

经营冷藏冷冻药品的，应当在经营范围中予以标注。

2. 开办药品经营企业的条件

按照《药品管理法》规定，从事药品经营活动应当具备以下条件：有依法经过资格认定的药师或者其他药学技术人员；有与所经营药品相适应的营业场所、设备、仓储设施和卫生环境；有与所经营药品相适应的质量管理机构或者人员；有保证药品质量的规章制度，并符合国务院药品监督管理部门依据本法制定的药品经营质量管理规范要求。《药品经营和使用质量监督管理办法》对批发企业、零售连锁企业、零售企业的许可条件作出了具体的规定。

（1）批发企业许可条件

从事药品批发活动，应当具备以下条件。

① 有与其经营范围相适应的质量管理机构和人员；企业法定代表人、主要负责人、质量负责人、质量管理部门负责人等符合规定的条件；

② 有依法经过资格认定的药师或者其他药学技术人员；

③ 有与其经营品种和规模相适应的自营仓库、营业场所和设施设备，仓库具备实现药品入库、传送、分拣、上架、出库等操作的现代物流设施设备；

④ 有保证药品质量的质量管理制度以及覆盖药品经营、质量控制和追溯全过程的信息管理系统，并符合药品经营质量管理规范要求。

（2）零售连锁总部许可条件

从事药品零售连锁经营活动的，应当设立药品零售连锁总部，对零售门店进行统一管理。药品零售连锁总部应当具备以上药品批发企业许可应具备的第一、二、四项的条件。

（3）零售企业许可条件

从事药品零售活动，应当具备以下条件。

① 经营处方药、甲类非处方药的，应当按规定配备与经营范围和品种相适应的依法经过资格认定的药师或者其他药学技术人员。只经营乙类非处方药的，可以配备经设区的市级药品监督管理部门组织考核合格的药品销售业务人员；

② 有与所经营药品相适应的营业场所、设备、陈列、仓储设施以及卫生环境；同时经营其他商品（非药品）的，陈列、仓储设施应当与药品分开设置；在超市等其他场所从事药品零售活动的，应当具有独立的经营区域；

③ 有与所经营药品相适应的质量管理机构或者人员，企业法定代表人、主要负责人、质量负责人等符合规定的条件；

④ 有保证药品质量的质量管理制度、符合质量管理与追溯要求的信息管理系统，符合药品经营质量管理规范要求。

知识延伸　　　　　　　　　药品零售连锁的定义

　　药品零售连锁是指经营同类药品、使用统一商号的若干个门店，在同一总部的管理下，实施统一企业标识、统一管理制度、统一计算机系统、统一人员培训、统一采购配送、统一票据管理、统一药学服务标准规范，实现规模化、集团化管理经营。药品零售连锁企业应由总部、配送中心和若干个门店构成。

3. 药品经营企业许可与许可证管理

（1）药品经营许可的申办

　　我国《药品管理法》规定，从事药品批发活动，应当经所在地省、自治区、直辖市人民政府药品监督管理部门批准，取得药品经营许可证。从事药品零售活动，应当经所在地县级以上地方人民政府药品监督管理部门批准，取得药品经营许可证。无药品经营许可证的，不得经营药品。药品经营许可证应当标明有效期和经营范围，到期重新审查发证。

　　药品经营许可证的申办基本流程主要包括提交申请材料、受理、审核批准三个环节。

　　① 提交申请材料。依照管理权限向企业所在地县级以上药品监督管理部门申请药品经营许可证。申请企业应当对其申请材料全部内容的真实性负责。提交材料清单见表4-1。

表 4-1　申请药品经营许可证申请材料

序号	材料
1	药品经营许可证申请表
2	质量管理机构情况以及主要负责人、质量负责人、质量管理部门负责人学历相关材料
3	药师或者其他药学技术人员资格证书以及任职文件
4	经营药品的方式和范围相关材料
5	药品质量管理规章制度以及陈列、仓储的关键设施设备清单
6	营业场所、设备、仓储设施及周边卫生环境等情况,营业场所、仓库平面布置图及房屋产权或者使用权相关材料
7	法律、法规规定的其他材料

　　② 受理。药品监督管理部门收到药品经营许可证申请后，应当根据下列情况及时作出处理：

　　a. 申请事项依法不需要取得行政许可的，应当即时告知申请人不受理；

　　b. 申请事项依法不属于本部门职权范围的，应当即时作出不予受理的决定，并告知申请人向有关行政机关申请；

　　c. 申请材料存在可以当场更正的错误的，应当允许申请人当场更正；

　　d. 申请材料不齐全或者不符合形式审查要求的，应当当场或者在五日内发给申请人补正材料通知书，一次性告知申请人需要补正的全部内容，逾期不告知的，自收到申请材料之日起即为受理；

　　e. 申请材料齐全、符合形式审查要求，或者申请人按照要求提交全部补正材料的，应当受理申请。

　　药品监督管理部门受理或者不予受理药品经营许可证申请的，应当出具加盖本部门专用印章和注明日期的受理通知书或者不予受理通知书。

③ 审核批准。药品监督管理部门自受理申请之日起二十日内作出决定。

药品监督管理部门按照药品经营质量管理规范及其现场检查指导原则、检查细则等有关规定，组织开展申报资料技术审查和现场检查。

经技术审查和现场检查，符合条件的，予以许可，并自许可决定作出之日起五日内颁发药品经营许可证；不符合条件的，作出不予许可的书面决定，并说明理由。

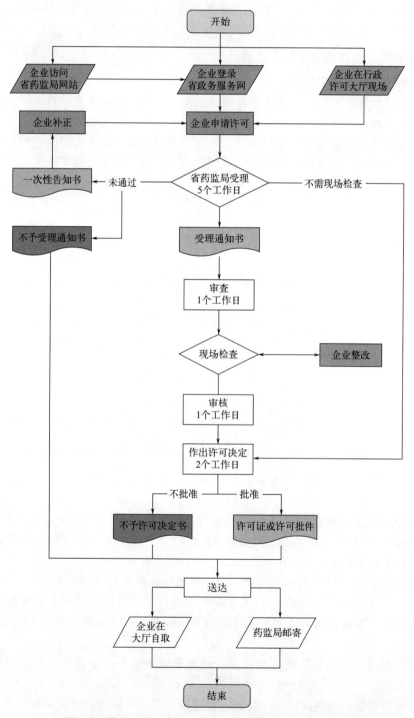

图 4-1 药品经营许可证（批发）核准流程（黑龙江省）

仅从事乙类非处方药零售活动的，申请人提交申请材料和告知承诺书后，符合条件的予以许可，当日颁发药品经营许可证。自许可决定作出之日起三十日内药品监督管理部门组织开展技术审查和现场检查，发现承诺不实的，责令限期整改，整改后仍不符合条件的，撤销药品经营许可证。

受理许可的药品监督管理部门应当在网站和办公场所公示申请药品经营许可证的条件、程序、期限、需要提交的全部材料目录和申请书示范文本等。例如可以通过黑龙江省药品监督管理局官网"政务服务"入口进入黑龙江政务服务网查询上述公示。该省药品批发企业的许可证核准流程见图4-1。

（2）药品经营许可证管理

药品经营许可证有效期为五年，分为正本和副本（图4-2）。药品经营许可证样式由国家药品监督管理局统一制定。药品经营许可证电子证书与纸质证书具有同等法律效力。

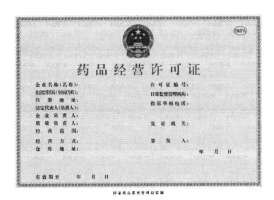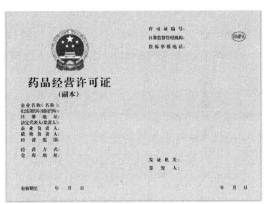

图4-2　药品经营许可证（样式）

① 药品经营许可证载明内容。药品经营许可证应当载明许可证编号、企业名称、统一社会信用代码、经营地址、法定代表人、主要负责人、质量负责人、仓库地址、经营范围、经营方式、发证机关、发证日期、有效期限等项目。

企业名称、统一社会信用代码、法定代表人等项目应当与市场监督管理部门核发的营业执照中载明的相关内容一致。

② 药品经营许可证载明事项。药品经营许可证载明事项分为许可事项和登记事项。许可事项是指经营方式、经营地址、经营范围、仓库地址。登记事项是指企业名称、统一社会信用代码、法定代表人、主要负责人、质量负责人等。

③ 药品经营许可证变更。许可事项变更：变更药品经营许可证载明的许可事项的，应当向发证机关提出药品经营许可证变更申请。未经批准，不得擅自变更许可事项。发证机关应当自受理变更申请之日起十五日内作出准予变更或者不予变更的决定。

改变经营方式、跨原管辖地迁移的，应当按照上文中规定的对应的许可条件申请办理许可手续。药品零售企业被其他药品零售连锁总部收购时，按照变更药品经营许可证程序办理。

登记事项变更：药品经营许可证载明的登记事项发生变化的，应当在发生变化起三十日内，向发证机关申请药品经营许可证变更登记。发证机关应当在十日内完成变更登记。

④ 药品经营许可证换发。药品经营许可证有效期届满需要继续经营药品的，药品经营企业应当在有效期届满六个月至两个月期间，向发证机关申请重新审查发放药品经营许可

证。发证机关原则上按照上述关于申请办理药品经营许可证的程序和要求进行审查。

⑤ 药品经营许可证注销。有下列情形之一的，药品经营许可证由发证机关注销，并予以公告：

a. 企业主动申请注销药品经营许可证的；

b. 药品经营许可证有效期届满未重新审查发证的；

c. 药品经营许可依法被撤销、撤回，或者药品经营许可证依法被吊销的；

d. 企业依法终止的；

e. 法律、法规规定的应当注销行政许可的其他情形。

⑥ 药品经营许可证遗失与补发。药品经营许可证遗失的，药品经营企业应当向发证机关申请补发。发证机关应当及时补发药品经营许可证，补发的药品经营许可证编号和有效期限与原许可证一致。

知识延伸　　　　　　　　**药品经营许可证编号规则**

药品经营许可证编号格式为"省份简称＋两位分类代码＋四位地区代码＋五位顺序号"。

其中两位分类代码为大写英文字母，第一位 A 表示批发企业，B 表示药品零售连锁总部，C 表示零售连锁门店，D 表示单体药品零售企业；第二位 A 表示法人企业，B 表示非法人企业。

四位地区代码为阿拉伯数字，对应企业所在地区（市、州）代码，按照国内电话区号编写，区号为四位的去掉第一个 0，区号为三位的全部保留，第四位为调整码。

二、药品经营质量管理规范

1.《药品经营质量管理规范》概述

"Good Supply Practice"简称 GSP，直译为"良好供应规范"，我国称为"药品经营质量管理规范"。其核心是通过严格的管理，来约束企业的经营行为，对药品经营的全过程进行有效的质量控制，以确保企业所经营的药品质量始终合格。因此 GSP 是一个严格的、全面的、全员的、全过程的药品经营质量管理规范。我国 GSP 的发展历程见图 4-3。

微课:《药品经营质量管理规范》概述

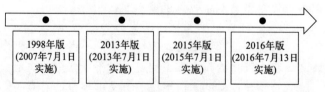

图 4-3　我国 GSP 发展历程

2016 年版 GSP 吸收了许多国外药品流通管理的先进经验，促进我国药品经营质量管理与国际药品流通质量管理的逐步接轨。如吸收了供应链管理观念，增加了计算机信息化管理、仓储温湿度自动监测、药品冷链管理等管理要求，引入了质量风险管理、体系内审、设备验证等新的管理理念和方法。现行的《药品经营质量管理规范》正文共四章，内容见表 4-2。

表 4-2 2016 年版 GSP 内容框架

章节	主要内容
第一章	总则,主要阐明了 GSP 制定的依据、目的、适用客体范围、经营活动的诚信原则
第二章	药品批发的质量管理,分为十四节,主要内容包括药品批发企业的质量管理体系、组织机构与质量管理职责、人员与培训、质量管理体系文件、设施与设备等
第三章	药品零售的质量管理,分为八节,主要内容包括药品零售企业的质量管理与职责、人员管理、文件、设施与设备、采购与验收、陈列与储存、销售管理、售后管理
第四章	附则,主要阐述了本规范中使用的用语含义、本规范的解释权以及实施时间

根据监管要求,国家药品监管部门针对药品经营企业信息化管理、药品储运温湿度自动监测、药品验收管理、药品冷链物流管理、零售连锁管理等具体要求,发布了《冷藏、冷冻药品的储存与运输管理》《药品经营企业计算机系统》《温湿度自动监测》《药品收货与验收》《验证管理》《药品零售配送质量管理》六个药品 GSP 附录,作为正文的附加条款配套使用。药品 GSP 附录与正文条款具有同等效力。

为了适应药品流通行业新形势的发展要求,更好地实践科学监管,国家对如何提高药品 GSP 实施效能又进行了新的探索。转变了管理理念,更新了监管方法,从原有注重认证转移到强化事中事后的监督检查,从评价式的监管模式转移到以问题导向、风险管控为核心的监管模式,将监督实施药品 GSP 工作引向新的发展历程。

2019 年 8 月新修订《药品管理法》的颁布实施,进一步提升了对药品经营质量管理的要求,取消了药品 GSP 的强制认证和发放药品经营质量管理规范认证证书,将药品 GSP 并入开办药品经营企业的技术指标,同时明确药品经营企业在经营活动中要持续符合药品 GSP 的要求,大幅提高了违反药品 GSP 的处罚,降低了对违反药品 GSP 的经营行为的容忍度。

2. 药品批发的质量管理

药品批发企业质量管理涉及药品采购、收货验收、储存养护、销售、出库、运输配送、售后管理这几大环节。为实现上述关键环节的质量管理,企业的质量管理体系、质量管理文件、人员、设施设备、计算机系统共同发挥着至关重要的作用。药品批发企业质量管理的主要内容可概括为图 4-4。

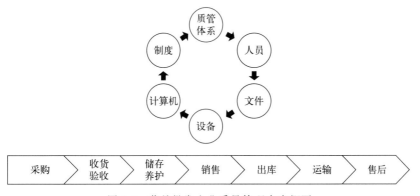

图 4-4 药品批发企业质量管理内容概要

(1) 质量管理体系及文件建立

对于药品经营企业,完善健全的质量管理体系是保障药品质量的根本,而质量管理体系中相关的质量文件的建立至关重要。

企业应当依据有关法律法规及 GSP 的要求建立质量管理体系，确定质量方针，制定质量管理体系文件，开展质量策划、质量控制、质量保证、质量改进和质量风险管理等活动。

企业制定质量管理体系文件应当符合企业实际。文件包括质量管理制度、部门及岗位职责、操作规程、档案、报告、记录和凭证等。文件的起草、修订、审核、批准、分发、保管，以及修改、撤销、替换、销毁等应当按照文件管理操作规程进行，并保存相关记录。文件应当标明题目、种类、目的以及文件编号和版本号。文字应当准确、清晰、易懂。文件应当分类存放，便于查阅。

企业应当定期审核、修订文件，使用的文件应当为现行有效的文本，已废止或者失效的文件除留档备查外，不得在工作现场出现。企业应当保证各岗位获得与其工作内容相对应的必要文件，并严格按照规定开展工作。

① 质量管理制度应当包括以下内容：质量管理体系内审的规定；质量否决权的规定；质量管理文件的管理；质量信息的管理；供货单位、购货单位、供货单位销售人员及购货单位采购人员等资格审核的规定；药品采购、收货、验收、储存、养护、销售、出库、运输的管理；特殊管理的药品的规定；药品有效期的管理；不合格药品、药品销毁的管理；药品退货的管理；药品召回的管理；质量查询的管理；质量事故、质量投诉的管理；药品不良反应报告的规定；环境卫生、人员健康的规定；质量方面的教育、培训及考核的规定；设施设备保管和维护的管理；设施设备验证和校准的管理；记录和凭证的管理；计算机系统的管理；药品追溯的规定；其他应当规定的内容。

② 部门及岗位职责应当包括质量管理、采购、储存、销售、运输、财务和信息管理等部门职责；企业负责人、质量负责人及质量管理、采购、储存、销售、运输、财务和信息管理等部门负责人的岗位职责；质量管理、采购、收货、验收、储存、养护、销售、出库复核、运输、财务、信息管理等岗位职责；与药品经营相关的其他岗位职责。

③ 建立操作规程。企业应当制定药品采购、收货、验收、储存、养护、销售、出库复核、运输等环节及计算机系统的操作规程。

④ 建立记录及数据记录要求。企业应当建立药品采购、验收、养护、销售、出库复核、销后退回和购进退出、运输、储运温湿度监测、不合格药品处理等相关记录，做到真实、完整、准确、有效和可追溯。

通过计算机系统记录数据时，有关人员应当按照操作规程，通过授权及密码登录后方可进行数据的录入或者复核；数据的更改应当经质量管理部门审核并在其监督下进行，更改过程应当留有记录。

书面记录及凭证应当及时填写，并做到字迹清晰，不得随意涂改，不得撕毁。更改记录的，应当注明理由、日期并签名，保持原有信息清晰可辨。

记录及凭证应当至少保存 5 年。疫苗、特殊管理的药品的记录及凭证按相关规定保存。

（2）设施与设备

药品经营使用设施设备直接关系到药品的质量与安全，GSP 中对于药品批发企业的设施设备要求作出了具体规定。

药品批发企业应当具有与其药品经营范围、经营规模相适应的经营场所和库房。库房的选址、设计、布局、建造、改造和维护应当符合药品储存的要求，防止药品的污染、交叉污染、混淆和差错。药品储存作业区、辅助作业区应当与办公区和生活区分开一定距离或者有隔离措施。库房的规模及条件应当满足药品的合理、安全储存，并达到以下要求，便于开展储存作业：

① 库房内外环境整洁，无污染源，库区地面硬化或者绿化；

② 库房内墙、顶光洁，地面平整，门窗结构严密；

③ 库房有可靠的安全防护措施，能够对无关人员进入实行可控管理，防止药品被盗、替换或者混入假药；

④ 有防止室外装卸、搬运、接收、发运等作业受异常天气影响的措施。

库房应当配备以下设施设备：

① 药品与地面之间有效隔离的设备；

② 避光、通风、防潮、防虫、防鼠等设备；

③ 有效调控温湿度及室内外空气交换的设备；

④ 自动监测、记录库房温湿度的设备；

⑤ 符合储存作业要求的照明设备；

⑥ 用于零货拣选、拼箱发货操作及复核的作业区域和设备；

⑦ 包装物料的存放场所；

⑧ 验收、发货、退货的专用场所；

⑨ 不合格药品专用存放场所；

⑩ 经营特殊管理的药品有符合国家规定的储存设施。

经营中药材、中药饮片的，应当有专用的库房和养护工作场所，直接收购地产中药材的应当设置中药样品室（柜）。

储存、运输冷藏、冷冻药品的，应当配备以下设施设备：

① 与其经营规模和品种相适应的冷库，储存疫苗的应当配备两个以上独立冷库；

② 用于冷库温度自动监测、显示、记录、调控、报警的设备；

③ 冷库制冷设备的备用发电机组或者双回路供电系统；

④ 对有特殊低温要求的药品，应当配备符合其储存要求的设施设备；

⑤ 冷藏车及车载冷藏箱或者保温箱等设备。

运输药品应当使用封闭式货物运输工具。运输冷藏、冷冻药品的冷藏车及车载冷藏箱、保温箱应当符合药品运输过程中对温度控制的要求。冷藏车具有自动调控温度、显示温度、存储和读取温度监测数据的功能（图4-5）；冷藏箱及保温箱具有外部显示和采集箱体内温度数据的功能。储存、运输设施设备的定期检查、清洁和维护应当由专人负责，并建立记录和档案。

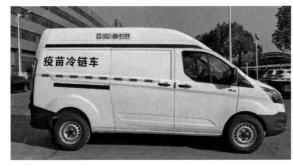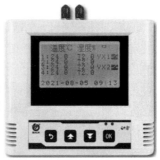

图 4-5　冷藏车及温度记录显示装置

（3）人员与培训

企业员工的素质直接关系到实施 GSP 的成效，也是衡量企业经营管理和发展水平的重要指标。因此，按照 GSP 要求，企业应配备符合岗位要求的岗位人员，并通过培训不断提高员工素质，从而确保药品经营活动全过程的质量管理。药品经营企业各岗位任职要求见表 4-3。

表 4-3 药品经营企业各岗位任职要求

人员	任职要求
企业负责人	应当具有大学专科以上学历或者中级以上专业技术职称，经过基本的药学专业知识培训，熟悉有关药品管理的法律法规及 GSP
企业质量负责人	应当具有大学本科以上学历、执业药师资格和 3 年以上药品经营质量管理工作经历，在质量管理工作中具备正确判断和保障实施的能力
企业质量管理部门负责人	应当具有执业药师资格和 3 年以上药品经营质量管理工作经历，能独立解决经营过程中的质量问题
质量管理工作人员	应当具有药学中专或者医学、生物、化学等相关专业大学专科以上学历或者具有药学初级以上专业技术职称
验收、养护工作人员	应当具有药学或者医学、生物、化学等相关专业中专以上学历或者具有药学初级以上专业技术职称
中药材、中药饮片验收工作人员	应当具有中药学专业中专以上学历或者具有中药学中级以上专业技术职称
中药材、中药饮片养护工作人员	应当具有中药学专业中专以上学历或者具有中药学初级以上专业技术职称
直接收购地产中药材验收人员	应当具有中药学中级以上专业技术职称
疫苗质量管理和验收专业技术人员	2 名以上，应当具有预防医学、药学、微生物学或者医学等专业本科以上学历及中级以上专业技术职称，并有 3 年以上从事疫苗管理或者技术工作经历
采购工作人员	应当具有药学或者医学、生物、化学等相关专业中专以上学历，从事销售、储存等工作的人员应当具有高中以上文化程度

企业应当对各岗位人员进行与其职责和工作内容相关的岗前培训和继续培训，以符合 GSP 要求。培训内容应当包括相关法律法规、药品专业知识及技能、质量管理制度、职责及岗位操作规程等。企业应当按照培训管理制度制定年度培训计划并开展培训，使相关人员能正确理解并履行职责。培训工作应当做好记录并建立档案。

从事特殊管理的药品和冷藏冷冻药品的储存、运输等工作的人员，应当接受相关法律法规和专业知识培训并经考核合格后方可上岗。

企业应当制定员工个人卫生管理制度，储存、运输等岗位人员的着装应当符合劳动保护和产品防护的要求。

质量管理、验收、养护、储存等直接接触药品岗位的人员应当进行岗前及年度健康检查，并建立健康档案。患有传染病或者其他可能污染药品的疾病的，不得从事直接接触药品的工作。身体条件不符合相应岗位特定要求的，不得从事相关工作。

（4）校准与验证

药品经营过程的质量保证离不开有关的仪器仪表设施设备，对于相关设施设备的校准与验证可以最大程度避免偏差、误差带来的影响，保证监测及检测数据的真实可靠。

① 设施设备的校准验证。企业应当按照国家有关规定，对计量器具、温湿度监测设备等定期进行校准或者检定。企业应当对冷库、储运温湿度监测系统以及冷藏运输等设施设备进行使用前验证、定期验证及停用时间超过规定时限的验证。

② 验证控制文件与验证报告。企业应当根据相关验证管理制度，形成验证控制文件，包括验证方案、报告、评价、偏差处理和预防措施等。验证应当按照预先确定和批准的方案实施，验证报告应当经过审核和批准，验证文件应当存档。企业应当根据验证确定的参数及条件，正确、合理使用相关设施设备。

（5）计算机系统

① 系统建立。企业应当建立能够符合经营全过程管理及质量控制要求的计算机系统，实现药品可追溯。

② 系统要求。企业计算机系统应当符合以下要求：

a. 有支持系统正常运行的服务器和终端机；

b. 有安全、稳定的网络环境，有固定接入互联网的方式和安全可靠的信息平台；

c. 有实现部门之间、岗位之间信息传输和数据共享的局域网；

d. 有药品经营业务票据生成、打印和管理功能；

e. 有符合规范要求及企业管理实际需要的应用软件和相关数据库。

③ 系统运行。各类数据的录入、修改、保存等操作应当符合授权范围、操作规程和管理制度的要求，保证数据原始、真实、准确、安全和可追溯。计算机系统运行中涉及企业经营和管理的数据应当采用安全、可靠的方式储存并按日备份，备份数据应当存放在安全场所，记录类数据的保存时限应当符合 GSP 相关的要求。

（6）采购

① 药品经营企业采购评审及整体要求。企业应当定期对药品采购的整体情况进行综合质量评审，建立药品质量评审和供货单位质量档案，并进行动态跟踪管理。企业采购活动应当符合以下要求：

a. 确定供货单位的合法资格；

b. 确定所购入药品的合法性；

c. 核实供货单位销售人员的合法资格；

d. 与供货单位签订质量保证协议。

② 首营企业、首营品种审核。采购中涉及的首营企业、首营品种，采购部门应当填写相关申请表格，经过质量管理部门和企业质量负责人的审核批准。必要时应当组织实地考察，对供货单位质量管理体系进行评价。对首营企业的审核，应当查验加盖其公章原印章的以下资料，确认真实、有效：

a. 药品生产许可证或者药品经营许可证复印件；

b. 营业执照、税务登记、组织机构代码的证件复印件，及上一年度企业年度报告公示情况；

c.《药品生产质量管理规范》认证证书或者《药品经营质量管理规范》认证证书复印件；

d. 相关印章、随货同行单（票）样式；

e. 开户名、开户银行及账号。

采购首营品种应当审核药品的合法性，索取加盖供货单位公章原印章的药品生产或者进口批准证明文件复印件并予以审核，审核无误的方可采购。以上资料应当归入药品质量档案。

③ 销售人员审核。企业应当核实、留存供货单位销售人员以下资料：

a. 加盖供货单位公章原印章的销售人员身份证复印件；

b. 加盖供货单位公章原印章和法定代表人印章或者签名的授权书，授权书应当载明被授权人姓名、身份证号码，以及授权销售的品种、地域、期限；

c. 供货单位及供货品种相关资料。

④ 质量保证协议。企业与供货单位签订的质量保证协议至少包括以下内容：

a. 明确双方质量责任；

b. 供货单位应当提供符合规定的资料且对其真实性、有效性负责；

c. 供货单位应当按照国家规定开具发票；

d. 药品质量符合药品标准等有关要求；

e. 药品包装、标签、说明书符合有关规定；

f. 药品运输的质量保证及责任；

g. 质量保证协议的有效期限。

⑤ 票据管理。采购药品时，企业应当向供货单位索取发票。发票应当列明药品的通用名称、规格、单位、数量、单价、金额等；不能全部列明的，应当附销售货物或者提供应税劳务清单，并加盖供货单位发票专用章原印章、注明税票号码。发票上的购、销单位名称及金额、品名应当与付款流向及金额、品名一致，并与财务账目内容相对应。发票按有关规定保存。

⑥ 采购记录。采购药品应当建立采购记录。采购记录应当有药品的通用名称、剂型、规格、生产厂商、供货单位、数量、价格、购货日期等内容，采购中药材、中药饮片的还应当标明产地。

⑦ 药品直调。发生灾情、疫情、突发事件或者临床紧急救治等特殊情况，以及其他符合国家有关规定的情形，企业可采用直调方式购销药品，将已采购的药品不入本企业仓库，直接从供货单位发送到购货单位，并建立专门的采购记录，保证有效的质量跟踪和追溯。

（7）收货与验收

收货是指对货源和到货药品实物的查验过程。验收是指对到货药品实物质量状况检查的过程。收货与验收环节对于药品经营企业来说至关重要，对于此环节的规范管理可以避免差错、混淆以及不合格品的流入。

① 收货程序。企业应当按照规定的程序和要求对到货药品逐批进行收货、验收，防止不合格药品入库。药品到货时，收货人员应当核实运输方式是否符合要求，并对照随货同行单（票）和采购记录核对药品，做到票、账、货相符。随货同行单（票）应当包括供货单位、生产厂商、药品的通用名称、剂型、规格、批号、数量、收货单位、收货地址、发货日期等内容，并加盖供货单位药品出库专用章原印章。

冷藏、冷冻药品到货时，应当对其运输方式及运输过程的温度记录、运输时间等质量控制状况进行重点检查并记录。不符合温度要求的应当拒收。收货人员对符合收货要求的药品，应当按品种特性要求放于相应待验区域，或者设置状态标志，通知验收。冷藏、冷冻药品应当在冷库内待验。

② 检验报告书。验收药品应当按照药品批号查验同批号的检验报告书。供货单位为批发企业的，检验报告书应当加盖其质量管理专用章原印章。检验报告书的传递和保存可以采用电子数据形式，但应当保证其合法性和有效性。

③ 抽样验收。企业应当按照验收规定，对每次到货药品进行逐批抽样验收，抽取的样品应当具有代表性：

a. 同一批号的药品应当至少检查一个最小包装，但生产企业有特殊质量控制要求或者打开最小包装可能影响药品质量的，可不打开最小包装；

b. 破损、污染、渗液、封条损坏等包装异常以及零货、拼箱的，应当开箱检查至最小包装；

c. 外包装及封签完整的原料药、实施批签发管理的生物制品，可不开箱检查。

验收人员应当对抽样药品的外观、包装、标签、说明书以及相关的证明文件等逐一进行检查、核对；验收结束后，应当将抽取的完好样品放回原包装箱，加封并标示。特殊管理的药品应当按照相关规定在专库或者专区内验收。

④ 验收、库存记录。验收药品应当做好验收记录，包括药品的通用名称、剂型、规格、批准文号、批号、生产日期、有效期、生产厂商、供货单位、到货数量、到货日期、验收合格数量、验收结果等内容。验收人员应当在验收记录上签署姓名和验收日期。

中药材验收记录应当包括品名、产地、供货单位、到货数量、验收合格数量等内容。中药饮片验收记录应当包括品名、规格、批号、产地、生产日期、生产厂商、供货单位、到货数量、验收合格数量等内容，实施批准文号管理的中药饮片还应当记录批准文号。验收不合格的还应当注明不合格事项及处置措施。

企业应当建立库存记录，验收合格的药品应当及时入库登记；验收不合格的，不得入库，并由质量管理部门处理。

⑤ 委托验收。企业按 GSP 的相关规定进行药品直调的，可委托购货单位进行药品验收。购货单位应当严格按照 GSP 的要求验收药品，并建立专门的直调药品验收记录。验收当日应当将验收记录相关信息传递给直调企业。

（8）储存与养护

药品经营企业需要在一定时间内储存所经营的药品，储存和养护环节的规范性直接影响到药品的质量与安全。药品经营企业进行药品储存与养护要符合以下要求。

① 药品储存要求。企业应当根据药品的质量特性对药品进行合理储存，并符合以下要求：按包装标示的温度要求储存药品，包装上没有标示具体温度的，按照《中华人民共和国药典》规定的贮藏要求进行储存；储存药品相对湿度为 $35\%\sim75\%$；在人工作业的库房储存药品，按质量状态实行色标管理，合格药品为绿色，不合格药品为红色，待确定药品为黄色；储存药品应当按照要求采取避光、遮光、通风、防潮、防虫、防鼠等措施；搬运和堆码药品应当严格按照外包装标示要求规范操作，堆码高度符合包装图示要求，避免损坏药品包装；药品按批号堆码，不同批号的药品不得混垛，垛间距不小于 5 厘米，与库房内墙、顶、温度调控设备及管道等设施间距不小于 30 厘米，与地面间距不小于 10 厘米；药品与非药品、外用药与其他药品分开存放，中药材和中药饮片分库存放；特殊管理的药品应当按照国家有关规定储存；拆除外包装的零货药品应当集中存放；储存药品的货架、托盘等设施设备应当保持清洁，无破损和杂物堆放；未经批准的人员不得进入储存作业区，储存作业区内的人员不得有影响药品质量和安全的行为；药品储存作业区内不得存放与储存管理无关的物品。

② 药品养护要求。养护人员应当根据库房条件、外部环境、药品质量特性等对药品进行养护，主要内容是：指导和督促储存人员对药品进行合理储存与作业；检查并改善储存条件、防护措施、卫生环境；对库房温湿度进行有效监测、调控；按照养护计划对库存药品的

外观、包装等质量状况进行检查，并建立养护记录；对储存条件有特殊要求的或者有效期较短的品种应当进行重点养护；发现有问题的药品应当及时在计算机系统中锁定和记录，并通知质量管理部门处理；对中药材和中药饮片应当按其特性采取有效方法进行养护并记录，所采取的养护方法不得对药品造成污染；定期汇总、分析养护信息。

③ 有效期管理。企业应当采用计算机系统对库存药品的有效期进行自动跟踪和控制，采取近效期预警及超过有效期自动锁定等措施，防止过期药品销售。

④ 破损处理。药品因破损而导致液体、气体、粉末泄漏时，应当迅速采取安全处理措施，防止对储存环境和其他药品造成污染。

⑤ 质量可疑药品处理。对质量可疑的药品应当立即采取停售措施，并在计算机系统中锁定，同时报告质量管理部门确认。对存在质量问题的药品应当采取以下措施：存放于标志明显的专用场所，并有效隔离，不得销售；怀疑为假药的，及时报告药品监督管理部门；属于特殊管理的药品，按照国家有关规定处理；不合格药品的处理过程应当有完整的手续和记录；对不合格药品应当查明并分析原因，及时采取预防措施。

⑥ 盘点企业应当对库存药品定期盘点，做到账、货相符。

（9）销售

药品经营企业将所经营药品销售给购货单位，销售量集中，销售行为频繁。在销售环节中要严格按照有关规章要求进行。销售特殊管理的药品以及国家有专门管理要求的药品，应当严格按照国家有关规定执行。药品经营企业销售环节应符合以下要求。

① 购货单位审核。企业应当将药品销售给合法的购货单位，并对购货单位的证明文件、采购人员及提货人员的身份证明进行核实，保证药品销售流向真实、合法。企业应当严格审核购货单位的生产范围、经营范围或者诊疗范围，并按照相应的范围销售药品。

② 票据管理。企业销售药品，应当如实开具发票，做到票、账、货、款一致。

③ 销售记录。企业应当做好药品销售记录。销售记录应当包括药品的通用名称、规格、剂型、批号、有效期、生产厂商、购货单位、销售数量、单价、金额、销售日期等内容。按照 GSP 相关规定进行药品直调的，应当建立专门的销售记录。

中药材销售记录应当包括品名、规格、产地、购货单位、销售数量、单价、金额、销售日期等内容；中药饮片销售记录应当包括品名、规格、批号、产地、生产厂商、购货单位、销售数量、单价、金额、销售日期等内容。

（10）出库

① 不得出库的情形。出库时应当对照销售记录进行复核。发现以下情况不得出库，并报告质量管理部门处理：

a. 药品包装出现破损、污染、封口不牢、衬垫不实、封条损坏等问题；

b. 包装内有异常响动或者液体渗漏；

c. 标签脱落、字迹模糊不清或者标识内容与实物不符；

d. 药品已超过有效期；

e. 其他异常情况的药品。

② 出库复核与记录。药品出库复核应当建立记录，包括购货单位、药品的通用名称、剂型、规格、数量、批号、有效期、生产厂商、出库日期、质量状况和复核人员等内容。特殊管理的药品出库应当按照有关规定进行复核。

③ 出库票据要求。药品出库时，应当附加盖企业药品出库专用章原印章的随货同行单（票）。企业按照《药品经营质量管理规范》规定直调药品的，直调药品出库时，由供货单位

开具两份随货同行单（票），分别发往直调企业和购货单位。随货同行单（票）的内容应当符合要求，还应当标明直调企业名称。

④ 拼箱发货。药品拼箱发货的代用包装箱应当有醒目的拼箱标志。

⑤ 冷藏、冷冻药品发运。冷藏、冷冻药品的装箱、装车等项作业，应当由专人负责并符合以下要求：

a. 车载冷藏箱或者保温箱在使用前应当达到相应的温度要求；

b. 应当在冷藏环境下完成冷藏、冷冻药品的装箱、封箱工作；

c. 装车前应当检查冷藏车辆的启动、运行状态，达到规定温度后方可装车；

d. 启运时应当做好运输记录，内容包括运输工具和启运时间等。

（11）运输与配送

企业应当按照质量管理制度的要求，严格执行运输操作规程，并采取有效措施保证运输过程中的药品质量与安全。

① 运输工具。运输药品，应当根据药品的包装、质量特性并针对车况、道路、天气等因素，选用适宜的运输工具，采取相应措施防止出现破损、污染等问题。发运药品时，应当检查运输工具，发现运输条件不符合规定的，不得发运。运输药品过程中，运载工具应当保持密闭。

② 搬运与装卸。企业应当严格按照外包装标示的要求搬运、装卸药品。

③ 保温与冷藏要求。企业应当根据药品的温度控制要求，在运输过程中采取必要的保温或者冷藏、冷冻措施。运输过程中，药品不得直接接触冰袋、冰排等蓄冷剂，防止对药品质量造成影响。在冷藏、冷冻药品运输途中，应当实时监测并记录冷藏车、冷藏箱或者保温箱内的温度数据。企业应当制定冷藏、冷冻药品运输应急预案，对运输途中可能发生的设备故障、异常天气影响、交通拥堵等突发事件，能够采取相应的应对措施。

④ 委托运输要求。企业委托其他单位运输药品的，应当对承运方运输药品的质量保障能力进行审计，索取运输车辆的相关资料，符合GSP运输设施设备条件和要求的方可委托。

企业委托运输药品应当与承运方签订运输协议，明确药品质量责任、遵守运输操作规程和在途时限等内容。

企业委托运输药品应当有记录，实现运输过程的质量追溯。记录至少包括发货时间、发货地址、收货单位、收货地址、货单号、药品件数、运输方式、委托经办人、承运单位，采用车辆运输的还应当载明车牌号，并留存驾驶人员的驾驶证复印件。记录应当至少保存5年。

已装车的药品应当及时发运并尽快送达。委托运输的，企业应当要求并监督承运方严格履行委托运输协议，防止因在途时间过长影响药品质量。

⑤ 安全管理。企业应当采取运输安全管理措施，防止在运输过程中发生药品盗抢、遗失、调换等事故。特殊管理的药品的运输应当符合国家有关规定。

（12）售后管理

① 退货管理。企业应当加强对退货的管理，保证退货环节药品的质量和安全，防止混入假冒药品。

② 投诉管理。企业应当按照质量管理制度的要求，制定投诉管理操作规程，内容包括投诉渠道及方式、档案记录、调查与评估、处理措施、反馈和事后跟踪等。企业应当配备专职或者兼职人员负责售后投诉管理，对投诉的质量问题查明原因，采取有效措施及时处理和反馈，并做好记录，必要时应当通知供货单位及药品生产企业。企业应当及时将投诉及处理结果等信息记入档案，以便查询和跟踪。

③ 追回与召回。企业发现已售出药品有严重质量问题，应当立即通知购货单位停售、追回并做好记录，同时向药品监督管理部门报告。企业应当协助药品生产企业履行召回义务，按照召回计划的要求及时传达、反馈药品召回信息，控制和收回存在安全隐患的药品，并建立药品召回记录。

④ 不良反应监测工作。企业质量管理部门应当配备专职或者兼职人员，按照国家有关规定承担药品不良反应监测和报告工作。

3. 药品零售的质量管理

药品零售的质量管理涉及药品采购与验收、陈列与储存、销售、售后管理这几大环节。为实现上述关键环节的质量管理，零售企业的质量管理体系、文件、人员、设施设备共同发挥着至关重要的作用。药品零售企业质量管理的主要内容可概括为图 4-6。

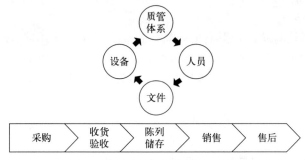

图 4-6　药品零售企业质量管理内容概要

虽然零售企业经营质量管理的内容复杂性略低于批发企业，整体的质量管理的核心理念和思路一致，但是又有着明显区别，例如零售企业对于药品的陈列有具体的规定，对于人员的资质要求也有所不同。

（1）质量管理与职责

企业应当按照有关法律法规的要求制定质量管理文件，开展质量管理活动，确保药品质量。企业应当具有与其经营范围和规模相适应的经营条件，包括组织机构、人员、设施设备、质量管理文件，并按照规定设置计算机系统。企业负责人是药品质量的主要责任人，负责企业日常管理，负责提供必要的条件，保证质量管理部门和质量管理人员有效履行职责，确保企业按照规范要求经营药品。

药品零售企业应当设置质量管理部门或者配备质量管理人员，我国《药品经营质量管理规范》中明确了包括组织制定质量管理文件、供货单位及销售人员资质审核、采购合法性审核等在内的十五条具体职责。

（2）人员管理

① 人员资质要求。企业从事药品经营和质量管理工作的人员，应当符合《药品经营质量管理规范》规定的资格要求（表 4-4），不得有相关法律法规禁止从业的情形。

表 4-4　药品零售企业各岗位资质要求

人员	资质要求
企业法定代表人或者企业负责人	应当具备执业药师资格
处方审核人员	配备执业药师，负责处方审核，指导合理用药
质量管理、验收、采购人员	具有药学或者医学、生物、化学等相关专业学历或者具有药学专业技术职称

人员	资质要求
中药饮片质量管理、验收、采购人员	具有中药学中专以上学历或者具有中药学专业初级以上专业技术职称
营业员	应当具有高中以上文化程度或者符合省级药品监督管理部门规定的条件
中药饮片调剂人员	应当具有中药学中专以上学历或者具备中药调剂员资格

② 人员培训要求。企业各岗位人员应当接受相关法律法规及药品专业知识与技能的岗前培训和继续培训，以符合《药品经营质量管理规范》要求。企业应当按照培训管理制度制定年度培训计划并开展培训，使相关人员能正确理解并履行职责。培训工作应当做好记录并建立档案。

企业应当为销售特殊管理的药品、国家有专门管理要求的药品、冷藏药品的人员接受相应培训提供条件，使其掌握相关法律法规和专业知识。

③ 人员卫生及健康要求。在营业场所内，企业工作人员应当穿着整洁、卫生的工作服。企业应当对直接接触药品岗位的人员进行岗前及年度健康检查，并建立健康档案。患有传染病或者其他可能污染药品的疾病的，不得从事直接接触药品的工作。在药品储存、陈列等区域不得存放与经营活动无关的物品及私人用品，在工作区域内不得有影响药品质量和安全的行为。

（3）文件

企业应当按照有关法律法规规定，制定符合企业实际的质量管理文件。文件包括质量管理制度、岗位职责、操作规程、档案、记录和凭证等，并对质量管理文件定期审核、及时修订。企业应当采取措施确保各岗位人员正确理解质量管理文件的内容，保证质量管理文件有效执行。

企业应当明确企业负责人、质量管理、采购、验收、营业员以及处方审核、调配等岗位的职责，设置库房的还应当包括储存、养护等岗位职责。质量管理岗位、处方审核岗位的职责不得由其他岗位人员代为履行。

我国《药品经营质量管理规范》中明确了药品零售质量管理制度应当包括：对药品采购、验收、陈列、销售等环节的管理；供货单位和采购品种的审核；处方药销售的管理等十八项内容。药品零售操作规程应当包括：药品采购、验收、销售；处方审核、调配、核对；中药饮片处方审核、调配、核对等九项内容。

企业应当建立药品采购、验收、销售、陈列检查、温湿度监测、不合格药品处理等相关记录，做到真实、完整、准确、有效和可追溯。记录及相关凭证应当至少保存 5 年。特殊管理的药品的记录及凭证按相关规定保存。

通过计算机系统记录数据时，相关岗位人员应当按照操作规程，通过授权及密码登录计算机系统，进行数据的录入，保证数据原始、真实、准确、安全和可追溯。电子记录数据应当以安全、可靠方式定期备份。

（4）设施与设备

① 营业场所及设备。企业的营业场所应当与其药品经营范围、经营规模相适应，并与药品储存、办公、生活辅助及其他区域分开。营业场所应当具有相应设施或者采取其他有效措施，避免药品受室外环境的影响，并做到宽敞、明亮、整洁、卫生。

营业场所应当有以下营业设备：货架和柜台；监测、调控温度的设备；经营中药饮片的，有存放饮片和处方调配的设备；经营冷藏药品的，有专用冷藏设备；经营第二类精神药品、毒性中药品种和罂粟壳的，有符合安全规定的专用存放设备；药品拆零销售所需的调配工具、包装用品。

② 计算机系统要求。企业应当建立能够符合经营和质量管理要求的计算机系统，并满足药品追溯的要求。

③ 库房要求。企业设置库房的，应当做到库房内墙、顶光洁，地面平整，门窗结构严密；有可靠的安全防护、防盗等措施。仓库应当有以下设施设备：药品与地面之间有效隔离的设备；避光、通风、防潮、防虫、防鼠等设备；有效监测和调控温湿度的设备；符合储存作业要求的照明设备；验收专用场所；不合格药品专用存放场所；经营冷藏药品的，有与其经营品种及经营规模相适应的专用设备。储存中药饮片应当设立专用库房。

④ 其他要求。经营特殊管理的药品应当有符合国家规定的储存设施。企业应当按照国家有关规定，对计量器具、温湿度监测设备等定期进行校准或者检定。

（5）采购与验收

药品零售企业采购药品的要求与上文中对于药品批发企业的采购要求一致。在此基础上要满足以下要求。

药品到货时，收货人员应当按采购记录，对照供货单位的随货同行单（票）核实药品实物，做到票、账、货相符。企业应当按规定的程序和要求对到货药品逐批进行验收，并按照规定做好验收记录。验收抽取的样品应当具有代表性。

冷藏药品到货时，应当按照规定进行检查。验收药品应当按照规定查验药品检验报告书。特殊管理的药品应当按照相关规定进行验收。验收合格的药品应当及时入库或者上架，验收不合格的，不得入库或者上架，并报告质量管理人员处理。

（6）陈列与储存

企业应当对营业场所温度进行监测和调控，以使营业场所的温度符合常温要求。企业应当定期进行卫生检查，保持环境整洁。存放、陈列药品的设备应当保持清洁卫生，不得放置与销售活动无关的物品，并采取防虫、防鼠等措施，防止污染药品。药品的陈列应当符合以下要求：

① 按剂型、用途以及储存要求分类陈列，并设置醒目标志，类别标签字迹清晰、放置准确。

② 药品放置于货架（柜），摆放整齐有序，避免阳光直射。

③ 处方药、非处方药分区陈列，并有处方药、非处方药专用标识。

④ 处方药不得采用开架自选的方式陈列和销售。

⑤ 外用药与其他药品分开摆放。

⑥ 拆零销售的药品集中存放于拆零专柜或者专区。

⑦ 第二类精神药品、毒性中药品种和罂粟壳不得陈列。

⑧ 冷藏药品放置在冷藏设备中，按规定对温度进行监测和记录，并保证存放温度符合要求。

⑨ 中药饮片柜斗谱的书写应当正名正字；装斗前应当复核，防止错斗、串斗；应当定期清斗，防止饮片生虫、发霉、变质；不同批号的饮片装斗前应当清斗并记录。

⑩ 经营非药品应当设置专区，与药品区域明显隔离，并有醒目标志。

药品陈列的常见标识见图 4-7。

企业应当定期对陈列、存放的药品进行检查，重点检查拆零药品和易变质、近效期、摆放时间较长的药品以及中药饮片。发现有质量疑问的药品应当及时撤柜，停止销售，由质量

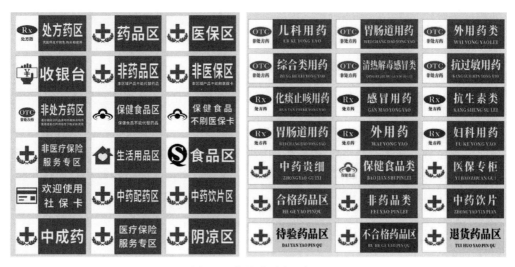

图 4-7 药品陈列常见标识

管理人员确认和处理，并保留相关记录。企业应当对药品的有效期进行跟踪管理，防止近效期药品售出后可能发生的过期使用。

（7）销售管理

① 标识管理。企业应当在营业场所的显著位置悬挂药品经营许可证、营业执照、执业药师注册证等。营业人员应当佩戴有照片、姓名、岗位等内容的工作牌，是执业药师和药学技术人员的，工作牌还应当标明执业资格或者药学专业技术职称。在岗执业的执业药师应当挂牌明示。

② 销售管理。企业销售药品应当开具销售凭证，内容包括药品名称、生产厂商、数量、价格、批号、规格等，并做好销售记录。销售药品应当符合以下要求：

a. 处方经执业药师审核后方可调配；对处方所列药品不得擅自更改或者代用，对有配伍禁忌或者超剂量的处方，应当拒绝调配，但经处方医师更正或者重新签字确认的，可以调配；调配处方后经过核对方可销售。

b. 处方审核、调配、核对人员应当在处方上签字或者盖章，并按照有关规定保存处方或者其复印件。

c. 销售近效期药品应当向顾客告知有效期。

d. 销售中药饮片做到计量准确，并告知煎服方法及注意事项；提供中药饮片代煎服务，应当符合国家有关规定。

③ 拆零销售管理。药品拆零销售应当符合以下要求：

a. 负责拆零销售的人员经过专门培训；

b. 拆零的工作台及工具保持清洁、卫生，防止交叉污染；

c. 做好拆零销售记录，内容包括拆零起始日期、药品的通用名称、规格、批号、生产厂商、有效期、销售数量、销售日期、分拆及复核人员等；

d. 拆零销售应当使用洁净、卫生的包装，包装上注明药品名称、规格、数量、用法、用量、批号、有效期以及药店名称等内容；

e. 提供药品说明书原件或者复印件；

f. 拆零销售期间，保留原包装和说明书。

④ 其他规定。销售特殊管理的药品和国家有专门管理要求的药品，应当严格执行国家

有关规定。药品广告宣传应当严格执行国家有关广告管理的规定。非本企业在职人员不得在营业场所内从事药品销售相关活动。

（8）售后管理

除药品质量原因外，药品一经售出，不得退换。

企业应当在营业场所公布药品监督管理部门的监督电话，设置顾客意见簿，及时处理顾客对药品质量的投诉。

企业应当按照国家有关药品不良反应报告制度的规定，收集、报告药品不良反应信息。

企业发现已售出药品有严重质量问题，应当及时采取措施追回药品并做好记录，同时向药品监督管理部门报告。企业应当协助药品生产企业履行召回义务，控制和收回存在安全隐患的药品，并建立药品召回记录。

三、药品经营监督管理

1. 总体要求

从事药品经营活动，应当遵守药品经营质量管理规范，按照药品经营许可证载明的经营方式和范围，在药品监督管理部门核准的场所储存或者销售药品，保证药品经营全过程符合法定要求。

药品经营企业应当建立覆盖药品经营全过程的药品经营质量管理体系。购销记录、存储条件、运输过程、质量控制等记录应当完整准确，不得编造和篡改。

药品经营企业应当开展评估、验证、审核等质量管理活动，对已识别的风险及时采取有效控制措施，保证药品质量。

2. 药品上市许可持有人责任

（1）持有人质量管理责任

药品上市许可持有人销售药品应当建立药品质量保证体系，对药品经营过程中药品的安全性、有效性和质量可控性负责。药品存在质量问题或者其他安全隐患的，药品上市许可持有人应当立即停止销售，依法及时采取召回等风险控制措施。

（2）持有人追溯主体责任

药品上市许可持有人应当按规定建立健全药品追溯系统，对上市药品的各级销售包装单元赋以追溯标识，实施药品全过程追溯管理。药品经营企业应当按规定开展追溯数据采集、储存及交换，向药品信息化追溯系统提供药品追溯信息，实现药品各级销售包装单元可追溯、可核查。

（3）持有人委托销售

药品上市许可持有人将其持有的品种委托销售的，接受委托销售的药品经营企业，应当具有相应的经营范围。受托方不得再次委托销售。药品上市许可持有人应当与受托方签订委托协议，明确约定药品质量责任等内容，并对受托方销售行为进行监督。

药品上市许可持有人委托销售的，应当向其所在地省、自治区、直辖市药品监督管理部门报告。

3. 药品经营企业禁售品种

药品经营企业不得经营疫苗、中药配方颗粒等国家禁止药品经营企业经营的药品。

药品零售企业不得销售麻醉药品、第一类精神药品、放射性药品、药品类易制毒化学品、蛋白同化制剂、肽类激素（胰岛素除外）、终止妊娠药品。

4. 购销人员管理

药品上市许可持有人、药品经营企业应当加强药品采购、销售人员的管理，对其进行法律、法规、规章、规范和专业知识培训，并对其药品经营行为承担法律责任。

5. 购销行为管理

（1）购销资料

药品上市许可持有人、药品经营企业销售药品时，应当索取、查验、留存购药单位和采购人员的资质材料，并向购药单位提供以下资料：

① 药品上市许可持有人相关材料（或者药品生产许可证、药品经营许可证）和营业执照的复印件；

② 所销售药品批准证明文件和检验报告书的复印件；

③ 企业派出销售人员授权书原件和身份证复印件；

④ 标明供货单位名称、药品通用名称、上市许可持有人（中药饮片标明生产企业、产地）、批准文号、批号、剂型、规格、有效期、销售数量、销售价格、销售日期等内容的凭证；

⑤ 销售进口药品的，按照国家有关规定提供相关证明文件。

上述资料均应当加盖本企业公章，通过网络核查、电子签章等方式确认的电子版具有同等效力。

药品经营企业采购药品时，应当索取、查验、留存法规规定的供货单位有关资质材料、销售凭证。

（2）购销记录管理

药品上市许可持有人、药品经营企业购销活动中的有关资质材料和购销记录应当保存超过药品有效期一年，且不得少于五年。

（3）特殊情形购药

因科学研究、检验检测或者慈善捐助、突发公共卫生事件等有特殊购药需求的单位，向所在地设区的市级药品监督管理部门报告后，可以到指定药品上市许可持有人或者药品经营企业购买药品。

出现突发公共卫生事件或者其他严重威胁公众健康的紧急事件时，药品零售企业应当严格遵守各级人民政府的应急处置规定，按要求采取下架商品、暂停销售等措施。

6. 药品零售管理

（1）药品零售过程管理

药品零售企业应当遵守国家处方药与非处方药分类管理制度，按规定凭处方销售处方药，处方保留不少于五年。

药品零售企业不得以买药品赠药品或者买商品赠药品等方式向公众赠送处方药、甲类非处方药。处方药不得开架销售。

药品零售企业销售药品时，应当开具标明药品通用名称、上市许可持有人（中药饮片标明生产企业、产地）、批号、剂型、规格、销售数量、销售价格、销售日期、销售企业名称等内容的凭证。

经营处方药、甲类非处方药的药品零售企业应当按照规定配备执业药师或者其他依法经过资格认定的药学技术人员，负责药品质量管理、处方审核和调配、合理用药指导以及不良反应信息收集与报告等工作，并能保证其在营业时间正常履职。

药品零售企业营业时间内，执业药师或者其他依法经过资格认定的药学技术人员不在岗时，应当挂牌告知；未经执业药师或者其他依法经过资格认定的药学技术人员审核处方，不得销售处方药。

（2）药品零售企业配送要求

药品零售企业应当将销售的药品核验无误后直接交付给购买者。确需配送的，应当保证药品配送全过程符合药品储存和运输的要求，配送过程可追溯。

药品零售企业应当将配送记录与药品销售记录一同留存，配送记录应包含配送药品的时间、药品名称、批号、数量、接收的时间，冷藏、冷冻药品应当提供配送过程的温度记录。

7. 零售连锁管理

药品零售连锁总部的药品经营活动应当符合药品批发企业管理的相关要求。

药品零售连锁总部应当对所属零售门店建立统一的质量管理体系，实现统一企业标识、统一管理制度、统一计算机系统、统一人员培训、统一采购配送、统一票据管理、统一药学服务标准规范，确保门店符合相关管理要求。

药品零售连锁总部应当加强对所属零售门店的管理，保证其持续符合药品经营质量管理规范和统一的质量管理体系要求。

药品零售连锁所属零售门店应当按照总部统一质量管理体系要求开展药品零售活动，只能接收和销售总部统一采购配送的药品。

药品零售连锁总部发现所属零售门店经营的药品存在质量问题或者其他安全隐患的，应当及时采取停止销售、召回等风险控制措施，并及时向药品监督管理部门报告。

8. 委托储存运输管理

（1）总体要求

药品上市许可持有人、药品经营企业委托储存、运输药品的，应当对受托方质量保证能力和风险管理能力进行评估，与其签订委托协议，约定药品质量责任、操作规程等内容，并对受托方进行监督。委托储存的，应当按规定向药品上市许可持有人、药品经营企业所在地药品监督管理部门报告。药品经营企业委托储存药品的，按照变更仓库地址办理。委托运输的，应当向属地药品监督管理部门报告。

（2）受托方条件

接受委托储存药品的企业应当符合药品经营质量管理规范有关要求，并具备以下条件：

① 有符合资质的人员，建立相应的药品质量管理体系文件，包括收货、验收、入库、储存、养护、出库、运输等操作规程；

② 有与委托方实现数据对接的计算机系统，对药品储存、运输信息进行记录并可追溯，为委托方药品召回提供支持；

③ 有符合保证药品质量储存条件的场所等设施设备，保证药品质量安全；

④ 接受持有人和药品批发企业委托储存的，有符合现代物流条件的药品储存场所和设施设备。

（3）受托方责任

受托方应当按照药品经营质量管理规范的要求开展药品储存、运输活动，履行委托协议规定的义务，并承担相应的法律责任。受托方不得再次委托储存、运输药品。

受托方发现药品存在重大质量问题的，应当立即向委托方和所在地药品监督管理部门报告，并主动采取风险控制措施。

受托方发现委托方存在违法违规行为的，应当立即向所在地药品监督管理部门报告，并主动采取风险控制措施。

四、药品网络销售监督管理

1. 《药品网络销售监督管理办法》出台背景

药品网络经营，是指通过网络（含移动互联网等网络）从事药品经营相关活动的行为。通过网络销售的药品，应当依法取得药品注册证书（未实施审批管理的中药饮片除外）。药品网络销售的主体，应当是取得互联网药品信息服务资格证书的药品上市许可持有人、药品经营企业。药品网络经营相关行为应符合药品GSP有关要求。

2004年，原国家食品药品监督管理局发布《互联网药品信息服务管理办法》（国家食品药品监督管理局令第9号）和《互联网药品交易服务审批暂行规定》（国食药监市〔2005〕480号），将互联网药品交易服务企业审批和互联网药品信息服务资格审核设定为专项许可，对从事经营性互联网药品信息服务开展审核制管理，从事互联网药品交易服务的企业必须获得互联网药品信息服务资格证书（图4-8）和互联网药品交易服务机构资格证书。

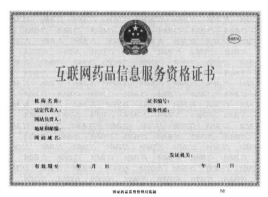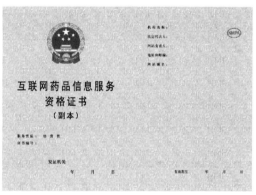

图 4-8　互联网药品信息服务资格证书

2017年11月7日，《国家食品药品监督管理总局关于修改部分规章的决定》修正了《互联网药品信息服务管理办法》，对互联网药品信息服务管理作出了规定。互联网药品信息服务，是指通过互联网向上网用户提供药品（含医疗器械）信息的服务活动。互联网药品信息服务分为经营性和非经营性两类。经营性互联网药品信息服务是指通过互联网向上网用户有偿提供药品信息等服务的活动。非经营性互联网药品信息服务是指通过互联网向上网用户无偿提供公开的、共享性药品信息等服务的活动。

申请提供互联网药品信息服务，应当填写国家药品监督管理部门统一制发的《互联网药品信息服务申请表》，向网站主办单位所在地省级药品监督管理部门提出申请并提交相应材料。

2017年，国务院两次发布取消行政许可事项的决定，全面取消了实施12年的"互联网药品交易服务企业审批"许可事项，并明确国家药品监管部门通过以下措施加强事中事后监管：①制定相关管理规定，要求属地药品监管部门将平台网站纳入监督检查范围，明确通过平台从事活动的必须是取得药品生产、经营许可的企业和医疗机构，落实平台的主体责任；②建立网上售药监测机制，畅通投诉举报渠道，建立"黑名单"制度；③加大监督检查力度，加强互联网售药监管，严厉查处网上非法售药行为。

《药品管理法》规定，药品上市许可持有人、药品经营企业通过网络销售药品，应当遵守《药品管理法》中药品经营的有关规定；具体管理办法由国家药品监督管理局会同国务院卫生健康主管部门等部门制定；疫苗、血液制品、麻醉药品、精神药品、医疗用毒性药品、放射性药品、药品类易制毒化学品等国家实行特殊管理的药品不得在网上销售。同时，《药品管理法》还规定网络药品交易第三方平台提供者应当按照国家药品监督管理局的规定，向所在地省级药品监督管理部门备案。

近年来，随着我国电子商务的快速发展，网购已成为常态化消费方式，药品网络销售活动也日趋活跃。为提升医疗卫生现代化服务水平，国务院先后出台一系列政策，要求创新服务模式，完善"互联网＋"药品供应保障服务，满足人民日益增长的医疗卫生健康需求。2019年新修订的《药品管理法》、2021年4月《国务院办公厅关于服务"六稳""六保"进一步做好"放管服"改革有关工作的意见》（国办发〔2021〕10号）等，均对药品网络销售提出工作要求。

为贯彻党中央、国务院决策部署，落实新修订《药品管理法》有关要求，进一步规范药品网络销售行为，保障网络销售药品质量安全，确保人民群众用药可及，切实维护人民群众生命安全和身体健康，国家市场监管总局、国家药监局在深入研究、充分论证的基础上，制定了《药品网络销售监督管理办法》，并于2022年12月1日起施行。该办法共六章四十二条，对药品网络销售管理、平台责任履行、监督检查措施及法律责任作出了规定。

2. 监管职责

国家药品监督管理局主管全国药品网络销售的监督管理工作。

省级药品监督管理部门负责本行政区域内药品网络销售的监督管理工作，负责监督管理药品网络交易第三方平台以及药品上市许可持有人、药品批发企业通过网络销售药品的活动。

设区的市级、县级承担药品监督管理职责的部门（以下称药品监督管理部门）负责本行政区域内药品网络销售的监督管理工作，负责监督管理药品零售企业通过网络销售药品的活动。

3. 药品网络销售总体要求

从事药品网络销售、提供药品网络交易平台服务，应当遵守药品法律、法规、规章、标准和规范，依法诚信经营，保障药品质量安全。

从事药品网络销售、提供药品网络交易平台服务，应当采取有效措施保证交易全过程信息真实、准确、完整和可追溯，并遵守国家个人信息保护的有关规定。

药品监督管理部门应当与相关部门加强协作，充分发挥行业组织等机构的作用，推进信用体系建设，促进社会共治。

4. 药品网络销售管理

（1）药品网络销售主体

从事药品网络销售的，应当是具备保证网络销售药品安全能力的药品上市许可持有人或者药品经营企业。中药饮片生产企业销售其生产的中药饮片，应当履行药品上市许可持有人相关义务。

（2）药品网络销售范围

药品网络销售企业应当按照经过批准的经营方式和经营范围经营。药品网络销售企业为药品上市许可持有人的，仅能销售其取得药品注册证书的药品。未取得药品零售资质的，不得向个人销售药品。药品网络零售企业不得违反规定以买药品赠药品、买商品赠药品等方式向个人赠送处方药、甲类非处方药。

2022 年 11 月，国家药监局制定并发布了《药品网络销售禁止清单（第一版）》。规定疫苗、血液制品、麻醉药品、精神药品、医疗用毒性药品、放射性药品、药品类易制毒化学品；医疗机构制剂、中药配方颗粒禁止通过网络销售。除此之外，以下类型或品种也列入禁止网络销售的清单范围：

① 注射剂（降糖类药物除外）。

② 含麻黄碱类复方制剂（不包括含麻黄的中成药）、含麻醉药品口服复方制剂、含曲马多口服复方制剂、右美沙芬口服单方制剂。

③《兴奋剂目录》所列的蛋白同化制剂和肽类激素（胰岛素除外）。

④ 地高辛、丙吡胺、奎尼丁、哌唑嗪、普鲁卡因胺、普罗帕酮、胺碘酮、奎宁、氨茶碱、胆茶碱、异丙肾上腺素；

苯妥英钠、卡马西平、拉莫三嗪、水合氯醛、达比加群酯、华法林、替格瑞洛、西洛他唑、扑米酮、碳酸锂、异氟烷、七氟烷、恩氟烷、地氟烷、秋水仙碱；

米非司酮、复方米非司酮、环丙孕酮、卡前列甲酯、雌二醇、米索前列醇、地诺前列酮；

法罗培南、夫西地酸、伏立康唑、利奈唑胺、奈诺沙星、泊沙康唑、头孢地尼、伊曲康唑、左奥硝唑、头孢泊肟酯。

（3）处方药网络销售规定

通过网络向个人销售处方药的，应当确保处方来源真实、可靠，并实行实名制。

药品网络零售企业应当与电子处方提供单位签订协议，并严格按照有关规定进行处方审核调配，对已经使用的电子处方进行标记，避免处方重复使用。

第三方平台承接电子处方的，应当对电子处方提供单位的情况进行核实，并签订协议。

药品网络零售企业接收的处方为纸质处方影印版本的，应当采取有效措施避免处方重复使用。

（4）制度要求

药品网络销售企业应当建立并实施药品质量安全管理、风险控制、药品追溯、储存配送管理、不良反应报告、投诉举报处理等制度。

药品网络零售企业还应当建立在线药学服务制度，由依法经过资格认定的药师或者其他药学技术人员开展处方审核调配、指导合理用药等工作。依法经过资格认定的药师或者其他药学技术人员数量应当与经营规模相适应。

（5）药品网络销售企业报告

药品网络销售企业应当向药品监督管理部门报告企业名称、网站名称、应用程序名称、IP 地址、域名、药品生产许可证或者药品经营许可证等信息。信息发生变化的，应当在 10 个工作日内报告。

药品网络销售企业为药品上市许可持有人或者药品批发企业的，应当向所在地省级药品监督管理部门报告。药品网络销售企业为药品零售企业的，应当向所在地市县级药品监督管理部门报告。

（6）信息展示要求

药品网络销售企业应当在网站首页或者经营活动的主页面显著位置，持续公示其药品生

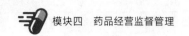

产或者经营许可证信息。药品网络零售企业还应当展示依法配备的药师或者其他药学技术人员的资格认定等信息。上述信息发生变化的，应当在 10 个工作日内予以更新。

药品网络销售企业展示的药品相关信息应当真实、准确、合法。

从事处方药销售的药品网络零售企业，应当在每个药品展示页面下突出显示"处方药须凭处方在药师指导下购买和使用"等风险警示信息。处方药销售前，应当向消费者充分告知相关风险警示信息，并经消费者确认知情。

药品网络零售企业应当将处方药与非处方药区分展示，并在相关网页上显著标示处方药、非处方药。

药品网络零售企业在处方药销售主页面、首页面不得直接公开展示处方药包装、标签等信息。通过处方审核前，不得展示说明书等信息，不得提供处方药购买的相关服务。

（7）配送要求

药品网络零售企业应当对药品配送的质量与安全负责。配送药品，应当根据药品数量、运输距离、运输时间、温湿度要求等情况，选择适宜的运输工具和设施设备，配送的药品应当放置在独立空间并明显标识，确保符合要求、全程可追溯。

药品网络零售企业委托配送的，应当对受托企业的质量管理体系进行审核，与受托企业签订质量协议，约定药品质量责任、操作规程等内容，并对受托方进行监督。药品网络零售的具体配送要求由国家药品监督管理局另行制定。

（8）购销凭证与记录

向个人销售药品的，应当按照规定出具销售凭证。销售凭证可以以电子形式出具，药品最小销售单元的销售记录应当清晰留存，确保可追溯。

药品网络销售企业应当完整保存供货企业资质文件、电子交易等记录。销售处方药的药品网络零售企业还应当保存处方、在线药学服务等记录。相关记录保存期限不少于 5 年，且不少于药品有效期满后 1 年。

（9）风险控制

药品网络销售企业对存在质量问题或者安全隐患的药品，应当依法采取相应的风险控制措施，并及时在网站首页或者经营活动主页面公开相应信息。

5. 平台管理

（1）药品质量安全管理及检查

第三方平台应当建立药品质量安全管理机构，配备药学技术人员承担药品质量安全管理工作，建立并实施药品质量安全、药品信息展示、处方审核、处方药实名购买、药品配送、交易记录保存、不良反应报告、投诉举报处理等管理制度。

第三方平台应当加强检查，对入驻平台的药品网络销售企业的药品信息展示、处方审核、药品销售和配送等行为进行管理，督促其严格履行法定义务。

（2）第三方平台备案

第三方平台应当将企业名称、法定代表人、统一社会信用代码、网站名称以及域名等信息向平台所在地省级药品监督管理部门备案。省级药品监督管理部门应当将平台备案信息公示。

（3）信息展示

第三方平台应当在其网站首页或者从事药品经营活动的主页面显著位置，持续公示营业执照、相关行政许可和备案、联系方式、投诉举报方式等信息或者上述信息的链接标识。第三方平台展示药品信息应当与药品网络销售企业一样遵守上文中提到的有关规定。

（4）入驻企业管理

第三方平台应当对申请入驻的药品网络销售企业资质、质量安全保证能力等进行审核，对药品网络销售企业建立登记档案，至少每六个月核验更新一次，确保入驻的药品网络销售企业符合法定要求。第三方平台应当与药品网络销售企业签订协议，明确双方药品质量安全责任。

第三方平台应当保存药品展示、交易记录与投诉举报等信息。保存期限不少于 5 年，且不少于药品有效期满后 1 年。第三方平台应当确保有关资料、信息和数据的真实、完整，并为入驻的药品网络销售企业自行保存数据提供便利。

第三方平台应当对药品网络销售活动建立检查监控制度。发现入驻的药品网络销售企业有违法行为的，应当及时制止并立即向所在地县级药品监督管理部门报告。

第三方平台发现下列严重违法行为的，应当立即停止提供网络交易平台服务，停止展示药品相关信息：

① 不具备资质销售药品的；

② 违反《药品网络销售监督管理办法》第八条规定销售国家实行特殊管理的药品的；

③ 超过药品经营许可范围销售药品的；

④ 因违法行为被药品监督管理部门责令停止销售、吊销药品批准证明文件或者吊销药品经营许可证的；

⑤ 其他严重违法行为的。

药品注册证书被依法撤销、注销的，不得展示相关药品的信息。

（5）其他规定

出现突发公共卫生事件或者其他严重威胁公众健康的紧急事件时，第三方平台、药品网络销售企业应当遵守国家有关应急处置规定，依法采取相应的控制和处置措施。

药品上市许可持有人依法召回药品的，第三方平台、药品网络销售企业应当积极予以配合。

药品监督管理部门开展监督检查、案件查办、事件处置等工作时，第三方平台应当予以配合。药品监督管理部门发现药品网络销售企业存在违法行为，依法要求第三方平台采取措施制止的，第三方平台应当及时履行相关义务。

药品监督管理部门依照法律、行政法规要求提供有关平台内销售者、销售记录、药学服务以及追溯等信息的，第三方平台应当及时予以提供。

鼓励第三方平台与药品监督管理部门建立开放数据接口等形式的自动化信息报送机制。

知识延伸　　　　　为何中药配方颗粒禁止通过网络销售

中药配方颗粒是由单味中药饮片经水提、分离、浓缩、干燥、制粒而成的颗粒，在中医药理论指导下，按照中医临床处方调配后，供患者冲服使用。不同于板蓝根颗粒、感冒灵颗粒等中成药颗粒。

根据国家药监局、国家中医药局、国家卫生健康委、国家医保局《关于结束中药配方颗粒试点工作的公告》第九条规定：中药配方颗粒不得在医疗机构以外销售。

案例分析

案例一

根据《浙江省药品监督管理局办公室关于组织开展 2021 年药品 GSP 飞行检查工作的通知》，浙江省药监局 2021 年 9 月 27 日至 29 日组织对杭州某医药有限责任公司进行了飞行检查。发现的缺陷如下。

主要缺陷：①企业对从业人员的培训不到位，如企业没有针对各岗位人员 GSP 计算机系统上机操作开展培训等。②企业计算机系统多个账户（如验收员、质管员、质量管理负责人、质量机构负责人等）的密码设置过于简单一致，均为 123456。③企业仓库内存在药品堆放不合理现象。如现场发现有不同品种的药品堆放在同一堆垛上（如复方北豆根氨酚那敏片和艾司奥美拉唑镁肠溶片混放在一个堆垛上）；发现有部分药品（金银花露、小儿清肺化痰口服液）放在货架之间的过道上。

一般缺陷：企业验收结束后，未对开箱验收的药品进行标示。

针对以上缺陷，浙江省药监局发整改通知书要求整改，并要求企业落实质量安全主体责任，分析研判原因，评估安全风险，采取必要措施管控风险。

案例二

2022 年 8 月，浙江省药品监督管理局药品行政处罚公开信息中公开了杭州某医药集团有限公司违法出租药品经营许可证案。经查明，杭州某医药集团有限公司存在如下违法事实：

① 涉事企业向程某出租药品经营许可证并收取管理费。2009 年 7 月至 2019 年 1 月期间，涉事企业在明知程某未取得药品经营许可证的情况下，与程某达成口头协议，同意其以涉事企业名义从事药品购销活动并为其提供便利条件。程某将购进的药品存放在涉事企业仓库，通过医药代表向医院和药店宣传推广，并以涉事企业名义进行销售。经杭州某会计师事务所审核确认，2009 年 7 月至 2019 年 1 月期间，涉事企业向程某收取的管理费合计 1767585.87 元。

② 涉事企业出租药品经营许可证时间周期长，涉及药品种类较多，案涉药品销售金额巨大。根据杭州市上城区人民法院一审刑事判决书和杭州市中级人民法院终审刑事裁定书，自 2009 年 7 月起，程某以涉事企业名义经营药品，直至 2019 年 1 月案发。程某以涉事企业名义销售药品的时间跨度长，品种有氟米龙滴眼液、鹿角胶等 11 种，案涉药品销售金额巨大。

该企业上述行为违反了《药品流通监督管理办法》第十四条的规定，依据《药品流通监督管理办法》第三十六条、2015 年修正的《中华人民共和国药品管理法》第八十一条、《中华人民共和国行政处罚法》第二十八条第一款的规定，对该企业出租药品经营许可证的行为，浙江省药品监督管理局责令当事人改正，并给予行政处罚如下：

①没收违法所得 1767585.87 元。②罚款 4242206.09 元（违法所得金额 2.4 倍）。以上罚没款合计 6009791.96 元。

❓ 边学边练

1.【单选】根据《药品网络销售禁止清单（第一版）》，下列哪个药品不得在互联网进行销售（　　）。

A. 布洛芬缓释胶囊 　　　　　　　　B. 对乙酰氨基酚片

C. 葡萄糖注射剂 　　　　　　　　　D. 阿奇霉素分散片

2.【单选】下列关于药品经营许可证管理的说法，错误的是（　　）。（执业药师职业资格考试 2020 年真题）

A. 药品零售连锁企业收购、兼并其他药品零售企业时，如实际经营地址、经营范围未发生变化的，可按变更药品经营许可证程序办理

B. 药品经营企业应当在其持有的药品经营许可证有效期届满前 6 个月，向原发证机关申请换发药品经营许可证

C. 药品经营企业改变经营方式、改变经营类别、跨原管辖地迁移，按照新开办药品经营企业申领药品经营许可证

D. 药品经营企业仓库地址内大幅增加仓库储存作业区面积，应当按照程序提交药品经营许可证变更申请

3.【单选】药品经营许可证的有效期为（　　）。

A. 2 年 　　　　　　B. 3 年 　　　　　　C. 4 年 　　　　　　D. 5 年

4.【单选】根据 GSP，储存药品相对湿度应为（　　）。

A. 30%～70% 　　　B. 40%～75% 　　　C. 35%～75% 　　　D. 35%～65%

5.【多选】药品经营企业负责人应当（　　）。

A. 具有大学专科以上学历或者中级以上专业技术职称

B. 具有大学本科以上学历或者中级以上专业技术职称

C. 经过基本的药学专业知识培训

D. 熟悉有关药品管理的法律法规及 GSP

课后实践

1. 模拟互联网药品信息服务资格证书申办

请利用所在地药品监督管理局官网，调研申办互联网药品信息服务资格证书的基本流程，列出所需材料清单，列出流程图，下载互联网药品信息服务申请表，并模拟填写。

2. 模拟药品经营许可证变更

某药品经营企业欲变更仓库地址，请利用所在地药品监督管理局官网，调研申办药品经营许可证变更的基本流程，列出所需材料清单，列出流程图，下载药品经营许可证变更申请表，并模拟填写。

项目二　药品价格监督管理

📲 **岗课赛证融通导航——执业药师职业资格证书考核点**

单元：药品价格管理

1. 药品价格管理模式
2. 药品经营者应遵守的药品价格管理规定
   （1）合理定价明码标价
   （2）如实报告销售和价格情况
   （3）购销中禁止不正当获益

📖 项目背景

药品是一种特殊的商品，具有质量严格性、信息不对称性、被动消费性、生命关联性和公共福利性等显著特征。药品价格监管是一个关乎国计民生福祉的全民性问题，政府对药品价格的监管既要保持产业活力、促进产业健康持续发展，又要控制医药费用不合理支出、降低患者用药负担，实现公共利益最大化。

2015年国家七部委联合印发《关于印发推进药品价格改革意见的通知》，除麻醉药品和第一类精神药品外，取消政府定价，药品价格主要由市场竞争形成，并为此出台了一系列改革配套措施，逐步形成了符合我国国情特点的药品价格监管机制。党的二十大报告也指出，深化医药卫生体制改革，促进医保、医疗、医药协同发展和治理。

近年来，我国出台的多种药品价格调控举措取得了显著成效。例如阿卡波糖片，是糖尿病患者的日常用药。在2020年以前，这款药的售价约90元人民币，而如今该药品售价仅为5～17元。

📚 知识目标

1. 了解我国药品价格监管模式的变革。
2. 熟悉药品经营者应该遵循的药品价格管理规定。
3. 熟悉药品集中带量采购政策的背景及意义。

📚 技能目标

1. 能够在药品经营环节中遵循价格管理有关规定。
2. 能够对违反药品价格有关规定的行为进行基本判断。

📚 职业素养目标

1. 通过对法的基本知识及有关案例的学习强化法治精神。
2. 通过对我国药品价格变化的认知，提升对我国药品监管制度的认同感，提升制度自信。

3. 通过拓展实践任务，提升信息化技术水平，提高总结归纳能力。

✥ 法律法规

1.《中华人民共和国药品管理法》（2019 年 8 月第二次修订，2019 年 12 月 1 日起实施）
2.《中华人民共和国价格法》（自 1998 年 5 月 1 日起施行）
3.《中华人民共和国反垄断法》（自 2008 年 8 月 1 日起施行，2022 年 6 月 24 日修正）

✣ 核心知识

一、药品价格管理的制度

1. 药品价格管理模式变化

药品价格管理，是指药品价格的制定和监测等一系列的管理活动。药品价格事关重大，药品价格问题，是一个与医药经济、卫生保健和医疗保障密切相关的重要问题。

我国的药品价格管理经历了从国家计划统一定价，到市场调节经营者自主定价，再到政府定价和市场调节价相结合，以及当前执行的取消绝大部分药品政府定价四个阶段。

《药品管理法》规定，依法实行政府定价、政府指导价的药品，政府价格主管部门应当依照《中华人民共和国价格法》（以下简称《价格法》）规定的定价原则，依据社会平均成本、市场供求状况和社会承受能力合理制定和调整价格，做到质价相符，消除虚高价格，保护用药者的正当利益。药品的生产企业、经营企业和医疗机构必须执行政府定价、政府指导价，不得以任何形式擅自提高价格。依法实行市场调节价的药品，药品的生产企业、经营企业和医疗机构应当按照公平、合理和诚实信用、质价相符的原则制定价格，为用药者提供价格合理的药品。

2015 年 5 月 4 日，经国务院同意，国家发展和改革委员会联合国家卫生计生委、人力资源和社会保障部、工业和信息化部、财政部、商务部、食品药品监督管理总局等六个部委发布《关于印发推进药品价格改革意见的通知》，决定从 2015 年 6 月 1 日起取消绝大部分药品政府定价，完善药品采购机制，发挥医保控费作用，药品实际交易价格主要由市场竞争形成。

2019 年 12 月 11 日，为贯彻落实党中央、国务院关于药品保供稳价工作的决策部署，国家医疗保障局制定了《关于做好当前药品价格管理工作的意见》，要求依据《价格法》《药品管理法》，进一步完善药品价格形成机制。以现行药品价格政策为基础，坚持市场在资源配置中起决定性作用，更好发挥政府作用，围绕新时代医疗保障制度总体发展方向，持续健全以市场为主导的药品价格形成机制。医疗保障部门管理价格的药品范围包括化学药品、中成药、生化药品、中药饮片、医疗机构制剂等。其中，麻醉药品和第一类精神药品实行政府指导价，其他药品实行市场调节价。

2. 药品价格管理有关规定

《药品管理法》第八十四条要求，国家完善药品采购管理制度，对药品价格进行监测，开展成本价格调查，加强药品价格监督检查，依法查处价格垄断、哄抬价格等药品价格违法行为，维护药品价格秩序。同时，对经营者遵守药品价格管理作出规定。

（1）合理定价明码标价

依法实行市场调节价的药品，药品上市许可持有人、药品生产企业、药品经营企业和医疗机构应当按照公平、合理和诚实信用、质价相符的原则制定价格，为用药者提供价格合理的药品；应当遵守国务院药品价格主管部门关于药品价格管理的规定，制定和标明药品零售价格，禁止暴利、价格垄断和价格欺诈等行为。

（2）如实报告销售和价格情况

药品上市许可持有人、药品生产企业、药品经营企业和医疗机构应当依法向药品价格主管部门提供其药品的实际购销价格和购销数量等资料。

医疗机构应当向患者提供所用药品的价格清单，按照规定如实公布其常用药品的价格，加强合理用药管理。及时发布药物相关信息，将不同类型的药品价格进行归类公示，让公众进行筛选。

（3）购销中禁止不正当获益

禁止药品上市许可持有人、药品生产企业、药品经营企业和医疗机构在药品购销中给予、收受回扣或者其他不正当利益。禁止药品上市许可持有人、药品生产企业、药品经营企业或者代理人以任何名义给予使用其药品的医疗机构的负责人、药品采购人员、医师、药师等有关人员财物或者其他不正当利益。禁止医疗机构的负责人、药品采购人员、医师、药师等有关人员以任何名义收受药品上市许可持有人、药品生产企业、药品经营企业或者代理人给予的财物或者其他不正当利益。

二、药品集中带量采购

1. 药品集中带量采购制度背景

我国药品集中采购制度从建立至今仅 30 余年时间，大致经历了医院分散采购、地市招标采购、省级招标采购、联盟带量采购四个阶段（表 4-5）。

表 4-5　我国药品集中采购制度的不同阶段

阶段	时间	采购方式	特点
探索试点阶段	1990 年～1999 年	医院分散采购为主	议价能力较弱,存在医院与企业利益输送等问题
制度建立阶段	2000 年～2009 年	地市招标采购为主	地市级药品集中采购制度逐步建立健全,中介收费高、行政机构参与过多、招标程序流程繁杂
制度完善阶段	2010 年～2017 年	省级招标采购为主	地市招标采购上升为省级招标采购。量价脱钩,没有切实降低企业的销售成本和财务成本
医保治理阶段	2018 年至今	联盟带量采购为主	国家组织、联盟采购、平台操作,带量采购、以量换价,招采合一、保证使用,确保质量、保障供应,保障回款、降低交易成本

2018 年 3 月，国务院机构改革成立国家医疗保障局，负责制定药品、医用耗材的招标采购政策并监督实施，指导药品、医用耗材招标采购平台建设。

2018 年 11 月 14 日，中央全面深化改革委员会第五次深改会审议通过《国家组织药品集中采购试点方案》，明确探索完善药品集中采购机制和以市场为主导的药价形成机制，降低群众药费负担，规范药品流通秩序，提高群众用药安全。

2019 年 1 月，国务院办公厅印发《关于印发国家组织药品集中采购和使用试点方案的通知》（国办发〔2019〕2 号），提出了"国家组织、联盟采购、平台操作"的总体思路和"带量采购、以量换价，招采合一、保证使用，确保质量、保障供应，保证回款、降低交易成本"的主要原则。

2019 年 11 月，国务院深化医药卫生体制改革领导小组印发《关于以药品集中采购和使用为突破口进一步深化医药卫生体制改革若干政策措施的通知》（国医改发〔2019〕3 号），要求全面深化国家组织药品集中采购和使用改革。

2021 年 1 月，国务院办公厅印发《关于推动药品集中带量采购工作常态化制度化开展的意见》（国办发〔2021〕2 号），标志着药品集中带量采购工作进入常态化、制度化、规范化的新阶段。

2. 药品集中带量采购成效

得益于药监部门审评审批制度改革，一批通过一致性评价的国产好药陆续上市并在临床使用，为医保部门开展带量采购提供了良好的产品质量基础。国务院机构改革后，医保部门打通了招标、采购、使用、医保支付、货款结算等政策堵点。中选药品进不了医疗机构、医生不开处方、医院回款不及时等难题得到了初步解决。

2018 年 11 月，随着"4＋7"城市药品集中采购文件的发布，拉开了国家组织药品集中采购的序幕。截至 2021 年 11 月第六批国家组织药品集中带量采购，共包括 234 种药品，涉及金额 2370 亿元，占公立医疗机构全部化学药品采购金额的 30%。一大批常见药、慢性病用药、抗癌药价格大幅降低，平均降幅 53%，按约定采购量测算，每年节约药品费用 1016 亿元。2022 年 7 月，第七批集采中标结果公布，61 种药品采购成功。中选药品平均降价 48%，按约定采购量测算，预计每年可节省费用 185 亿元。2023 年 3 月 29 日，第八批国家组织药品集中采购结果显示，共有 39 种药品采购成功，中选药品平均降价 56%。按约定采购量测算，预计每年可节省 167 亿元。

案例分析

2023 年 1 月，黑龙江省公布第五批查处涉疫药品和医疗用品价格违法典型案例。哈尔滨市南岗区某大药房，藿香正气合剂进价 5.00 元每盒，售价 13.00 元每盒，购销差价率 160%；阿莫西林胶囊（哈药）进价 11.70 元每盒，售价 23.80 元每盒，购销差价率 103%；阿莫西林胶囊进价 24.38 元每盒，售价 44.50 元每盒，购销差价率 83%。哈尔滨市依兰县某大药房安瑞克进价 25.00 元每盒，售价 100.00 元每盒，购销差价率 300%。齐齐哈尔昂昂溪区某医药有限责任公司布洛芬缓释胶囊进价 6.51 元每盒，售价 18.00 元每盒，购销差价率 176%。大庆市肇源县某医药有限公司穿心莲片进价 2.98 元每盒，售价 12.00 元每盒和 15.00 元每盒，购销差价率分别为 303% 和 403%。

上述企业行为涉嫌违反了《中华人民共和国价格法》《市场监管总局关于查处哄抬价格违法行为的指导意见》等法律政策规定，构成哄抬价格违法行为。黑龙江省市场监督管理部门拟对该药店作出没收违法所得，并处违法所得 5 倍罚款的行政处罚。

？ 边学边练

1.【单选】2019 年新修订的《药品管理法》针对药品经营者遵守药品价格管理的规定不包括（　　）。

A. 合理定价明码标价　　　　　　　B. 如实报告销售和价格情况

C. 购销中禁止不正当获益　　　　　D. 保供稳价的主体责任

2.【单选】根据《药品管理法》，关于药品经营者遵守药品价格管理的规定的说法，错误的是（　　）。

A. 药品经营者应当遵守国务院药品价格主管部门关于药品价格管理的规定，制定和标明药品零售价格，禁止暴利、价格垄断和价格欺诈等行为

B. 药品上市许可持有人、药品生产企业、药品经营企业和医疗机构应当依法向药品价格主管部门提供其药品的实际购销价格和购销数量等资料

C. 医疗机构应当向患者提供所用药品的价格清单，按照规定如实公布其所用药品的价格，加强合理用药管理

D. 医疗机构及时地发布药物相关信息，将不同类型的药品价格进行归类公示，让公众进行筛选

3.【单选】根据《关于做好当前药品价格管理工作的意见》，麻醉药品和第一类精神药品实行（　　）。

A. 政府定价　　　　B. 政府指导价　　　　C. 市场调节价　　　　D. 患者定价

4.【单选】根据《关于做好当前药品价格管理工作的意见》，中成药、中药饮片实行（　　）。

A. 政府定价　　　　B. 政府指导价　　　　C. 市场调节价　　　　D. 患者定价

5.【单选】根据《关于做好当前药品价格管理工作的意见》医疗机构制剂实行（　　）。

A. 政府定价　　　　B. 政府指导价　　　　C. 市场调节价　　　　D. 患者定价

✎ 课后实践

药品价格对比调研

请到所在地三甲医院，获取公示的药品价格信息，选取其中5个品种，调研该品种在药店（3家以上）以及互联网销售企业或平台的销售价格。对价格进行对比，结合所学有关法规及政策知识进行讨论分析。

项目三 处方药与非处方药分类管理

➡️ **岗课赛证融通导航——执业药师职业资格证书考核点**

单元：处方药与非处方药分类管理

1. 药品分类管理的规定
   （1）非处方药、处方药的界定和依据
   （2）非处方药的分类和专有标识的管理
   （3）"双跨"药品的管理要求
2. 非处方药注册和转换制度
   （1）非处方药遴选和目录管理
   （2）非处方药上市注册和适宜性审查
   （3）处方药与非处方药的转换和评价
3. 处方药与非处方药的经营管理
   （1）药品上市许可持有人、批发企业销售处方药与非处方药的要求
   （2）药品零售企业销售处方药与非处方药的要求
   （3）药品零售企业不得经营的药品种类

📖 项目背景

2023年3月13日，国家药监局发布《关于柴黄口服液和阿胶胶囊处方药转换为非处方药的公告》（2023年第27号），柴黄口服液和阿胶胶囊由处方药转换为非处方药。国家药监局一并发布了其非处方药说明书范本，要求相关药品上市许可持有人在2023年9月7日前，依据《药品注册管理办法》等有关规定，向省级药品监督管理部门提交修订说明书备案，并将说明书修订内容及时通知相关医疗机构、药品经营企业等单位。

非处方药说明书范本规定内容之外的说明书其他内容按原批准证明文件执行。药品标签涉及相关内容的，应当一并修订。药品上市许可持有人提交备案之日起生产的药品，不得继续使用原药品说明书。

药品分类管理是根据药品的安全性、有效性原则，依据药品品种、规格、适应证、剂量及给药途径不同，将药品分为处方药与非处方药。处方药与非处方药分类管理的核心是加强处方药的管理，规范非处方药的管理，保证人民用药安全有效。处方药与非处方药分类管理是我国医药卫生事业改革与发展的一项重要决策。《中华人民共和国药品管理法》第五十四条明确规定：国家对药品实行处方药与非处方药分类管理制度。实施药品分类管理对我国药品监督管理、医药卫生保健事业和医药产业都将产生深远的影响，也是促进药品监督管理与国际模式接轨的一项重要措施。

📚 知识目标

1. 熟悉处方药与非处方药分类依据。

2. 掌握非处方药专有标识。

3. 熟悉处方药、非处方药在经营、广告等环节的管理要点。

技能目标

1. 能够通过外包装标签区分处方药与非处方药。

2. 能够依法依规销售处方药，指导患者合理使用非处方药。

3. 能够依据法规要求准备有关材料，提出处方药向非处方药转换申请。

职业素养目标

1. 通过对我国药品分类管理制度产生背景的学习，培养发展思维和正确的发展观。

2. 通过对有关违规案例的学习，提升法律意识，树立依法依规从业理念。

3. 通过拓展实践任务，提升信息获取及处理能力、逻辑思维能力，培养辩证思维。

法律法规

1.《中华人民共和国药品管理法》（2019 年 8 月第二次修订，2019 年 12 月 1 日起实施）

2.《处方药与非处方药分类管理办法（试行）》（2000 年 1 月 1 日起施行）

3.《非处方药专有标识管理规定（暂行）》（1999 年 11 月 19 日发布）

4.《处方药与非处方药流通管理暂行规定》（1999 年 12 月 28 日发布）

核心知识

一、处方药与非处方药分类管理的背景

微课：处方药与
非处方药
分类管理

为保障人民用药安全有效、使用方便，根据《中共中央、国务院关于卫生改革与发展的决定》，国家药品监督管理局、卫生部、国家中医药管理局、劳动和社会保障部、国家工商行政管理局共同研究，于 1999 年 4 月提出了我国实施处方药与非处方药分类管理的若干意见。2000 年 1 月 1 日起开始实施的《处方药与非处方药分类管理办法（试行）》是我国实行处方药与非处方药分类管理的标志文件。自办法实施以来，我国一直在实行。2001 年 12 月 1 日实施的《药品管理法》第三十七条作出了明确规定，自此，药品分类管理制度以法律的形式确立下来。

1. 处方药与非处方药的定义

处方药是指必须凭执业医师或执业助理医师处方才可调配、购买和使用的药品（简称 Rx）。非处方药是指由国务院药监部门公布的，不需要执业医师或执业助理医师处方即可自行判断、购买和使用的药品。在国外又称之为"可在柜台上买到的药物"（Over The Counter，简称 OTC），此已成为全球通用的俗称。

其实处方药和非处方药并不是药品本有的属性，而是管理上的界定。它并不是终身制，是与其用药变化、安全性、有效性息息相关的。《药品管理法》第五十四条规定：国家对药品实行处方药与非处方药分类管理制度。无论是处方药，还是非处方药，都必须经过国家药品监督管理部门批准，其安全性和有效性是有保障的。

2. 处方药与非处方药分类管理目的

（1）规范临床用药行为，保证人民群众用药安全有效

我国在未实行药品分类管理以前，医院药房销售的药品全部凭处方供应，而社会零售药

房销售药品时，除毒、麻、精、放和戒毒药品实行特殊管理外，其他药品基本上处于自由销售状态，对药品在大众媒体的宣传也没有明确的限制。这直接导致了消费者在没有足够的专业知识情况下，自我购买、不合理使用处方药，给人民群众的身体健康和生命安全造成极大威胁。通过严格处方药的管理，规范非处方药的管理，能更大程度保证人民群众用药的安全有效。

（2）促进自我保健和自我药疗的实行，有利于合理利用医药资源

随着物质文化生活水平的提高，公众的自我保健意识不断增强，注重自我护理、自我药疗是大势所趋。实行药品分类管理，为公众从社会零售药店和医院药房自购自用药品及实行自我药疗，提供了安全的基础。同时，由于患者"大病去医院，小病去药店"，也使公共卫生资源的分配更趋于合理，有利于推动我国医药经济和医药卫生保健事业健康快速地发展。

（3）为控制医药费用提供依据，有利于推动医疗制度的改革

我国目前正在实施的医疗保险制度，患者的医疗费用是由政府、单位、个人三方共同负担，受到了老百姓的广泛拥护。但同时国家也遇到了医疗费用飞速增长的困难。实践证明，施行药品分类管理后，不仅为公众提供了安全有效、质量可靠、使用方便的非处方药，也对减少医药费用、改变公众保健观念、推动医疗制度改革起了重大作用。

3. 处方药与非处方药分类管理有关法律法规

在《处方药与非处方药分类管理办法（试行）》之后，紧接着 1999 年 6 月国家药品监管部门公布了第一批国家非处方（西药、中成药）目录，其中含西药 165 个品种、中成药 160 个品种。之后陆陆续续公布了多批国家非处方目录。

国家药品监管部门陆续出台了一系列规范性文件，从各个方面保障了药品分类管理制度的实施。1999 年 11 月颁布了《非处方药专有标识管理规定（暂行）》（国药管安〔1999〕399 号），明确了处方药与非处方药专有标识及其使用规定。

1999 年 12 月颁布了《处方药与非处方药流通管理暂行规定》（国药管市〔1999〕454 号），细化了流通领域分类管理的要求。

2004 年 3 月，印发了《非处方药注册审批补充规定》（国食药监注〔2004〕67 号），对《药品注册管理办法》中关于非处方药注册的有关规定进行了补充。

2004 年 4 月发布了《关于开展处方药与非处方药转换评价工作的通知》（国食药监安〔2004〕101 号），明确从 2004 年开始开展处方药与非处方药转换评价工作，并对非处方药目录实行动态管理，明确了处方药转换为非处方药的申报资料要求。

2005 年 8 月颁布了《关于做好处方药与非处方药分类管理实施工作的通知》（国食药监安〔2005〕409 号），进一步明确了未来开展药品分类管理工作的方向和要点。

2010 年 6 月发布了《关于做好处方药转换为非处方药有关事宜的通知》（食药监办注〔2010〕64 号），进一步指导申请人按照《关于开展处方药与非处方药转换评价工作的通知》（国食药监安〔2004〕101 号）准备处方药转换非处方药申请资料。

二、处方药与非处方药分类管理的要点

1. 处方药与非处方药分类依据

《处方药与非处方药分类管理办法（试行）》规定：根据药品品种、规格、适应证、剂量及给药途径不同，对药品分别按处方药与非处方药进行管理。

国家药品监督管理局负责处方药与非处方药分类管理办法的制定。各级药品监督管理部门负责辖区内处方药与非处方药分类管理的组织实施和监督管理。

2. 非处方药分类与专有标识

（1）非处方药分类

国家根据药品的安全性，非处方药又被分为甲、乙两类，就用药安全性而言，乙类非处方药相对于甲类非处方药更安全。

（2）非处方药专有标识

非处方药专有标识是用于已列入《国家非处方药目录》，并通过药品监督管理部门审核登记的非处方药药品标签、使用说明书、内包装、外包装的专有标识，也可用作经营非处方药的企业指南性标志。我国非处方药专有标识图案为椭圆形背景下的 OTC 三个英文字母的组合，这也是国际上对非处方药的习惯称谓（图 4-9）。非处方药专有标识图案分为红色和绿色，红色专有标识用于甲类非处方药品，绿色专有标识用于乙类非处方药品和用作指南性标志。

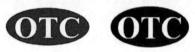

甲类非处方药　　　　乙类非处方药

图 4-9　非处方药专有标识

甲类非处方药专有标识（红色）；乙类非处方药专有标识（绿色）

3. 非处方药管理要点

（1）包装

非处方药的包装必须印有国家指定的非处方药专有标识，以便消费者识别和执法人员监督检查；包装必须符合质量要求，方便储存、运输和使用；每个销售基本单元包装必须附有标签和说明书。

（2）标签和说明书

非处方药的标签和说明书是指导患者正确判断适应证、安全用药的重要文件。非处方药的标签和说明书必须经过国家药品监督管理局批准，标签内容不得超出其非处方药说明书的内容范围，标签和说明书用语要做到科学、易懂，便于消费者自行判断、选择和使用。

根据《关于做好处方药与非处方药分类管理实施工作的通知》（国食药监安〔2005〕409号）的规定，国家药品监督管理局公布转换为非处方药的品种名单及其说明书范本之后，其药品生产企业应到所在地的省级药品监督管理部门进行非处方药的审核登记。审核登记后的非处方药品种，使用非处方药包装、标签、说明书，按非处方药进行管理。除"双跨"品种外，非处方药品种在审核登记 6 个月后，其药品生产企业应停止使用原包装、标签和说明书。非处方药的适应证、用法用量须与公布的非处方药说明书范本一致，禁忌、注意事项、不良反应不得少于范本内容，不得以任何形式扩大适应证范围。已公布非处方药品种说明书的变更，涉及适应证增加、用法用量改变，应按药品注册补充申请办理。

根据《关于进一步加强非处方药说明书和标签管理的通知》（国食药监注〔2006〕610号）的规定，按《药品注册管理办法》直接注册为非处方药的品种和国家药品监督管理局公布的非处方药品种，应使用非处方药标签和说明书。按《药品注册管理办法》直接注册为非处方药的药品，与国家药品监督管理局遴选公布的非处方药名称、剂型、处方、规格和含量相一致的，药品生产企业应参照国家药品监督管理局公布的非处方药说明书范本，规范本企业生产的非处方药说明书和标签。与国家药品监督管理局遴选公布的非处方药名称、剂型、处方、规格和含量不一致的，药品生产企业参照国家药品监督管理局注册时核准的非处方药说明书内容，规范本企业生产的非处方药说明书和标签。药品生产企业应严格按照相关要求制定或规范非处方药说明书和标签，不得以任何形式扩大非处方药适应证（功能主治）范围。

（3）警示语或忠告语

非处方药标签以及说明书或者包装上必须印有警示语或忠告语："请仔细阅读药品使用说明书并按说明使用或在药师指导下购买和使用！"

（4）广告管理

非处方药是方便个人消费者自我保健、治疗的药品，消费者应详细了解其治疗功效。因此，非处方药可以在大众媒介上进行广告宣传，但广告内容必须经过审查、批准，不能任意夸大或擅自篡改。其目的是正确引导个人消费者科学、合理地进行自我药疗。

4. 处方药管理要点

（1）包装、标签和说明书

药品上市许可持有人应将处方药相应警示语或忠告语醒目地印制在药品包装或说明书上："凭医师处方销售、购买和使用！"我国实行特殊管理的药品（麻醉药品、精神药品、疫苗、血液制品、药品类易制毒化学品、医疗用毒性药品和放射性药品）均属于处方药，其说明书和标签必须印有规定的标识。

（2）广告管理

处方药只能在国务院卫生健康主管部门和国家药品监督管理局共同指定的专业性医药报刊（期刊）上进行广告宣传，不得在大众媒介上发布广告或以其他任何方式进行以个人消费者为对象的广告宣传。其目的是通过处方药广告的严格管理，防止个人消费者在缺乏医药专业知识背景下，获取处方药广告内容后可能产生消费误导，培养个人消费者对医药专业人员的信赖，使个人消费者能在医药专业人员全程介入下安全、正确地使用处方药。

5. 处方药与非处方药经营管理

（1）药品上市许可持有人、批发企业销售处方药与非处方药的要求

药品上市许可持有人应在处方药和非处方药的包装或说明书上醒目地印刷相应的警示语或忠告语。

药品上市许可持有人、药品批发企业销售药品时，应当严格审核购药药品零售企业或药品零售连锁企业的经营类别，不得超经营类别向药品零售企业或药品零售连锁企业销售药品。药品上市许可持有人、药品批发企业的计算机系统应当具备自动拦截向购进单位超经营类别的销售行为的功能。药品零售连锁企业总部计算机系统应当具备自动拦截向所属门店超经营类别的要货及配送行为的功能。

未依法获取药品经营许可证（零售）的药品上市许可持有人、药品批发企业不得直接向患者推荐、销售处方药、非处方药。

（2）药品零售企业销售处方药与非处方药的要求

① 药品零售企业销售处方药的要求。药品零售企业销售处方药应当按照国家处方药与非处方药分类管理有关规定，凭处方销售处方药，处方保留不少于5年。处方应当经执业药师审核，调配处方应当经过核对，对处方所列药品不得擅自更改或代用。对有配伍禁忌或超剂量的处方，应当拒绝调配；必要时，经处方医师更正或确认重新签字后，方可调配销售。

调配处方后，药学服务人员应当对照处方，核对药品名称、规格、剂型、数量、标签，以及个人消费者姓名、性别、年龄等信息，正确无误后方可销售。

根据《关于做好处方药与非处方药分类管理实施工作的通知》（国食药监安〔2005〕409号）的规定，对于部分滥用或超剂量使用会带来较大的安全性风险的药品，药品零售企业必须做到严格凭处方销售。此类药品包括所有注射剂、医疗用毒性药品、第二类精神药品、禁止零售的药品以外其他按兴奋剂管理的药品、精神障碍治疗药（抗精神病、抗焦虑、抗躁狂、抗抑郁药）、病毒药（逆转录酶抑制剂和蛋白酶抑制剂）、肿瘤治疗药、含麻醉药品的复方口服溶液和曲马多制剂、未列入非处方药目录的抗菌药物和激素，以及国家药品监督管理局公布的其他必须凭处方销售的药品。

药品零售企业对疑似假冒或不合法处方，除拒绝调配外，还应当向所在地药品监督管理部门报告。

② 药品零售企业销售非处方药的要求。药品零售企业可不凭医师处方销售非处方药，但执业药师或其他药学技术人员应当向个人消费者提供必要的药学服务，指导其合理用药或提出寻求医师治疗的建议。销售乙类非处方药时，执业药师或其他药学技术人员应当根据个人消费者咨询需求，提供科学合理的用药指导；销售甲类非处方药时，执业药师应当主动向个人消费者提供用药指导。

药品零售企业不得采用开架自选的方式销售处方药，也不得采用"捆绑搭售""买商品赠药品""买N赠1""满N减1""满N元减×元"等方式直接或变相赠送销售处方药、甲类非处方药（包括通过网络销售的渠道）。非人工自助售药设备不得销售除乙类非处方药外的其他药品。

在特殊管理的药品销售方面，药品零售企业应当严格遵守国家相关规定：对于曲马多口服复方制剂以及单位剂量麻黄碱类药物含量大于30mg（不含30mg）的含麻黄碱类复方制剂，一律列入必须凭处方销售的药品范围，无医师处方严禁销售。药品零售企业销售上述药品应当查验购买者的身份证原件，并对其姓名和身份证号码予以登记。除凭医师处方按处方剂量销售外，对于属于非处方药的含麻黄碱类复方制剂一次销售不得超过2个最小包装。药品零售企业不得开架销售上述药品，应当设置专柜由专人管理、专册登记，登记内容包括药品名称、规格、销售数量、生产企业、生产批号、购买人姓名、身份证号码。药品零售企业发现超过正常医疗需求，大量、多次购买上述药品的，应当立即向当地药品监管部门和公安机关报告。

（3）药品零售企业不得经营的药品种类

药品零售企业不得经营的药品：麻醉药品、放射性药品、第一类精神药品、终止妊娠药品（包括含有"米非司酮"成分的所有药品制剂）、蛋白同化制剂、肽类激素（胰岛素除外）、药品类易制毒化学品、疫苗，以及我国法律法规规定的其他禁止零售的药品。药品零售企业也不得经营中药配方颗粒、医疗机构制剂。

三、处方药与非处方药转换

1. 处方药转换为非处方药

（1）申请范围

除以下规定情况外，申请单位均可对其生产或代理的品种提出处方药转换评价为非处方药的申请：一是处于监测期内的药品；二是用于急救和其他患者不宜自我治疗疾病的药品；

三是个人消费者不便自我使用的药物剂型；四是用药期间需要专业人员进行医学监护和指导的药品；五是需要在特殊条件下保存的药品；六是作用于全身的抗菌药、激素（避孕药除外）；七是含毒性中药材，且不能证明其安全性的药品；八是原料药、药用辅料、中药材、中药饮片；九是国家规定的疫苗、血液制品、药品类易制毒化学品、医疗用毒性药品、麻醉药品、精神药品和放射性药品，以及其他特殊管理的药品；十是其他不符合非处方药要求的药品。

（2）安全性及有效性评价

非处方药的安全性评价包括三方面的内容：一是指作为处方药品时的安全性；二是当药品成为非处方药后广泛使用时出现滥用、误用情况下的安全性；三是当处于消费者进行自我诊断、自我药疗情况下的药品安全性。

（3）申请程序及处理

药品上市许可持有人提出处方药转换为非处方药的申请或建议，相关资料直接报送国家药品监督管理局药品评价中心。国家药品监督管理局药品评价中心依据相关技术原则和要求组织开展技术评价，通过技术评价并拟予转换的品种，将在国家药品监督管理局药品评价中心网站进行为期1个月的公示。国家药品监督管理局根据国家药品监督管理局药品评价中心的技术评价意见，审核公布转换为非处方药的药品名单及非处方药说明书范本。药品生产企业应参照国家药品监督管理局公布的非处方药说明书范本，规范非处方药说明书和标签，并及时向所在地省级药品监督管理部门提出补充申请，经核准后使用。

（4）乙类非处方药的确定

根据《乙类非处方药确定原则》，乙类非处方药是指在一般情况下，消费者不需要医生及药师的指导，可以自我购买和使用的药品，与甲类非处方药相比，其安全性更好，消费者自行使用的风险更低。乙类非处方药是应用于常见轻微疾病和症状，以及日常营养补充等的非处方药药品。

以下情况下不应作为乙类非处方药：儿童用药（有儿童用法用量的均包括在内，维生素、矿物质类除外）；化学药品含抗菌药物、激素等成分的；中成药含毒性药材（包括大毒和有毒）和重金属的口服制剂、含大毒药材的外用制剂；严重不良反应发生率达万分之一以上；中成药组方中包括无国家或省级药品标准药材的（药食同源的除外）；中西药复方制剂；辅助用药。

2. 非处方药转换为处方药

国家药品监督管理局应当开展对已批准为非处方药品种的监测和评价工作，对存在安全隐患或不适宜按非处方药管理的品种及时转换为处方药，按处方药管理。省级药品监督管理部门要及时收集并汇总对非处方药品种的意见，特别是药品安全性的情况，及时向国家药品监督管理局反馈。药品生产、经营、使用、监管单位认为其生产、经营、使用、管理的非处方药存在安全隐患或不适宜按非处方药管理，可填写《非处方药转换为处方药意见表》，或向所在地省级药品监督管理部门提出转换的申请或意见。

知识延伸   **"双跨"药品**

有些药品根据其适应证、剂量和疗程的不同，既可以作为处方药，又可以作为非处方药，这种具有双重身份的药品就称为"双跨"药品。这类药品的部分适应证适合自我判断和自我药疗，于是在"限适应证、限剂量、限疗程"的规定下，将此部分适应证作为非处方药管理，而患者难以判断的适应证部分仍作为处方药管理。大部分消化系统用药、解热镇痛类药都是"双跨"药品。以阿司匹林为例，作为处方药时可用于治疗风湿、类风湿性关节炎以及心血管疾病等；而作为非处方药时，出于安全性考虑，其适应证限定为解热、镇痛；并且阿司匹林分别作为处方药和非处方药管理时，其使用的疗程、剂量也有所区别。

"双跨"品种判定的基本原则主要是看某药品的非处方药适应证（功能主治）是否缩小了原处方药的适应证治疗范围，适应证减少的，应按"双跨"处理。按"双跨"管理后，不能扩大该药品的治疗范围，不能改变该药品的用法，药品用量也不能超出原剂量范围。

案例分析

天津市西青区市场监督管理局 2023 年 3 月 30 日发布行政处罚信息。天津市某大药房有限公司未凭处方销售处方药，责改后仍未整改，被罚款 1000 元。

依据《药品流通监督管理办法》第十八条：药品零售企业应当按照国家食品药品监督管理局药品分类管理规定的要求，凭处方销售处方药。经营处方药和甲类非处方药的药品零售企业，执业药师或者其他依法经资格认定的药学技术人员不在岗时，应当挂牌告知，并停止销售处方药和甲类非处方药。

《药品流通监督管理办法》第三十八条：药品零售企业违反本办法第十八条第一款规定的，责令限期改正，给予警告；逾期不改正或者情节严重的，处以一千元以下的罚款。违反本办法第十八条第二款规定，药品零售企业在执业药师或者其他依法经过资格认定的药学技术人员不在岗时销售处方药或者甲类非处方药的，责令限期改正，给予警告；逾期不改正的，处以一千元以下的罚款。

？ 边学边练

1.【单选】下列关于处方药与非处方药转换和评价的说法，错误的是（　　）。（执业药师职业资格考试 2022 年真题）

A. 国家药品监督管理局应当开展对已批准为非处方药的监测、转换和评价工作，对存在安全隐患的按非处方药管理的品种及时转换为按处方药管理

B. 县级以上药品监督管理部门应当及时收集、汇总对处方药与非处方药品种的意见，尤其是药品安全性的情况，及时向上一级药品监督管理部门反馈

C. 非处方药的有效性包括用药对象明确，适应证或者功能主治明确、用法用量明确、疗效确切等特点

D. 从药品安全性考虑，严重不良反应发生率达万分之一以上的药品不应当作为乙类非处方药

2.【单选】可以开架自选的是（　　）。

A. 中药饮片　　　　B. 中成药　　　　C. 处方药　　　　D. 非处方药

3.【单选】乙类非处方药专有标识配色为（　　）。

A. 绿底白字　　　　　B. 绿底黄字　　　　　C. 红底白字　　　　　D. 红底黄字

4.【单选】甲类非处方药专有标识配色为（　　）。

A. 绿底白字　　　　　B. 绿底黄字　　　　　C. 红底白字　　　　　D. 红底黄字

5.【多选】以下关于非处方药管理的表述正确的是（　　）。

A. 非处方药的包装必须印有国家指定的非处方药专有标识

B. 非处方药标签以及说明书或者包装上必须印有警示语或忠告语："请仔细阅读药品使用说明书并按说明使用或在药师指导下购买和使用！"

C. 非处方药可以在大众媒介上进行广告宣传

D. 非处方药必须在指定的医药学刊物上发布广告

📝 课后实践

1. 非处方药目录调研

请调研我国从 1999 年公布第一批国家非处方药目录以来，一共公布多少批非处方药目录，涵盖多少品种（按中药、西药分类统计），形成调研报告。

2. 互联网经营企业处方药销售流程调研

请选取 3 家互联网药品经营企业，尝试购买一种处方药，总结该经营企业销售流程。结合所学法规知识对其销售过程的合规性进行分析讨论，形成调研报告。

项目四　药品广告监督管理

⇢ 岗课赛证融通导航——执业药师职业资格证书考核点

单元：药品广告管理

1. 药品广告的界定和管理规定
   （1）药品广告的界定
   （2）药品广告的管理规定
2. 药品广告的审查和发布
   （1）药品广告的审查部门
   （2）药品广告的内容准则和发布要求
   （3）药品广告的申请、审批和注销
   （4）药品广告批准文号管理要求

📖 项目背景

药品广告是指药品生产企业或药品经营企业承担费用，通过一定的媒介和形式介绍具体的药品品种，直接或间接地进行以药品销售为目的的商业广告。生产企业或者经营企业通常为广告主。受委托提供广告设计、制作、代理服务的法人、其他经济组织或者个人为广告经营者。为广告主或广告主委托的广告经营者发布广告的法人或者其他经济组织即为广告发布者。

药品广告具有传递药品信息、促进销售、开拓市场、增强企业竞争力、加深商品形象等作用。药品是作用于人体且存在一定风险的特殊商品，必须如实、合法地进行宣传，科学指导消费者使用，才能起到促进医药经济发展的良性作用。

虚假药品广告往往含有功效的断言或者保证、利用专家学者或者医师患者的形象或者名义进行宣传，通过夸大不实的表述来误导消费者购买和使用相关药品，可能会贻误患者病情、加重患者痛苦、严重危害人民群众的用药安全，同时给患者带来精神和经济上的双重损失。

例如某些美容门诊部在销售医美项目中发布涉及"国产瘦脸针""衡力瘦脸针"的广告，其瘦脸针实为"衡力牌注射用 A 型肉毒毒素"。而实际上，按照我国的有关规定，A 型肉毒毒素及其制剂列入毒性药品管理，作为特殊药品，一旦使用不当，有可能导致成瘾、损害身体健康，甚至危及生命安全。对其应当实行最严格的管理，按照有关规定，毒性药品不得发布广告。

广告主、广告经营者、广告发布者均应主动遵守国家关于药品广告管理的有关法律法规之规定，依法依规制作及发布药品广告。同时，药学从业人员在日常生活工作中要具有责任意识和科普精神，通过法规知识的传递向人民群众倡导警惕虚假药品广告、维护自身用药安全。

📖 知识目标

1. 熟悉药品广告监督管理有关的法律法规。

2. 熟悉药品广告的内容要求。

3. 熟悉药品广告的审查程序及发布渠道要求。

技能目标

1. 能够根据法律法规要求对药品广告的内容进行审核。

2. 能够申办药品广告的审查。

3. 能够查询已经审查通过的药品广告信息。

4. 能够制作科普作品进行药品广告的有关科普宣传。

职业素养目标

1. 通过对药品广告有关法规的学习和实践应用，树立依法依规的从业理念。

2. 通过对于有关规定的具体条例内容以及相关案例的学习，进一步强化法治精神。

3. 通过拓展实践任务，提升科普意识，加强职业责任感。

法律法规

1.《中华人民共和国广告法》（2021年4月29日修正，自2015年9月1日起施行）

2.《中华人民共和国药品管理法》（2019年8月第二次修订，自2019年12月1日起实施）

3.《药品、医疗器械、保健食品、特殊医学用途配方食品广告审查管理暂行办法》（2019年12月24日颁布，自2020年3月1日起施行）

核心知识

一、药品广告审查与发布

《中华人民共和国广告法》以及《药品管理法》对药品广告作出了有关具体规定。为加强药品、医疗器械、保健食品和特殊医学用途配方食品广告监督管理，规范广告审查工作，维护广告市场秩序，保护消费者合法权益，根据《中华人民共和国广告法》等法律、行政法规，制定《药品、医疗器械、保健食品、特殊医学用途配方食品广告审查管理暂行办法》（以下简称《暂行办法》），2019年12月24日由国家市场监督管理总局发布，自2020年3月1日起施行。该《暂行办法》为当前我国药品广告监督管理及审查提供了具体的实施依据。

药品广告应当经广告主所在地省、自治区、直辖市人民政府确定的广告审查机关批准；未经批准的，不得发布。

1. 药品广告审查机关

国家市场监督管理总局负责组织指导药品、医疗器械、保健食品和特殊医学用途配方食品广告审查工作。

各省、自治区、直辖市市场监督管理部门、药品监督管理部门（以下称广告审查机关）负责药品、医疗器械、保健食品和特殊医学用途配方食品广告审查，依法可以委托其他行政机关具体实施广告审查。

2. 药品广告审查过程

广告审查机关收到申请人提交的申请后，应当在五个工作日内作出受理或者不予受理决定。申请材料齐全、符合法定形式的，应当予以受理，出具广告审查受理通知书。申请材料不齐全、不符合法定形式的，应当一次性告知申请人需要补正的全部内容。

广告审查机关应当对申请人提交的材料进行审查，自受理之日起十个工作日内完成审查工作。经审查，对符合法律、行政法规和《暂行办法》规定的广告，应当作出审查批准的决定，编发广告批准文号。

对不符合法律、行政法规和规定的广告，应当作出不予批准的决定，送达申请人并说明理由，同时告知其享有依法申请行政复议或者提起行政诉讼的权利。

拟发布药品广告的企业需在不同的媒体发布广告，首先应向省级市场监督管理部门提出申请，并提交相应的证明文件。经审查合格，取得药品广告批准文号，方可在媒体上发布药品的广告。药品广告的审查程序见图 4-10。

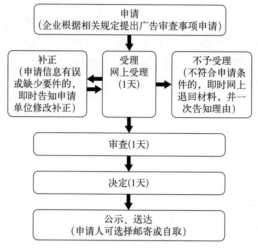

图 4-10 药品广告审查程序（黑龙江省）

经审查批准的药品广告，广告审查机关应当通过本部门网站以及其他方便公众查询的方式，在十个工作日内向社会公开。公开的信息应当包括广告批准文号、申请人名称、广告发布内容、广告批准文号有效期、广告类别、产品名称、产品注册证明文件或者备案凭证编号等内容。

视频：药品广告
查询路径演示

目前在国家市场监督管理总局官方网站即可查询到药品广告审查结果（图 4-11），查询流程如下：

国家市场监督管理总局官网——服务——国家市场监督管理总局政务服务平台——我要查——广告查询——药品广告查询。

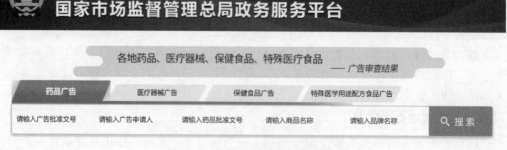

图 4-11 药品广告审查结果查询

3. 不得发布广告的药品

下列药品不得发布广告：

① 麻醉药品、精神药品、医疗用毒性药品、放射性药品、药品类易制毒化学品，以及戒毒治疗的药品、医疗器械；

② 军队特需药品、军队医疗机构配制的制剂；

③ 医疗机构配制的制剂；

④ 依法停止或者禁止生产、销售或者使用的药品、医疗器械、保健食品和特殊医学用途配方食品；

⑤ 法律、行政法规禁止发布广告的情形。

4. 药品广告发布媒介

除上述规定不得发布广告以外的处方药只能在国务院卫生行政部门和国务院药品监督管理部门共同指定的医学、药学专业刊物上发布。允许发布处方药广告的专业刊物可以到国家药品监督管理局数据库进行查询（图 4-12），查询流程如下：

国家药品监督管理局官网──→政务公开──→数据查询──→其它──→可发布处方药广告的医学药学专业刊物名单。

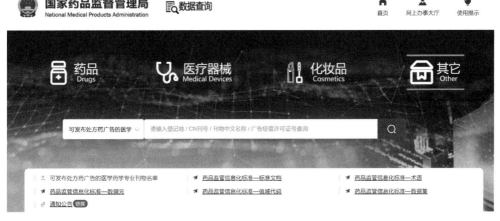

图 4-12 可发布处方药广告的医学药学专业刊物查询

另外，不得利用处方药名称为各种活动冠名进行广告宣传。不得使用与处方药名称相同的商标、企业字号在医学、药学专业刊物以外的媒介变相发布广告，也不得利用该商标、企业字号为各种活动冠名进行广告宣传。

二、药品广告内容的审核

《药品管理法》规定，药品广告的内容应当真实、合法，以国务院药品监督管理部门核准的药品说明书为准，不得含有虚假的内容。药品广告不得含有表示功效、安全性的断言或者保证；不得利用国家机关、科研单位、学术机构、行业协会或者专家、学者、医师、药师、患者等的名义或者形象作推荐、证明。非药品广告不得有涉及药品的宣传。

微课：药品广告内容管理

1. 药品广告内容依据

药品广告的内容应当以国务院药品监督管理部门核准的说明书为准。药品广告涉及药品名称、药品适应证或者功能主治、药理作用等内容的，不得超出说明书范围。

2. 药品广告必须性内容

药品广告应当显著标明禁忌、不良反应，处方药广告还应当显著标明"本广告仅供医学药学专业人士阅读"，非处方药广告还应当显著标明非处方药标识（OTC）和"请按药品说明书或者在药师指导下购买和使用"。特殊医学用途配方食品广告应当显著标明适用人群、"不适用于非目标人群使用"、"请在医生或者临床营养师指导下使用"。

药品、医疗器械、保健食品和特殊医学用途配方食品广告应当显著标明广告批准文号。广告中应当显著标明的内容，其字体和颜色必须清晰可见、易于辨认，在视频广告中应当持续显示。

3. 药品广告禁止性内容

药品、医疗器械、保健食品和特殊医学用途配方食品广告不得违反《中华人民共和国广告法》有关规定，不得包含下列情形：

① 使用或者变相使用国家机关、国家机关工作人员、军队单位或者军队人员的名义或者形象，或者利用军队装备、设施等从事广告宣传；

② 使用科研单位、学术机构、行业协会或者专家、学者、医师、药师、临床营养师、患者等的名义或者形象作推荐、证明；

③ 违反科学规律，明示或者暗示可以治疗所有疾病、适应所有症状、适应所有人群，或者正常生活和治疗病症所必需等内容；

④ 引起公众对所处健康状况和所患疾病产生不必要的担忧和恐惧，或者使公众误解不使用该产品会患某种疾病或者加重病情的内容；

⑤ 含有"安全""安全无毒副作用""毒副作用小"；明示或者暗示成分为"天然"，因而安全性有保证等内容；

⑥ 含有"热销、抢购、试用""家庭必备、免费治疗、免费赠送"等诱导性内容，"评比、排序、推荐、指定、选用、获奖"等综合性评价内容，"无效退款、保险公司保险"等保证性内容，怂恿消费者任意、过量使用药品、保健食品和特殊医学用途配方食品的内容；

⑦ 含有医疗机构的名称、地址、联系方式、诊疗项目、诊疗方法以及有关义诊、医疗咨询电话、开设特约门诊等医疗服务的内容；

⑧ 法律、行政法规规定不得含有的其他内容。

4. 广告批准文号

药品广告批准文号的有效期与产品注册证明文件或者生产许可文件最短的有效期一致。产品注册证明文件或者生产许可文件未规定有效期的，广告批准文号有效期为两年。

自 2020 年 3 月 1 日起，药品广告批准文号的格式调整为：X 药广审（视/声/文）第 000000-00000 号。X 为省份的简称，数字的前六位为有效期截止日（年份后两位＋月份＋日期），后 5 位是省级广告审查机关当年广告文号的流水号。

例如某药品广告的批准文号为：津药广审（文）第 241201-01286 号，则表示为天津市审查通过的一则图文类型的药品广告，该广告有效期截止到 2024 年 12 月 1 日。

知识延伸　　　广告主、广告发布者、经营者、代言人的定义

《中华人民共和国广告法》中规定如下：

广告主，是指为推销商品或者服务，自行或者委托他人设计、制作、发布广告的自

然人、法人或者其他组织。

广告经营者，是指接受委托提供广告设计、制作、代理服务的自然人、法人或者其他组织。

广告发布者，是指为广告主或者广告主委托的广告经营者发布广告的自然人、法人或者其他组织。

广告代言人，是指广告主以外的，在广告中以自己的名义或者形象对商品、服务作推荐、证明的自然人、法人或者其他组织。

案例分析

2020年3月，市场监管总局公布2020年第一批虚假违法广告典型案件，其中河南省某大药房有限公司为推介其销售的处方药"六神丸"，在其店内张贴含有"快速抗流感、预防互传染、抗击病毒、消炎止痛、预防肺炎"等内容广告。2020年2月，郑州市市场监管局对涉事企业作出行政处罚，罚款30万元。

该药店宣传的"六神丸"是一种处方药，处方药只能在国务院卫生行政部门和药品监管部门共同指定的医学、药学专业刊物上发布广告。药品广告宣传的内容应该以说明书为依据，但是"六神丸"的说明书（图4-13）功能主治项下并没有该药店宣传的"快速抗流感、预防互传染、抗击病毒、消炎止痛、预防肺炎"的内容。该药店的行为违反了《中华人民共和国广告法》第十五条第二款、第二十八条的规定，违反了《药品管理法》第九十条第一款的规定，违反了《药品、医疗器械、保健食品、特殊医学用途配方食品广告审查管理暂行办法》第五条、第二十二条的规定。

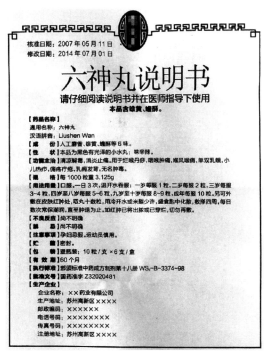

图4-13　六神丸说明书

　　根据《中华人民共和国广告法》第五十五条第一款：违反本法规定，发布虚假广告的，由市场监督管理部门责令停止发布广告，责令广告主在相应范围内消除影响，处广告费用三倍以上五倍以下的罚款，广告费用无法计算或者明显偏低的，处二十万元以上一百万元以下的罚款；两年内有三次以上违法行为或者有其他严重情节的，处广告费用五倍以上十倍以下的罚款，广告费用无法计算或者明显偏低的，处一百万元以上二百万元以下的罚款，可以吊销营业执照，并由广告审查机关撤销广告审查批准文件、一年内不受理其广告审查申请。

？ 边学边练

1.【单选】某药品的视频广告 2023 年 8 月在黑龙江审核通过，该品种注册文件 2024 年 5 月 24 日到期，下列（　　）药品广告的批准文号是正确的。

A. 黑药广审（视）第 202308-00178 号　　　　B. 黑药广审（文）第 202308-00178 号

C. 黑药广审（视）第 240524-00178 号　　　　D. 黑药广审（文）第 202405-00178 号

2.【单选】药品广告必须符合真实性和合法性要求，不得在药品广告中出现的是（　　）。

A. 忠告语　　　　　　　　　　　　　　B. 药品批准文号

C. 医疗机构名称、地址　　　　　　　　D. 药品经营企业名称

3.【单选】特殊医学用途配方食品广告应当显著标明的是（　　）。（执业药师职业资格考试 2022 年真题）

A. 本广告仅供医学药学专业人士阅读

B. 请在医师或者临床营养师指导下使用

C. 请按药品说明书或者在药师指导下购买和使用

D. 请仔细阅读产品说明书或者在医务人员的指导下购买和使用

4.【单选】非处方药广告应当显著标明的是（　　）。（执业药师职业资格考试 2022 年真题）

A. 本广告仅供医学药学专业人士阅读

B. 请在医师或者临床营养师指导下使用

C. 请按药品说明书或者在药师指导下购买和使用

D. 请仔细阅读产品说明书或者在医务人员的指导下购买和使用

5.【多选】（　　）不能发布广告。

A. 麻醉药品　　　　B. 精神药品　　　　C. 医疗用毒性药品　　　D. 处方药

课后实践

1. 药品广告审查申请及结果查询

　　办理药品广告审查应当到省级药品广告审查机关进行办理，多数省份市场监督管理局官方网站可以在线提交及办理。例如通过黑龙江省市场监督管理局官网"政务服务"栏跳转至黑龙江省政务服务网，即可以查询药品广告审查办事指南并在线办理。审查通过后的结果可以在国家市场监督管理总局政务服务平台进行检索查询。

请通过省级药品广告审查机关官网进行信息查询，确定办理药品广告审查的机构单位、基本流程、了解其办理时限及收费情况，列出准备提交的各项材料清单。

2. 药品广告科普宣传

虚假药品广告严重威胁人民群众用药安全，目前仍然有许多虚假药品广告在各种途径发布，而许多用药群众并不具备识别能力，尤其是中老年人警惕性不足，缺乏有关的常识和认知。开展识别虚假药品广告有关的科普工作十分重要。

请根据本项目的学习内容，根据法规确定宣传要点，完成文案设计等工作，制作一则科普宣传视频，向群众宣传如何识别虚假药品广告，或宣传一个合法合规的药品广告具有的特性，向公众倡导警惕虚假药品广告，维护自身的用药安全和合法权益。

药品使用监督管理

项目一　药品不良反应报告及监督管理

岗课赛证融通导航——执业药师职业资格证书考核点

单元：药品安全和相关管理制度

药物警戒制度

药品不良反应报告和监测

单元：违反药品监督管理规定的法律责任

违反药品上市后管理规定的法律责任

药品生产、经营和使用单位违反药品不良反应报告和监测规定的法律责任

项目背景

　　使用任何药品均有可能发生不良反应。一些不良反应属于严重不良反应，可能给人体造成严重损害，如器官功能损伤、住院时间延长，甚至导致死亡。一些药品不良反应还不为人们所认知，尤其是上市前临床试验未发现的罕见且严重的不良反应，也可能给患者的生命安全带来威胁。此外，药品不良反应与患者的个体差异（如遗传因素、身体状态）有关，其发生是难以预测的。因此要警惕药品不良反应，一旦发生药品不良反应应及时就诊。

　　药品不良反应的诱发因素有非药品因素及药品因素两类。前者包括年龄、性别、遗传、易感性、疾病等；后者包括药品的毒副作用、药品的相互作用以及辅料的影响等。因此，同一药品的不良反应，在不同年龄、性别、种族、体质、疾病及不同病理状态的患者中可能表现不尽相同，再加上药物及其制剂中辅料的影响，问题更为复杂，这就是药品不良反应不可预测的原因。

　　包括人民日报、央视新闻、央视财经、新华社在内的数百家权威媒体曾经对儿童因用药不当造成耳聋的事件进行了传播报道。2018年中国听力语言康复研究中心的数据显示，我国现有14岁以下的儿童中，每年约有3万儿童因用药不当致聋，肝肾功能、神经系统等损伤亦是儿童用药不当的常见后果。2012年文献《医院药师在儿童合理用药中的作用浅谈》显示，我国每年约有7000例儿童死于用药错误。而导致用药不当的一个重要原因，是市场上儿童专属药物的长期短缺。目前我国儿童用药依然面临着生产厂家少、品种少、适宜剂型少的"三少"局面，导致儿童用药成人化。这给儿童安全用药带来了巨大隐患，我国儿童药物不良反应发生率为12.5%，是成人的两倍，在儿童群体中药物中毒占所有中毒就诊儿童的比例近年来一直在上升，目前已超过70%。

　　药学工作者不仅要立足岗位，密切关注药品的不良反应信息，同时应该利用专业知识向公众科普药品不良反应的报告程序，共同守护公众用药安全。

知识目标

1. 了解药品不良反应的分类。

2. 熟悉药品不良反应的监测机构与职责。

3. 掌握药品不良反应的报告和处置工作。

📖 技能目标

1. 能够按照药品不良反应的报告程序和要求，进行不良反应上报。

2. 能够完成药品不良反应报告表的填写。

📖 职业素养目标

1. 通过对《药品不良反应报告和监测管理办法》等法规的学习和实践应用，树立依法依规的从业理念。

2. 通过对有关规定的具体条例内容以及相关案例的学习，进一步强化法治精神。

3. 通过拓展实践任务，提升科普意识，加强职业责任感。

✖ 法律法规

1.《中华人民共和国药品管理法》（2019 年 8 月 26 日第二次修订，自 2019 年 12 月 1 日起施行）

2.《药品不良反应报告和监测管理办法》（2010 年 12 月 13 日通过，自 2011 年 7 月 1 日起施行）

🧲 核心知识

随着新药研发不断增多，以及世界范围内发生的严重药害事件不断增加，药物安全的重要性日益突出，全面促进了旨在提升药品安全监管的一系列法律法规的诞生。从 20 世纪 60 年代开始，一些发达国家已先后开展了对药品不良反应的监测管理，采取各种手段和措施对上市后药品的安全性进行监测和再评价。1963 年世界卫生组织（WHO）建议在世界范围内建立药品不良反应监测系统，并于 1968 年成立了国际药品监测合作中心。

我国较早地开展了药品不良反应监测工作。1986 年起，卫生部开始了药品不良反应监测试点工作。1989 年 11 月，卫生部成立了药品不良反应监测中心，之后在一些省市进行推广，建立了一些地区性的监测中心。1998 年我国成为 WHO 国际药品监测合作计划的正式成员国。

为了更科学地指导合理用药，保障上市药品的安全有效，我国不断完善与药品不良反应相关的立法工作。1999 年 11 月，原国家药品监督管理局和卫生部联合发布了《药品不良反应监测管理办法（试行）》，使我国药品不良反应监测管理工作步入法治化轨道。近年来，随着药品不良反应监测工作的不断推进，《药品不良反应监测管理办法（试行）》已经历 2004 年、2011 年两次修订与完善。现行的《药品不良反应报告和监测管理办法》（卫生部令第 81 号）于 2011 年 5 月 4 日正式颁布，并于 2011 年 7 月 1 日正式实施。

2018 年 9 月 30 日，国家药品监督管理局发布的《国家药品监督管理局关于药品上市许可持有人直接报告不良反应事宜的公告》，就持有人直接报告不良反应有关要求作出明确规定。为规范持有人药品上市后不良反应监测与报告工作，落实药品上市许可持有人直接报告药品不良反应主体责任，遵循国际人用药品注册技术协调会议（ICH）指导原则相关规定，国家药品监督管理局组织制定了《个例药品不良反应收集和报告指导原则》，于 2018 年 12 月 21 日发布实施。

2019 年修订的《药品管理法》建立了药物警戒制度，规定"国家建立药物警戒制度，对药品不良反应及其他与用药有关的有害反应进行监测、识别、评估和控制"，拓展了药品不良反应监测和报告制度，进一步完善药品不良反应监测制度，落实药品上市许可持有人不良反应报告主体责任。为规范药品全生命周期药物警戒活动，国家药监局组织制定了《药物警戒质量管理规范》，自 2021 年 12 月 1 日起正式施行。该规范是修订后首个关于药物警戒的配套文件，体现了药品全生命周期管理的理念，坚持了药品风险管理的原则，明确了持有人和申办者的药物警戒主体责任，并与国际药物警戒的最新发展接轨。

一、药品不良反应的界定和分类

1. 药品不良反应

药品不良反应（Adverse Drug Reaction，ADR）是指合格药品在正常用法用量下出现的与用药目的无关的或者意外的有害反应。以上定义说明，所要监测的药品不良反应是指：所有合格的人用药品，在正常的用法用量情况下，人体出现的一切有害的、非预期的反应，对那些有意或无意的超剂量、错误用药而导致的不良后果都不属于监测范围内。

世界卫生组织对药品不良反应的定义为一种有害的和非预期的反应，这种反应是在人类预防、诊断或治疗疾病，或为了改变生理功能而正常使用药物剂量时发生的。药品不良反应包括已知的和新的药品不良反应。

药品不良反应的临床表现包括副作用（副反应）、毒性作用、后遗效应、停药综合征、变态反应（过敏反应）、特异质反应（特异反应性）、依赖性、致癌作用、致畸作用、致突变作用。

2. 新的药品不良反应

新的药品不良反应是指药品说明书中未载明的不良反应。说明书中已有描述，但不良反应发生的性质、程度、后果或者频率与说明书描述不一致或者更严重的，按照新的药品不良反应处理。

3. 严重药品不良反应

严重药品不良反应是指因使用药品引起以下损害情形之一的反应：①引起死亡；②危及生命；③致癌、致畸、致出生缺陷；④导致显著的或者永久的人体伤残或者器官功能的损伤；⑤导致住院或者住院时间延长；⑥导致其他重要医学事件，如不进行治疗可能出现上述所列情况的。

4. 药品群体不良事件

药品群体不良事件是指同一药品在使用过程中，在相对集中的时间、区域内，对一定数量人群的身体健康或者生命安全造成损害或者威胁，需要予以紧急处置的事件。药品不良事件不同于药品不良反应，它通常指药品作用于机体，除发挥治疗功效外，有时还会产生某些与药品治疗目的无关的对人体有损害的反应，它不以"合格药品"为前提条件。

二、药品不良反应的报告和处置

1. 监督主体

国家药品监督管理部门主管全国药品不良反应报告和监测工作，地方各级药品监督管理部门主管本行政区域内的药品不良反应报告和监测工作。各级卫生行政部门负责本行政区域内医疗机构与实施药品不良反应报告制度有关的管理工作。地方各级药品监督管理部门应当建立健全药品不良反应监测机构,负责本行政区域内药品不良反应报告和监测的技术工作。

2. 报告主体

药品上市许可持有人、药品生产企业、药品经营企业和医疗机构应当经常考察本单位所生产、经营、使用的药品质量、疗效和不良反应。发现疑似不良反应的,应当及时向药品监督管理部门和卫生健康主管部门报告。

药品上市许可持有人是药品安全责任的主体。药品上市许可持有人应当开展药品上市后不良反应监测,主动收集、跟踪分析疑似药品不良反应信息,对已识别风险的药品及时采取风险控制措施。医疗机构及个人可通过国家药品不良反应监测系统报告不良反应,也可向持有人直接报告。药品经营企业直接向持有人报告。国家药品不良反应监测系统将及时向持有人反馈收集到的药品不良反应信息,持有人应当对反馈的药品不良反应信息进行分析评价,并按个例不良反应的报告范围和时限上报。

3. 报告范围

持有人应当报告获知的所有不良反应。持有人应按照“可疑即报”的原则,直接通过国家药品不良反应监测系统报告发现或获知的药品不良反应。报告范围包括患者使用药品出现的与用药目的无关且无法排除与药品存在相关性的所有有害反应,其中包括药品在正常用法用量下出现的不良反应,也包括在超说明书用药情况下发生的有害反应,如超适应证用药、超剂量用药、禁忌证用药等,以及怀疑因药品质量问题引起的有害反应等。

4. 个例药品不良反应的报告和处置

(1) 个例药品不良反应的收集

个例药品不良反应的收集和报告是药品不良反应监测工作的基础,也是药品上市许可持有人应履行的基本法律责任。药品上市许可持有人应建立面向医生、药师、患者等的有效信息途径,主动收集临床使用、临床研究、市场项目、学术文献以及药品上市许可持有人相关网站或论坛涉及的不良反应信息。

境内发生的严重不良反应应当自严重不良反应发现或获知之日起 15 日内报告,死亡病例及药品群体不良事件应当立即报告,其他不良反应应当在 30 日内报告,药品上市许可持有人应当对严重不良反应报告中缺失的信息进行随访,对死亡病例开展调查并按要求提交调查报告。

医疗机构通过药品不良反应监测系统报告发现或获知的药品不良反应,也可向药品上市许可持有人直接报告。药品经营企业直接向药品上市许可持有人报告。药品上市许可持有人不得以任何理由或手段干涉报告者的自发报名。

① 医疗机构。药品上市许可持有人可采用日常拜访、电子邮件、电话、传真等方式,定期向医务人员收集临床发生的药品不良反应信息,并进行详细记录,建立和保存药品不良反应信息档案。药品上市许可持有人或其经销商在与医疗机构签订药品购销合同时,应让医疗机构充分知晓药品上市许可持有人的不良反应报告责任,鼓励医务人员向药品上市许可持有人报告不良反应。

② 药品经营企业。药品经营企业应直接向药品上市许可持有人报告不良反应信息,药品上市许可持有人应建立报告信息的畅通渠道。药品上市许可持有人通过药品经销商收集个例不良反应信息,双方应在委托协议中约定经销商的职责,明确信息收集和传递的要求。药品上市许可持有人应定期评估经销商履行信息收集责任的能力,采取必要措施确保所收集信

息的数量和质量，药品上市许可持有人或其经销商应确保药品零售企业知晓向其报告不良反应的有效方式，制订信息收集计划，并对驻店药师或其他人员进行培训，使其了解信息收集的目标、方式、方法、内容、保存和记录要求等，以提高不良反应信息的准确性、完整性和可追溯性。

（2）个例药品不良反应的记录、传递与核实

① 记录。药品上市许可持有人或其委托方第一位知晓个例不良反应的人员称为第一接收人。第一接收人应尽可能全面获取不良反应信息，包括患者情况、报告者情况、怀疑和并用药品情况、不良反应发生情况等。如果全面获取信息困难，应尽量首先获取四要素信息。

对各种途径收到的不良反应信息，如电子邮件、信函、电话、医生面访等均应有原始记录。除报告者外，也应记录提供病例报告信息的其他相关人员情况，保证信息提供者具有可识别性。记录应真实、准确、客观，并应妥善保存，原始记录可以是纸质记录，也可以是电子文档、录音或网站截屏等。电话记录、医生面访等常规收集途径应制定原始记录表格。

所有原始记录应能明确药品上市许可持有人或其委托方本次获得该药品不良反应的日期以及第一接收人的姓名及其联系方式。文献检索应记录检索日期、人员、检索策略等，保存检索获得的相关原始文献；如果未检索到相关信息也应记录，对于监管部门反馈的数据，药品上市许可持有人应确保反馈数据及时下载，记录下载时间、数量、操作人员等信息。

② 传递。个例药品不良反应的原始记录由第一接收人传递到药物警戒部门的过程中，应保持记录的真实性和完整性，不得删减、遗漏。为确保报告的及时性，应对传递时限进行要求。所有对原始数据的改动均应进行备注说明，药品上市许可持有人应制定有关缺失信息的处理规则，确保处理的一致性。药物警戒部门应对接收的所有个例不良反应报告进行编号，编号应有连续性，根据编号可追溯到原始记录。

③ 核实。药品上市许可持有人应对个例不良反应信息的真实性和准确性进行评估，当怀疑患者或报告者的真实性，或怀疑信息内容的准确性时，应尽量对信息进行核实。监管部门反馈的报告默认为具有真实性和准确性，但如果药品上市许可持有人认为该报告可能影响药品的整体安全性评估，也应尽量核实。

（3）个例药品不良反应报告的确认

通过各种途径收集的个例药品不良反应，应进行确认。需要确认的内容主要包括：是否为有效报告、是否在报告范围之内、是否为重复报告等。经确认无需向监管部门提交的个例药品不良反应，应记录不提交的原因，并保存原始记录。

患者使用药品发生与用药目的无关的有害反应，当无法排除反应与药品存在相关性，均应按照"可疑即报"的原则报告。报告范围包括药品在正常用法用量下出现的不良反应，也包括患者使用药品出现的与用药目的无关且无法排除与药品存在相关性的所有有害反应，如超适应证用药、超剂量用药、禁忌证用药等，以及怀疑因药品质量问题引起的有害反应等。应收集药物过量信息，并在定期安全性报告中进行分析，其中导致不良反应的药物过量应按个例药品不良反应进行报告。

（4）个例药品不良反应的评价

药物警戒部门人员在收到个例药品不良反应报告后（包括监管部门反馈的报告），应对该报告进行评价，包括对新的不良反应和严重不良反应进行判定，以及开展药品与不良反应的关联性评价。

（5）个例药品不良反应报告的提交

药品上市许可持有人应通过药品不良反应直接报告系统提交个例不良反应报告，并对系

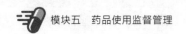

统注册信息进行及时维护和更新。

5. 药品群体不良事件的报告和处置

药品生产、经营企业和医疗机构获知或者发现药品群体不良事件后，应当立即通过电话或者传真等方式报所在地的县级药品监督管理部门、卫生行政部门和药品不良反应监测机构，必要时可以越级报告；同时填写《药品群体不良事件基本信息表》，对每一病例还应当及时填写《药品不良反应/事件报告表》，通过国家药品不良反应监测信息网络报告。

药品生产企业获知药品群体不良事件后应当立即开展调查，详细了解药品群体不良事件的发生、药品使用、患者诊治以及药品生产、储存、流通、既往类似不良事件等情况，在 7 日内完成调查报告，报所在地省级药品监督管理部门和药品不良反应监测机构；同时迅速开展自查，分析事件发生的原因，必要时应当暂停生产、销售、使用和召回相关药品，并报所在地省级药品监督管理部门。

药品经营企业发现药品群体不良事件应当立即告知药品生产企业，同时迅速开展自查，必要时应当暂停药品的销售，并协助药品生产企业采取相关控制措施。医疗机构发现药品群体不良事件后应当积极救治患者，迅速开展临床调查，分析事件发生的原因，必要时可采取暂停药品的使用等紧急措施。

设区的市级、县级药品监督管理部门获知药品群体不良事件后，应当立即与同级卫生行政部门联合组织开展现场调查，并及时将调查结果逐级报至省级药品监督管理部门和卫生行政部门。

省级药品监督管理部门与同级卫生行政部门联合对设区的市级、县级的调查进行督促、指导，对药品群体不良事件进行分析、评价，对本行政区域内发生的影响较大的药品群体不良事件，还应当组织现场调查，评价和调查结果应当及时报国家药品监督管理局和国家卫健委。

对全国范围内影响较大并造成严重后果的药品群体不良事件，国家药品监督管理局应当与国家卫健委联合开展相关调查工作。药品监督管理部门可以采取暂停生产、销售、使用或者召回药品等控制措施。卫生行政部门应当采取措施积极组织救治患者。

6. 境外发生的严重药品不良反应

进口药品和国产药品在境外发生的严重药品不良反应，药品上市许可持有人应当按照个例药品不良反应报告的要求提交，自获知之日起 30 日内报送国家药品不良反应监测中心。

在境外因药品不良反应被暂停销售、使用或者撤市的，药品生产企业应当在获知后 24 小时内书面报国家药品监督管理局和国家药品不良反应监测中心。

国家药品不良反应监测中心应当对收到的药品不良反应报告进行分析、评价，每半年向国家药品监督管理局和国家卫健委报告，发现提示药品可能存在安全隐患的信息应当及时报告。

三、药品不良反应的监测机构与职责

1. 国务院药品监督管理部门

负责全国药品不良反应报告和监测的管理工作，并履行以下主要职责：

① 与国家卫健委共同制定药品不良反应报告和监测的管理规定和政策，并监督实施；

② 与国家卫健委联合组织开展全国范围内影响较大并造成严重后果的药品群体不良事件的调查和处理，并发布相关信息；

③ 对已确认发生严重药品不良反应或者药品群体不良事件的药品依法采取紧急控制措施，作出行政处理决定，并向社会公布；

④ 通报全国药品不良反应报告和监测情况；

⑤ 组织检查药品生产、经营企业的药品不良反应报告和监测工作的开展情况，并与国家卫健委联合组织检查医疗机构的药品不良反应报告和监测工作的开展情况。

2. 省级药品监督管理部门

负责本行政区域内药品不良反应报告和监测的管理工作，并履行以下主要职责：

① 与同级卫生行政部门共同制定本行政区域内药品不良反应报告和监测的管理规定，并监督实施；

② 与同级卫生行政部门联合组织开展本行政区域内发生的影响较大的药品群体不良事件的调查和处理，并发布相关信息；

③ 对已确认发生严重药品不良反应或者药品群体不良事件的药品依法采取紧急控制措施，作出行政处理决定，并向社会公布；

④ 通报本行政区域内药品不良反应报告和监测情况；

⑤ 组织检查本行政区域内药品生产、经营企业的药品不良反应报告和监测工作的开展情况，并与同级卫生行政部门联合组织检查本行政区域内医疗机构的药品不良反应报告和监测工作的开展情况；

⑥ 组织开展本行政区域内药品不良反应报告和监测的宣传、培训工作。

3. 设区的市级、县级药品监督管理部门

负责本行政区域内药品不良反应报告和监测的管理工作；与同级卫生行政部门联合组织开展本行政区域内发生的药品群体不良事件的调查，并采取必要控制措施；组织开展本行政区域内药品不良反应报告和监测的宣传、培训工作。

4. 县级以上卫生行政部门

应当加强对医疗机构临床用药的监督管理，在职责范围内依法对已确认的严重药品不良反应或者药品群体不良事件采取相关的紧急控制措施。

5. 国家药品不良反应监测中心

负责全国药品不良反应报告和监测的技术工作，承担国家药品不良反应报告和监测资料的收集、评价、反馈和上报及其他有关工作。

6. 省级药品不良反应监测中心

负责本行政区域内药品不良反应报告资料的收集、核实、评价、反馈、上报及其他有关工作。

7. 设区的市级、县级药品不良反应监测机构

负责本行政区域内药品不良反应报告和监测资料的收集、核实、评价、反馈和上报及其他有关工作。

8. 药品生产、经营企业和医疗机构

药品生产、经营企业和医疗机构应当建立药品不良反应报告和监测管理制度。药品生产企业应当设立专门机构并配备专职人员，药品经营企业和医疗机构应当设立或者指定机构并配备专（兼）职人员，承担本单位的药品不良反应报告和监测工作。

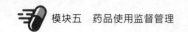

从事药品不良反应报告和监测的工作人员应当具有医学、药学、流行病学或者统计学等相关专业知识，具备科学分析评价药品不良反应的能力。

四、药品不良反应的报告程序和要求

《药品不良反应报告和监测管理办法》（卫生部令第 81 号）规定，药品生产企业、药品经营企业、医疗卫生机构是药品不良反应报告的主体，国家鼓励个人报告药品不良反应。

1. 个人发现药品不良反应的上报

个人发现新的或者严重的药品不良反应，可以向经治医师报告。也可以向药品生产、经营企业或者当地的药品不良反应监测机构报告，必要时提供相关的病历资料。

2. 单位发现药品不良反应的上报

药品生产、经营企业和医疗机构应当主动收集药品不良反应，获知或者发现药品不良反应后应当详细记录、分析和处理，填写《药品不良反应/事件报告表》并报告。

（1）药品不良反应的报告方式

药品生产、经营企业和医疗机构获知或者发现可能与用药有关的不良反应，应当通过国家药品不良反应监测信息网络报告；不具备在线报告条件的，应当通过纸质报表报所在地药品不良反应监测机构，由所在地药品不良反应监测机构代为在线报告。

（2）药品不良反应的报告时限

药品生产、经营企业和医疗机构发现或者获知新的、严重的药品不良反应应当在 15 日内报告，其中死亡病例须立即报告；其他药品不良反应应当在 30 日内报告。有随访信息的，应当及时报告。进口药品和国产药品在境外因药品不良反应被暂停销售、使用或者撤市的，药品生产企业应当在获知后 24 小时内书面报国家药品监督管理局和国家药品不良反应监测中心。

（3）药品不良反应的报告范围

新药监测期内的国产药品应当报告该药品的所有不良反应；其他国产药品，报告新的和严重的不良反应。进口药品自首次获准进口之日起 5 年内，报告该进口药品的所有不良反应；满 5 年的，报告新的和严重的不良反应。

3. 各级药品不良反应监测中心的逐级上报

（1）设区的市级、县级药品不良反应监测机构

应当对收到的药品不良反应报告的真实性、完整性和准确性进行审核。严重药品不良反应报告的审核和评价应当自收到报告之日起 3 个工作日内完成，其他报告的审核和评价应当在 15 个工作日内完成。对死亡病例应当进行调查，详细了解死亡病例的基本信息、药品使用情况、不良反应发生及诊治情况等，自收到报告之日起 15 个工作日内完成调查报告，报同级药品监督管理部门和卫生行政部门，以及上一级药品不良反应监测机构。

（2）省级药品不良反应监测中心

应当在收到下一级药品不良反应监测机构提交的严重药品不良反应评价意见之日起 7 个工作日内完成评价工作。对死亡病例，事件发生地和药品生产企业所在地的省级药品不良反应监测机构均应当及时根据调查报告进行分析、评价，必要时进行现场调查，并将评价结果报省级药品监督管理部门和卫生行政部门，以及国家药品不良反应监测中心。

（3）国家药品不良反应监测中心

应当及时对死亡病例进行分析、评价，并将评价结果报国家药品监督管理局和国家卫健委。

4. 国家药品不良反应监测年度报告

《国家药品不良反应监测年度报告》能全面反映我国药品不良反应监测情况，提高安全用药水平，更好地保障公众用药安全。

2022年全国药品不良反应监测网络收到《药品不良反应/事件报告表》202.3万份。1999年至2022年，全国药品不良反应监测网络累计收到《药品不良反应/事件报告表》2085.6万份。每百万人口平均报告数量是衡量一个国家药品不良反应监测工作水平的重要指标之一。2022年我国每百万人口平均报告数为1435份。药品不良反应/事件县级报告比例是衡量我国药品不良反应监测工作均衡发展及覆盖程度的重要指标之一。2022年全国97.8%的县级地区报告了药品不良反应/事件。2022年药品不良反应/事件报告中，女性多于男性，男女性别比为0.87∶1。从年龄分布看，14岁以下儿童占7.8%，65岁及以上老年患者占32.3%。

按照给药途径统计，2023年药品不良反应/事件报告中，注射给药占55.1%、口服给药占36.6%、其他给药途径占8.3%。注射给药中，静脉注射给药占90.6%、其他注射给药占9.4%。2022年报告的药品不良反应/事件中，累及器官系统排名前3位依次为胃肠系统疾病、皮肤及皮下组织类疾病、全身性疾病及给药部位各种反应。2022年药品不良反应/事件报告涉及的化学药品中，依次数排名前5位的类别依次为抗感染药、肿瘤用药、心血管系统用药、镇痛药、消化系统用药。2022年严重药品不良反应/事件涉及的化学药品中，报告数量最多的为肿瘤用药，占35.1%；其次是抗感染药，占27.8%。

五、法律责任

《药品管理法》第一百三十四条规定，药品上市许可持有人未按照规定开展药品不良反应监测或者报告疑似药品不良反应的，责令限期改正，给予警告；逾期不改正的，责令停产停业整顿，并处十万元以上一百万元以下的罚款。

药品经营企业未按照规定报告疑似药品不良反应的，责令限期改正，给予警告；逾期不改正的，责令停产停业整顿，并处五万元以上五十万元以下的罚款。

医疗机构未按照规定报告疑似药品不良反应的，责令限期改正，给予警告；逾期不改正的，处五万元以上五十万元以下的罚款。

《药品不良反应报告和监测管理办法》细化了药品生产企业、药品经营企业和医疗机构各自的法律责任。

1. 药品生产企业的法律责任

药品生产企业有下列情形之一的，由所在地药品监督管理部门给予警告，责令限期改正，可以并处罚款：

① 未按照规定建立药品不良反应报告和监测管理制度，或者无专门机构、专职人员负责本单位药品不良反应报告和监测工作的；

② 未建立和保存药品不良反应监测档案的；

③ 未按照要求开展药品不良反应或者群体不良事件报告、调查、评价和处理的；

④ 未按照要求提交定期安全性更新报告的；

⑤ 未按照要求开展重点监测的；

⑥ 不配合严重药品不良反应或者群体不良事件相关调查工作的；

⑦ 其他违反《药品不良反应报告和监测管理办法》规定的。

药品生产企业有前款规定第④、⑤项情形之一的,按照《药品注册管理办法》的规定对相应药品不予再注册。

2. 药品经营企业的法律责任

药品经营企业有下列情形之一的,由所在地药品监督管理部门给予警告,责令限期改正;逾期不改的,按照相关规定处罚:

① 无专职或者兼职人员负责本单位药品不良反应监测工作的;

② 未按照要求开展药品不良反应或者群体不良事件报告、调查、评价和处理的;

③ 不配合严重药品不良反应或者群体不良事件相关调查工作的。

3. 医疗机构的法律责任

医疗机构有下列情形之一的,由所在地卫生行政部门给予警告,责令限期改正;逾期不改的,按照相关规定处罚。情节严重并造成严重后果的,由所在地卫生行政部门对相关责任人给予行政处分:

① 无专职或者兼职人员负责本单位药品不良反应监测工作的;

② 未按照要求开展药品不良反应或者群体不良事件报告、调查、评价和处理的;

③ 不配合严重药品不良反应和群体不良事件相关调查工作的。

药品监督管理部门发现医疗机构有前款规定行为之一的,应当移交同级卫生行政部门处理。卫生行政部门对医疗机构作出行政处罚决定的,应当及时通报同级药品监督管理部门。

知识延伸 **药品不良反应监管史**

现代药品监管史通常将发生在 20 世纪 60 年代的澳大利亚、德国、英国以及日本等 17 个国家的"反应停"事件视为现代药品不良反应(ADR)监测制度建立的"里程碑",促使各国政府开始高度重视上市后药品的安全性问题,并从体系、法规、政策以及信息交流等方面开始进行系统建设。

我国 ADR 监测工作始于 20 世纪 80 年代。1983 年,卫生部起草了《药品毒副反应报告制度》,后改为《药品不良反应监察报告制度》;1999 年 11 月颁布了《药品不良反应监测管理办法(试行)》,使药品不良反应监测有了法规依据。2001 年 12 月 1 日修订的《药品管理法》第七十一条明确提出"国家实行药品不良反应报告制度",我国药品不良反应监测报告工作上升到一个新的高度。2003 年国家药品不良反应中心正式面向社会公开发布《药品不良反应信息通报》,同年 11 月全国药品不良反应远程信息网络开通,基层用户开始通过网络直报方式上报药品不良反应。《药品不良反应报告和监测管理办法》已于 2010 年 12 月 13 日经卫生部部务会议审议通过,自 2011 年 7 月 1 日起施行。

药品安全问题关系到每一个人的生命健康,目前,我国已经建立药品安全监督的法律法规和质量标准体系。

案例分析

2022 年 11 月 2 日,国家药监局发布了《关于修订肝水解肽注射剂说明书的公告》(2022 年第 98 号),对肝水解肽注射剂(包括肝水解肽注射液和注射用肝水解肽)说明书内容进行统一修订。要求上述药品的上市许可持有人均应依据《药品注册管理办法》等有关规定，按照肝水解肽注射剂说明书修订要求，于 2023 年 1 月 27 日前报国家药品监督管理局药品审评中心或省级药品监督管理部门备案。

公告要求上述品种说明书中应增加警示语"本品不良反应包括过敏性休克，应在有抢救条件的医疗机构使用，用药后出现过敏反应或其他严重不良反应须立即停药并及时救治"，并要求"不良反应"项下应包含以下内容。

上市后监测数据显示本品可见以下不良反应/事件：

① 全身性反应：超敏反应，过敏性休克，寒战，发热，高热，乏力；

② 皮肤及皮下组织：瘙痒，皮疹（荨麻疹、斑丘疹、红斑疹等），潮红；

③ 胃肠系统：恶心，呕吐，腹痛，腹泻，腹部不适；

④ 呼吸系统：胸闷，呼吸困难，呼吸急促；

⑤ 心血管系统：心悸，心慌，低血压；

⑥ 神经系统：头晕，头痛，震颤，意识障碍；

⑦ 用药部位反应：静脉炎，注射部位疼痛、红肿、瘙痒。

公告要求说明书【注意事项】项下应包含以下内容：

① 本品不良反应包括过敏性休克，应在有抢救条件的医疗机构使用，用药后出现过敏反应或其他严重不良反应须立即停药并及时救治。

② 本品应即配即用，单独给药，禁忌与其他药品混合配伍使用。如确需要联合使用其他药品时，应谨慎考虑与本品的间隔时间，输注两种药物之间须以适量稀释液对输液管道进行冲洗。

③ 用药前应仔细询问患者用药史和过敏史。用药过程中加强监护，密切观察用药反应，特别是开始 30 分钟。发现异常，立即停药，采用积极救治措施，救治患者。

④ 缺乏相关研究资料，不推荐孕妇使用。

⑤ 目前尚无儿童应用本品的系统研究资料，不推荐儿童使用。

⑥ 有文献报道，本品与注射用对氨基水杨酸钠、地塞米松存在配伍禁忌。

国家药监部门根据药品不良反应评估结果，为进一步保障公众用药安全而要求修订有关的药品说明书，体现了我国药品监管以人为本、生命至上的守则。

药品上市许可持有人应当对新增不良反应发生机制开展深入研究，采取有效措施做好药品使用和安全性问题的宣传培训，指导医师、药师合理用药。及时按要求做好相应说明书修订和标签、说明书更换工作，各相关制药企业应及时规范落实有关规定。临床医师、药师及时关注不良反应监测部门的通知公告，应当仔细阅读药品说明书的修订内容，在选择用药时，应当根据新修订说明书进行充分的获益/风险分析，在执业过程中对患者进行提醒和警示，最大程度保障公众用药安全。

❓ 边学边练

1.【单选】个例药品不良反应的收集和报告是药品不良反应监测工作的基础，也是药品上市许可持有人应履行的基本法律责任。关于个例药品不良反应收集和报告的说法，错误的是（　　）。（执业药师职业资格考试 2022 年真题）

A. 医疗机构及个人发现或获知药品不良反应后，应当先向药品上市许可持有人报告，再通过药品不良反应监测系统提交报告

B. 设区的市级、县级药品不良反应监测机构应当对收到的药品不良反应报告的真实性、完整性和准确性进行审核

C. 个例药品不良反应的收集和报告是药品不良反应监测工作的基础，也是药品上市许可持有人应履行的基本法律责任

D. 药品上市许可持有人应当按照"可疑即报"原则，报告获知的所有药品不良反应信息

2.【单选】根据《药品管理法》，关于药品上市许可持有人义务的说法，错误的是（　　）。（执业药师职业资格考试 2022 年真题）

A. 应当对药品的非临床研究、临床试验、生产经营、上市后研究、不良反应监测及报告与处理等药品全生命周期承担管理责任

B. 应当建立药品质量保证体系，配备专门人员独立负责药品质量管理

C. 应当建立药品上市放行规程，对药品生产企业出厂放行的药品进行审核，经质量授权人签字后方可放行

D. 药品上市许可持有人为境外企业的，应当由其指定的在中国境内的企业法人履行药品上市许可持有人义务，并独立承担全部责任

3.【单选】甲生物制品研发企业基于临床治疗需求，研发上市了一款针对 PDL-1 靶点用于肿瘤免疫治疗的新药，对多种肿瘤疾病疗效显著。为提升该药品的生产供应能力，甲计划在生产供应不足的情况下，同时委托乙药品生产企业生产，该新药销售由甲承担。甲的下列行为不符合国家规定的是（　　）。（执业药师职业资格考试 2022 年真题）

A. 甲聘请医药代表从事该抗肿瘤药的信息传递、沟通、反馈活动

B. 甲与其医药代表签订劳动合同，并及时做好备案信息维护

C. 甲对该抗肿瘤药的不良反应及时向疾病预防控制机构报告

D. 甲委托具有生物制品经营范围的药品批发企业销售该抗肿瘤药

4.【单选】应当设立专门负责药品不良反应报告和监测的机构并配备专职人员的是（　　）。（执业药师职业资格考试 2020 年真题）

A. 药品生产企业　　　　　　　　　　B. 药品经营企业

C. 临床试验机构伦理委员会　　　　　D. 药物安全性评价中心

5.【单选】医疗机构报告该药品不良反应的时限应为（　　）。

A. 15 日内　　　　　　B. 1 日内　　　　　　C. 5 日内　　　　　　D. 10 日内

6.【单选】2020 年 1 月，某医疗机构医师向某门诊患者开具一种口服给药的非限制使用级抗菌药物，用药后患者出现严重剥脱性皮炎，经全力救治，患者病情逐渐好转。患者家属认为是医疗事故，向法院起诉要求赔偿。经鉴定，该药品质量合格，用药方案符合规范，该医疗机构治疗和处置适当，患者的严重剥脱性皮炎系用药所致罕见药品不良反应，且药品说明书未记载，相关文献中只有个案报道。关于该药品不良反应的说法，正确的是（　　）。（执业药师职业资格考试 2020 年真题）

A. 该药品不良反应不属于药品不良反应事件

B. 该药品不良反应应定性为新的药品不良反应

C. 除该患者主治医师外，其他医务人员不得报告该药品不良反应

D. 国家药品监督管理部门应当尽快与卫生健康主管部门开展相关调查工作

7. 【多选】根据《药品不良反应报告和监测管理办法》，属于严重药品不良反应的有（　　）。（执业药师职业资格考试 2022 年真题）
   A. 因正常使用药品导致显著的器官功能损伤
   B. 因正常使用药品导致住院或者住院时间延长
   C. 因正常使用药品导致死亡
   D. 因正常使用药品致癌、致畸、致出生缺陷

课后实践

药品不良反应导致修订药品说明书案例调研

请利用国家药品监督管理局及不良反应监测中心网站，调研 3～5 个由于药品不良反应导致修订药品说明书的案例，对案例进行讨论分析，形成调研报告。

项目二　药品召回监督管理

➡️ 岗课赛证融通导航——执业药师职业资格证书考核点

单元：药品召回管理

1. 药品召回与分类
   （1）药品召回和药品安全隐患的界定
   （2）药品召回的分类与分级
2. 药品召回的实施与监督管理
   （1）药品生产、经营企业和使用单位有关药品召回的义务
   （2）主动召回和责令召回的实施和要求
3. 违反药品召回管理规定的法律责任
   药品上市许可持有人，生产、经营和使用单位不履行与召回相关义务的法律责任

📖 项目背景

药品召回制度是药品上市后安全监管的一项风险管理措施，是针对存在质量问题或者其他安全隐患药品的一种风险管理措施，通过将市场上可能具有潜在危及人体健康风险的药品进行收回或采取矫正措施，将药品可能对公众造成的潜在不良影响最小化，避免质量问题或者安全隐患扩散而产生更大的危害。

近年来，随着新修订《药品管理法》和新制定《疫苗管理法》实施，药品上市许可持有人（以下简称持有人）制度落地，药品监管要求发生了很大变化。为进一步加强药品质量监管，强化药品风险管理，落实持有人主体责任，保障公众用药安全，需对药品召回及其管理工作进行修订完善。

新版《药品召回管理办法》自 2022 年 11 月 1 日起施行，包括总则、调查与评估、主动召回、责令召回、附则共五章共三十三条。明确持有人是控制风险和消除隐患的责任主体，药品生产企业、药品经营企业、药品使用单位应当积极协助，对于中药饮片、中药配方颗粒的召回，其生产企业按照新版《药品召回管理办法》组织实施。新版《药品召回管理办法》完善了持有人对可能存在质量问题或者其他安全隐患药品的调查评估要求，细化了持有人主动召回实施程序，督促和指导持有人对存在质量问题或者其他安全隐患药品及时主动召回，切实履行药品全生命周期管理义务。

药学工作者应该利用专业知识，促使药品生产企业不断加强药品原辅料的进货及生产流程的管理，促使药品经营企业及医疗机构规范进货渠道，促进药品生产、经营企业加强管理，增强质量意识，守护公众用药安全。

📖 知识目标

1. 了解药品召回的概念。

2. 熟悉药品召回的分类。

3. 掌握药品召回的程序。

技能目标

1. 能够判断属于药品召回的范畴。

2. 能够区分主动召回和责令召回。

3. 能够区分一级召回、二级召回、三级召回。

职业素养目标

1. 通过药品召回有关法规的学习和实践应用，树立依法依规的从业理念。

2. 通过药品召回有关规定的具体条例内容以及相关案例的学习，进一步强化法治精神。

法律法规

1.《中华人民共和国药品管理法》（2019 年 8 月 26 日第二次修订，自 2019 年 12 月 1 日起施行）

2.《中华人民共和国药品管理法实施条例》（2019 年 3 月 2 日第二次修订，自 2002 年 9 月 15 日起施行）

3.《药品召回管理办法》（国家药品监督管理局组织修订，自 2022 年 11 月 1 日起施行）

核心知识

国家药品监督管理局于 2022 年 10 月 26 日发布新修订《药品召回管理办法》，自 2022 年 11 月 1 日起施行。《药品召回管理办法》对加强药品安全监管、保障公众用药安全具有重大意义，它的出台是我国药品监管科学发展的一个里程碑。

一、药品召回的概念与分类

1. 药品召回的概念

药品召回，是指药品上市许可持有人按照规定的程序收回已上市的存在质量问题或者其他安全隐患药品，并采取相应措施，及时控制风险、消除隐患的活动。

质量问题或者其他安全隐患，是指由于研制、生产、储运、标识等原因导致药品不符合法定要求，或者其他可能使药品具有危及人体健康和生命安全的不合理危险。

药品召回的对象应该是本身符合生产标准的合格产品，只是由于曾经的技术水平和工艺缺陷导致了某些方面的不合理，表现为"工艺技术缺陷"或"告知缺陷"，这两类缺陷均不是企业自身原因所致。

值得注意的是，根据《中华人民共和国药品管理法》第九十八条对假药、劣药的定义，假药、劣药不属于合格药品，因此不在召回范围之内。

2. 药品召回的分类

药品召回的实施分为以下两种情形。

主动召回：持有人经调查评估后，确定药品存在质量问题或者其他安全隐患的，应当立即决定并实施召回，同时通过企业官方网站或者药品相关行业媒体向社会发布召回信息。召回信息应当包括以下内容：药品名称、规格、批次、持有人、药品生产企业、召回原因、召

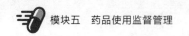

回等级等。

责令召回：有以下情形之一的，省、自治区、直辖市人民政府药品监督管理部门应当责令持有人召回药品：药品监督管理部门经过调查评估，认为持有人应当召回药品而未召回的；药品监督管理部门经对持有人主动召回结果审查，认为持有人召回药品不彻底的。

二、药品召回程序

1. 药品安全隐患的调查

对可能存在质量问题或者其他安全隐患的药品进行调查，应当根据实际情况确定调查内容，可以包括：已发生药品不良反应/事件的种类、范围及原因；药品处方、生产工艺等是否符合相应药品标准、核准的生产工艺要求；药品生产过程是否符合药品生产质量管理规范；生产过程中的变更是否符合药品注册管理和相关变更技术指导原则等规定；药品储存、运输等是否符合药品经营质量管理规范；药品使用是否符合药品临床应用指导原则、临床诊疗指南和药品说明书、标签规定等；药品主要使用人群的构成及比例；可能存在质量问题或者其他安全隐患的药品批次、数量及流通区域和范围；其他可能影响药品质量和安全的因素。

2. 药品安全隐患的评估

对存在质量问题或者其他安全隐患药品评估的主要内容包括：该药品引发危害的可能性，以及是否已经对人体健康造成了危害；对主要使用人群的危害影响；对特殊人群，尤其是高危人群的危害影响，如老年人、儿童、孕妇、肝肾功能不全者、外科手术病人等；危害的严重与紧急程度；危害导致的后果。

3. 召回分级

根据药品质量问题或者其他安全隐患的严重程度，药品召回分为：

一级召回：使用该药品可能或者已经引起严重健康危害的；

二级召回：使用该药品可能或者已经引起暂时或者可逆的健康危害的；

三级召回：使用该药品一般不会引起健康危害，但由于其他原因需要收回的。

持有人作出药品召回决定的，一级召回在1日内，二级召回在3日内，三级召回在7日内，应当发出召回通知，通知到药品生产企业、药品经营企业、药品使用单位等，同时向所在地省、自治区、直辖市人民政府药品监督管理部门备案调查评估报告、召回计划和召回通知。召回通知应当包括以下内容：召回药品的具体情况，包括名称、规格、批次等基本信息；召回的原因；召回等级；召回要求，如立即暂停生产、放行、销售、使用；转发召回通知等；召回处理措施，如召回药品外包装标识、隔离存放措施、储运条件、监督销毁等。

持有人在实施召回过程中，一级召回每日，二级召回每3日，三级召回每7日，向所在地省、自治区、直辖市人民政府药品监督管理部门报告药品召回进展情况。

召回过程中，持有人应当及时评估召回效果，发现召回不彻底的，应当变更召回计划，扩大召回范围或者重新召回。变更召回计划的，应当及时向所在地省、自治区、直辖市人民政府药品监督管理部门备案。

4. 调查评估报告内容

持有人应当根据调查和评估结果和药品召回等级，形成调查评估报告。调查评估报告应当包括以下内容：召回药品的具体情况，包括名称、规格、批次等基本信息；实施召回的原因；调查评估结果；召回等级。

5. 召回计划的制订和实施

召回计划应当包括以下内容：药品生产销售情况及拟召回的数量；召回措施具体内容，包括实施的组织、范围和时限等；召回信息的公布途径和范围；召回的预期效果；药品召回后的处理措施；联系人的姓名及联系方式。

实施一级、二级召回的，持有人还应当申请在所在地省、自治区、直辖市人民政府药品监督管理部门网站依法发布召回信息。省、自治区、直辖市人民政府药品监督管理部门网站发布的药品召回信息应当与国家药品监督管理局网站链接。

持有人应当明确召回药品的标识及存放要求，召回药品的外包装标识、隔离存放措施等，应当与正常药品明显区别，防止差错、混淆。对需要特殊储存条件的，在其储存和转运过程中，应当保证储存条件符合规定。

召回药品需要销毁的，应当在持有人、药品生产企业或者储存召回药品所在地县级以上人民政府药品监督管理部门或者公证机构监督下销毁。

6. 召回的完成与评价

持有人应当按照《药品管理法》第八十二条规定，在召回完成后 10 个工作日内，将药品召回和处理情况向所在地省、自治区、直辖市人民政府药品监督管理部门和卫生健康主管部门报告。持有人应当在药品年度报告中说明报告期内药品召回情况。

省、自治区、直辖市人民政府药品监督管理部门应当自收到总结报告之日起 10 个工作日内进行审查，并对召回效果进行评价，必要时组织专家进行审查和评价。认为召回尚未有效控制风险或者消除隐患的，应当书面要求持有人重新召回。

三、主体责任及法律罚则

1. 控制风险和消除隐患的责任主体

持有人是控制风险和消除隐患的责任主体，应当建立并完善药品召回制度，收集药品质量和安全的相关信息，对可能存在的质量问题或者其他安全隐患进行调查、评估，及时召回存在质量问题或者其他安全隐患的药品。

药品生产企业、药品经营企业、药品使用单位应当积极协助持有人对可能存在质量问题或者其他安全隐患的药品进行调查、评估，主动配合持有人履行召回义务，按照召回计划及时传达、反馈药品召回信息，控制和收回存在质量问题或者其他安全隐患的药品。

2. 法律责任

对持有人违反《药品召回管理办法》规定，在其所在地省、自治区、直辖市人民政府药品监督管理部门责令其召回后而拒不召回的，药品生产企业、药品经营企业、药品使用单位不配合召回的，相应省、自治区、直辖市人民政府药品监督管理部门应当按照《药品管理法》第一百三十五条的规定进行查处。

2019 年新修订《药品管理法》第一百三十五条规定，药品上市许可持有人在省、自治区、直辖市人民政府药品监督管理部门责令其召回后，拒不召回的，处应召回药品货值金额五倍以上十倍以下的罚款；货值金额不足十万元的，按十万元计算；情节严重的，吊销药品批准证明文件、药品生产许可证、药品经营许可证，对法定代表人、主要负责人、直接负责

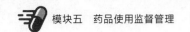

的主管人员和其他责任人员，处二万元以上二十万元以下的罚款。药品生产企业、药品经营企业、医疗机构拒不配合召回的，处十万元以上五十万元以下的罚款。

知识延伸　　　　　　　医疗器械召回

2017 年 1 月 25 日，《医疗器械召回管理办法》经国家食品药品监督管理总局局务会议审议通过，自 2017 年 5 月 1 日起施行。

境内医疗器械产品注册人或者备案人、进口医疗器械的境外制造厂商在中国境内指定的代理人是实施医疗器械召回的责任主体。

《医疗器械召回管理办法》列举了医疗器械召回的范围，包括：正常使用情况下存在可能危及人体健康和生命安全的不合理风险的产品；不符合强制性标准、经注册或者备案的产品技术要求的产品；不符合医疗器械生产、经营质量管理有关规定导致可能存在不合理风险的产品；其他需要召回的产品。

根据医疗器械缺陷的严重程度，医疗器械召回分为：一级召回，使用该医疗器械可能或者已经引起严重健康危害的；二级召回，使用该医疗器械可能或者已经引起暂时的或者可逆的健康危害的；三级召回，使用该医疗器械引起危害的可能性较小但仍需要召回的。

案例分析

2015 年 12 月 30 日，国家食品药品监管总局发布通告，通报重庆市某生物制药有限公司枸橼酸铁铵产品风险，并要求做好相关药品召回工作。

国家食品药品监管总局通过国家药品抽验，在长治市 4 家企业生产的复方肝浸膏片（胶囊）中检出高含量铬（2015 年第 106 号通告）。经总局调查组现场检查，查明检出的高含量铬来自制剂生产所用原料药枸橼酸铁铵，所用枸橼酸铁铵为重庆市某生物制药有限公司生产。

初步查明，重庆市某生物制药有限公司未对所生产的枸橼酸铁铵所用原料铁的质量进行严格控制。经对枸橼酸铁铵成品及铁原料现场抽验，该企业生产的枸橼酸铁铵中检出高含量铬（检出值在 643～1178mg/kg），其生产所用起始物料 45 号钢棒加工的铁屑中亦检出高含量铬（检出值在 149～342mg/kg），存在较高风险。

重庆市某生物制药有限公司生产的枸橼酸铁铵销往 40 家药品生产企业。总局要求这 40 家药品生产企业应立即停止使用重庆市某生物制药有限公司生产的枸橼酸铁铵生产药品，并对使用该原料药用于药品生产的情况进行排查，查清所有有效期内药品的品种、批次、销售流向，召回市场销售的产品。

? 边学边练

1.【单选】根据《药品召回管理办法》，关于药品召回的说法，错误的是（　　）。（执业药师职业资格考试 2022 年真题）

A. 药品上市许可持有人是药品召回的责任主体

B. 对于使用后可能引起严重健康危害的药品，应当实施三级召回

C. 药品经营企业应当协助药品上市许可持有人履行召回义务

D. 进口药品需要在境内进行召回时，由进口的企业负责具体实施

2.【单选】药品召回，是指（　　）按照规定的程序收回已上市的存在质量问题或者其他安全隐患药品，并采取相应措施，及时控制风险、消除隐患的活动。

A. 药品上市许可持有人　　　　　　　B. 药品生产企业

C. 药品经营企业　　　　　　　　　　D. 医疗机构

3.【多选】主动召回信息应当包括以下内容：（　　）、持有人、药品生产企业、召回原因等。

A. 药品名称　　　　　B. 规格　　　　　C. 批次　　　　　D. 召回等级

4.【多选】关于药品召回，下列（　　）说法是正确的。

A. 一级召回指使用该药品可能或者已经引起严重健康危害的

B. 二级召回指使用该药品可能或者已经引起暂时或者可逆的健康危害的

C. 三级召回指使用该药品一般不会引起健康危害，但由于其他原因需要收回的

D. 持有人作出药品召回决定的，一级召回在 1 日内，二级召回在 3 日内，三级召回在 7 日内，应当发出召回通知，通知到药品生产企业、药品经营企业、药品使用单位

5.【多选】召回计划应当包括：（　　）；药品召回后的处理措施；联系人的姓名及联系方式。

A. 药品生产销售情况及拟召回的数量

B. 召回措施具体内容，包括实施的组织、范围和时限等

C. 召回信息的公布途径和范围

D. 召回的预期效果

课后实践

模拟制订药品召回计划

请利用国家药品监督管理局网站，查询近期的药品质量公告，选择一个国家局要求药品召回的实际案例。利用本项目所学内容模拟制订一份药品召回计划。

项目三　医疗机构药品使用监督管理

岗课赛证融通导航——执业药师职业资格证书考核点

单元：医疗机构药事管理

1. 医疗机构配制制剂许可管理
   （1）医疗机构制剂和制剂室设立
   （2）"医院"类别医疗机构中药制剂委托配制
2. 医疗机构制剂注册管理
   （1）医院制剂的注册制度和品种范围
   （2）医院制剂的质量管理和调剂使用
3. 医疗机构药品配备和采购管理
   （1）医疗机构用药目录的制定
   （2）医疗机构药品集中采购管理
4. 医疗机构药品库存管理
   （1）药品保管养护制度
   （2）药品分类储存

项目背景

药事管理和药学服务是医疗机构诊疗活动的重要内容，是促进合理用药、提高医疗质量、保证患者用药安全的重要环节。

2020年2月，国家卫生健康委等六部门联合印发的《关于加强医疗机构药事管理促进合理用药的意见》（国卫医发〔2020〕2号）对加强药事管理、强化药品合理使用、拓展药学服务范围提出了明确要求。

2021年6月，《国务院办公厅关于推动公立医院高质量发展的意见》（国办发〔2021〕18号）发布实施，为公立医院高质量发展指明了方向，提供了指南。作为医院工作重要组成部分的医院药事管理工作，必然要适应医院高质量发展的新形势、新要求，追求药事管理的高质量，为医院高质量发展提供坚强保障。

医疗机构的药事管理主要包括处方的管理，药品的购进、储存、调剂、使用，医院制剂的研制与规范使用，国家基本药物以及医保药品的管理。

2019年12月新版《药品管理法》的颁布与实施，不仅对药品的生产、经营以及上市后的管理提出更严格的要求，也给予医疗机构的药事管理工作以启示。

未来，医疗机构药学工作的开展，应围绕着进一步守住药品生产的质量底线、保证药品的流通安全、监测使用情况等方面进行，对药事管理的所有环节、所有岗位、所有操作都要有完备的制度。把好采购、入院、入库、储存、保管、出库、使用等所有环节，确保万无一失。药学人员应该立足岗位，积极主动地学习药事管理相关知识，提高专业能力，有效保障患者用药合理及安全。

📚 知识目标

1. 了解处方的管理制度。
2. 熟悉医疗机构配制制剂许可管理。
3. 掌握医疗机构制剂的使用管理。

📚 技能目标

1. 能够根据法律法规要求对处方进行审核。
2. 能够判断医疗机构购进、储存药品的行为是否符合法律规定。

📚 职业素养目标

1. 通过对《医疗机构制剂配制监督管理办法》有关法规的学习和实践应用，树立依法依规的从业理念。
2. 通过对于有关规定的具体条例内容以及相关案例的学习，进一步强化法治精神。
3. 通过拓展实践任务，提升科普意识，加强职业责任感。

✖ 法律法规

1.《中华人民共和国药品管理法》（2019 年 8 月 26 日第二次修订，自 2019 年 12 月 1 日起施行）

2.《中华人民共和国药品管理法实施条例》（2019 年 3 月 2 日第二次修订，自 2002 年 9 月 15 日起施行）

3.《医疗机构制剂配制质量管理规范（试行）》（2001 年 3 月 13 日国家药品监督管理局发布并施行）

4.《医疗机构制剂配制监督管理办法（试行）》（2005 年 4 月 14 日国家食品药品监督管理局发布，自 2005 年 6 月 1 日起施行）

5.《医疗机构制剂注册管理办法》（2005 年 6 月 22 日国家食品药品监督管理局发布，自 2005 年 8 月 1 日起施行）

6.《关于加强医疗机构中药制剂管理的意见》（2010 年 8 月 24 日卫生部、国家中医药管理局和国家食品药品监督管理局发布）

7.《中华人民共和国中医药法》（2016 年 12 月 25 日通过，自 2017 年 7 月 1 日起施行）。

🧲 核心知识

一、处方管理

1. 处方的概念

处方是由注册的医师（包括执业医师、执业助理医师）在诊疗活动中为患者开具的，由药学专业技术人员审核、调配、核对，并作为发药凭证的医疗用药的医疗文书。它是药师调配和发药的书面凭据，也是统计调剂工作量、药品消耗数量及经济金额等的原始资料，还是患者在治疗疾病，包括门诊、急诊、住院全过程中药费支出的真实凭证。

2. 处方的组成

处方由处方前记、处方正文和处方后记三部分组成。

处方前记包括医院名称，就诊科室，门诊病例号，住院病例号，就诊日期，患者姓名、性别、年龄，临床诊断，处方编号等。处方前记也称为处方的自然项目。认真填写前记内容便于结合患者的情况审查处方，避免差错，便于与患者联系。

处方正文以 Rp 或 R（拉丁文 Recipe "请取" 的缩写）标示，分列药品名称、规格、数量、用法用量等，麻醉药品还要写明诊断。这部分内容是处方的核心，开写和配方发药务须小心谨慎，加强复核，避免差错。

处方后记包括处方医师、配方人、核对人、发药人的签名和发药日期等，签名以示对患者高度负责。

3. 处方颜色的规定

①普通处方的印刷用纸为白色。②急诊处方印刷用纸为淡黄色，右上角标注 "急诊"。③儿科处方印刷用纸为淡绿色，右上角标注 "儿科"。④麻醉药品和第一类精神药品处方印刷用纸为淡红色，右上角标注 "麻、精一"。⑤第二类精神药品处方印刷用纸为白色，右上角标注 "精二"。

图片：处方的颜色示例

4. 处方有效期的规定

处方开具当日有效。特殊情况下须延长有效期的，由开具处方的医师注明有效期限，但有效期最长不得超过 3 天。

5. 处方权限的规定

① 经注册的执业医师在执业地点取得相应的处方权。

② 经注册的执业助理医师开具的处方须经所在执业地点执业医师签字或加盖专用签章后方有效。

③ 试用期的医师开具处方，须经所在医疗、预防、保健机构有处方权的执业医师审核，并签名或加盖专用签章后方有效。

④ 医师需在注册的医疗、预防、保健机构签名留样及专用签章备案后方可开具处方。

⑤ 医师被责令暂停执业、被责令离岗培训期间，或被注销、吊销执业证书后，其处方权即被取消。

6. 处方限量的规定

处方一般不得超过 7 日用量；急诊处方一般不得超过 3 日用量；对某些慢性病、老年病或特殊情况，处方用量可适当延长，但医师必须注明理由。麻醉药品、精神药品、医疗用毒性药品、放射性药品的处方用量应当严格执行国家有关规定。开具麻醉药品处方时，应有病历记录。

7. 处方书写的规定

处方按规定格式用毛笔、钢笔或其他不褪色的碳素笔书写，要求字迹清楚，不得涂改；处方内容填写完整；药品名称以国家标准如《中国药典》《中国药品通用名称》和国际非专利名称规定的中文或外文名称为准。

8. 处方保管的规定

每日处方应按普通药及控制药品分类装订成册，并加封面，妥善保存，便于查阅。普通药品的处方保存 1 年；医疗用毒性药品、第二类精神药品的处方保存 2 年；麻醉药品和第一类精神药品处方保存 3 年备查。处方保存期满后，经医疗机构主要负责人批准、登记备案，方可销毁。

9. 处方审核的规定

（1）合法性审核

① 处方开具人是否根据执业医师法取得医师资格，并执业注册。

② 处方开具时，处方医师是否根据《处方管理办法》在执业地点取得处方权。

③ 麻醉药品、第一类精神药品、医疗用毒性药品、放射性药品、抗菌药物等药品处方，是否由具有相应处方权的医师开具。

（2）规范性审核

① 处方是否符合规定的标准和格式，处方医师签名或加盖的专用签章有无备案，电子处方是否有处方医师的电子签名。

② 处方前记、正文和后记是否符合《处方管理办法》等有关规定，文字是否正确、清晰、完整。

③ 条目是否规范。年龄应当为实足年龄，新生儿、婴幼儿应当写日、月龄，必要时要注明体重；中药饮片、中药注射剂要单独开具处方；开具西药、中成药处方，每一种药品应当另起一行，每张处方不得超过 5 种药品；药品名称应当使用经药品监督管理部门批准并公布的药品通用名称、新活性化合物的专利药品名称和复方制剂药品名称，或使用由原卫生部公布的药品习惯名称；医院制剂应当使用药品监督管理部门正式批准的名称；药品剂量、规格、用法、用量准确清楚，符合《处方管理办法》规定，不得使用"遵医嘱""自用"等含糊不清字句；普通药品处方量及处方效期符合《处方管理办法》的规定，抗菌药物、麻醉药品、精神药品、医疗用毒性药品、放射药品、易制毒化学品等的使用符合相关管理规定；中药饮片、中成药的处方书写应当符合《中药处方格式及书写规范》。

（3）适宜性审核

西药及中成药处方，应当审核以下项目：处方用药与诊断是否相符；规定必须做皮试的药品，是否注明过敏试验及结果的判定；处方剂量、用法是否正确，单次处方总量是否符合规定；选用剂型与给药途径是否适宜；是否有重复给药和相互作用情况，包括西药、中成药、中成药与西药、中成药与中药饮片之间是否存在重复给药和有临床意义的相互作用；是否存在配伍禁忌；是否有用药禁忌；儿童、老年人、孕妇及哺乳期妇女、脏器功能不全患者用药是否有禁忌使用的药物，患者用药是否有食物及药物过敏史禁忌证、诊断禁忌证、疾病史禁忌证与性别禁忌证；溶媒的选择、用法用量是否适宜，静脉输注的药品给药速度是否适宜；是否存在其他用药不适宜情况。

二、调剂管理

1. 调剂的概念

调剂是指配药、配方、发药，又称为调配处方。调剂是专业性、技术性、管理性、法律性、事务性、经济性综合于一体的活动过程，也是药师、医师、护士、患者、会计协同活动的过程。医院药剂科的调剂工作大体可分为门诊调剂（包括急诊调剂）、住院部调剂、中药配方三部分。

2. 调剂的要求

取得药学专业技术资格及执业药师资格并经注册的人员方可从事处方调剂、调配工作；非药学专业技术人员不得从事处方调剂、调配工作。具有药师以上药学专业技术职务任职资格的人员负责处方审核、评估、核对、发药以及安全用药指导。药士从事处方调配工作的，如确因工作需要，经培训考核合格后，也可以承担相应的药品调剂工作。

药学专业技术人员需凭医师处方调剂处方药品，非经医师处方不得调剂。对不规范处方或不能判定其合法性的处方，不得调剂。

药学专业技术人员调剂处方时必须做到"四查十对"。查处方，对科别、姓名、年龄；

查药品，对药名、规格、数量、标签；查配伍禁忌，对药品性状、用法用量；查用药合理性，对临床诊断。发出的药品应注明患者姓名和药品名称、用法、用量。

3. 调剂的流程

调剂是一个过程，主要流程如图 5-1 所示。

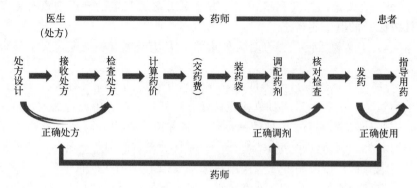

图 5-1　调剂流程示意图

调剂的主要操作包括收方、检查处方、调配处方、包装贴标签、复查处方、发药六个步骤。

（1）收方

门诊调剂室从患者处接受由医师开写的处方，以及住院部调剂室从病房医护人员处接收的处方或药品请领单。

（2）检查处方

收到处方后，药学专业技术人员应当认真逐项检查处方前记、正文和后记，书写是否清晰、完整，并确认处方的合法性。重点要对处方正文仔细审查，即对处方用药适宜性进行审查。

（3）调配处方

处方审核合格后应及时调配，为了保证调配准确无误，需做到：

① 仔细阅读处方，用法用量是否与瓶签或药袋上的书写一致；

② 有次序调配，防止忙乱，急诊处方随到随配，装置瓶等用后立即放回原处；

③ 严格遵守操作规程，称量准确；

④ 仔细查对姓名、年龄、药名、含量及用法用量，应完全与处方要求一致，经复核无误签字后发出。

（4）包装贴标签

包装袋与药瓶标签上应标示患者姓名、药品品名、规格、用法用量等内容。

（5）复查处方

仔细查对所取的药品与处方药品是否一致，防止差错。

（6）发药

发药时呼叫患者姓名，确认无误后方可发给，同时按药品说明书或处方医嘱，向患者或其家属详细说明服用方法、用量及注意事项，例如"不得内服""用时摇匀"等，有些镇静药、安定药服后不得驾驶车辆等；由于食物与药物亦可产生相互作用，亦须说明，对患者的询问要耐心解答。

三、医疗机构配制制剂许可管理

医疗机构自配制剂，在我国医疗健康事业中发挥着重要的补充作用，在一定程度上缓解了无药可用的问题。

1. 医疗机构制剂

（1）医疗机构制剂的定义

《医疗机构制剂注册管理办法（试行）》（局令第 20 号）第三条规定：医疗机构制剂，是指医疗机构根据本单位临床需要经批准而配制、自用的固定处方制剂。《药品管理法》规定，医疗机构配制制剂，应当经所在地省、自治区、直辖市人民政府药品监督管理部门批准，取得医疗机构制剂许可证。无医疗机构制剂许可证的，不得配制制剂。

图片：医疗机构
制剂示例

医疗机构配制的制剂，应当是本单位临床需要而市场上没有供应的品种，并应当经所在地省、自治区、直辖市人民政府药品监督管理部门批准；但是，法律对配制中药制剂另有规定的除外。

（2）医疗机构制剂的特征

医疗机构制剂具有如下特征：双证管理。医疗机构获得医疗机构制剂许可证后，取得配制制剂的资格；如果要进行某种制剂的配制，还必须取得相应制剂的批准文号（法律对配制中药制剂另有规定的除外）。医疗机构制剂仅限于临床需要而市场上没有供应的品种，方便临床使用，医院自用为主。医疗机构制剂凭执业医师或者执业助理医师的处方在本单位内部使用，并与医疗机构执业许可证所载明的诊疗范围一致。医疗机构配制的制剂不得在市场上销售，不得发布医疗机构制剂广告。特殊情况下，经国务院药品监督管理部门或者省级药品监督管理部门批准，可在指定的医疗机构之间调剂使用。医疗机构制剂只能由医院的药学部门配制，其他科室不得配制供应制剂。医疗机构制剂需按规定进行质量检验，质量检验一般由医疗机构的药检室负责，检验合格后，凭医师处方使用。

2. 医疗机构制剂室的设立条件

《药品管理法》规定，医疗机构配制制剂，应当有能够保证制剂质量的设施、管理制度、检验仪器和卫生环境。医疗机构配制制剂，应当按照经核准的工艺进行，所需的原料、辅料和包装材料等应当符合药用要求。《中华人民共和国中医药法》（以下简称《中医药法》）规定，医疗机构对其配制的中药制剂的质量负责；委托配制中药制剂的，委托方和受托方对所配制的中药制剂的质量分别承担相应责任。

医疗机构设立制剂室，应当向所在地省级药品监督管理部门申请，取得医疗机构制剂许可证。申请时应明确拟配制剂型、配制能力、品种、规格；配制剂型的工艺流程图、质量标准（或草案）；主要配制设备、检测仪器目录；制剂配制管理、质量管理文件目录；拟办制剂室的基本情况，包括制剂室的投资规模、占地面积、周围环境、基础设施等条件说明，并提供医疗机构总平面布局图、制剂室总平面布局图（标明空气洁净度等级）；制剂室负责人、药检室负责人、制剂质量管理组织负责人简历（包括姓名、年龄、性别、学历、所学专业、职务、职称、原从事药学工作年限等）及专业技术人员占制剂室工作人员的比例；制剂室负责人、药检室负责人制剂质量管理组织负责人应当为本单位在职药学专业人员，制剂室负责人和药检室负责人不得互相兼任。医疗机构不得与其他单位共用配制场所、配制设备及检验设施等。

按照《医疗机构制剂配制监督管理办法（试行）》的规定，医疗机构设立制剂室向药品监督管理部门申请之前，应取得所在地省级卫生行政部门的审核同意意见。新修订《药品管理法》，明确医疗机构配制制剂应当经所在地省、自治区、直辖市人民政府药品监督管理部门批准。2019 年 12 月 2 日，国家卫生健康委发布《关于做好医疗机构配制制剂有关工作的通知》，自 2019 年 12 月 1 日起，取消省级卫生健康行政部门对医疗机构配制制剂的审核。

3. 医疗机构制剂许可证的管理

（1）制剂许可证的核发

省级药品监督管理部门应当自收到申请之后，按照《医疗机构制剂许可证验收标准》组织验收。验收合格的，予以批准，向申请人核发医疗机构制剂许可证，并将有关情况报国家药品监督管理局备案。

医疗机构制剂许可证是医疗机构配制制剂的法定凭证，应当载明证号、医疗机构名称、医疗机构类别、法定代表人、制剂室负责人、配制范围、注册地址、配制地址、发证机关、发证日期、有效期限等项目。其中由药品监督管理部门核准的许可事项为：制剂室负责人、配制地址、配制范围、有效期限。证号和配制范围按国家药品监督管理部门规定的编号方法和制剂类别填写。医疗机构制剂许可证分正本和副本，具有同等法律效力。

国家药品监督管理局决定自2016年1月1日起启用新版医疗机构制剂许可证，新版医疗机构制剂许可证有效期为5年，明确了日常监管机构和日常监管人员，录入了法定代表人、制剂室负责人、质量负责人等关键人员的个人信息，增加了社会信用代码、举报电话等信息，并加附了防伪二维码全息图片，任何机构和个人均可扫描二维码查验证书真伪。

我国卫生行政部门对医疗机构有实施监督管理的职责，因而医疗机构配制制剂也应在其管理范围之内。省级卫生健康行政部门和各级各类医疗机构要配合药品监督管理部门做好医疗机构配制制剂许可，加强行政许可事项取消后的事中、事后监管。各级卫生健康行政部门要继续做好医疗机构电子化注册管理，确保医疗机构资质信息真实准确，实现动态更新并向社会公开，方便药品监督管理部门查询医疗机构注册信息，进一步提高审批效率。

（2）制剂许可证的变更

医疗机构制剂许可证变更分为许可事项变更和登记事项变更。许可事项变更是指制剂室负责人、配制地址、配制范围的变更；登记事项变更是指医疗机构名称、医疗机构类别、法定代表人、注册地址等事项的变更。

医疗机构变更医疗机构制剂许可证许可事项的，在许可事项发生变更前30日，向原批准机关申请变更登记。原发证机关应当自收到变更申请之日起15个工作日内作出准予变更或者不予变更的决定。医疗机构增加配制范围或者改变配制地址的，应当经省级药品监督管理部门验收合格后，依照规定办理医疗机构制剂许可证变更登记。

医疗机构变更登记事项的，应当在有关部门核准变更后30日内，向原发证机关申请医疗机构制剂许可证变更登记，原发证机关应当在收到变更申请之日起15个工作日内办理变更手续。

（3）制剂许可证的换发

医疗机构制剂许可证应当标明有效期，有效期为5年，到期重新审查发证。有效期届满，需要继续配制制剂的，医疗机构应当在许可证有效期届满前6个月，向所在地省级药品监督管理部门提出换证申请。

（4）制剂许可证的缴销

医疗机构终止配制制剂或者关闭的，由原发证机关缴销医疗机构制剂许可证，同时报国家药品监督管理部门备案。

4. "医院"类别医疗机构中药制剂委托配制

经省级药品监督管理部门批准，具有医疗机构制剂许可证且取得制剂批准文号，并属于"医院"类别的医疗机构的中药制剂，可以委托本省（区、市）内取得医疗机构制剂许可证的医疗机构或者药品生产企业配制。委托配制的制剂剂型应当与受托方持有的医疗机构制剂许可证或者药品生产许可证所载明的范围一致。未取得医疗机构制剂许可证的"医院"类别的医疗机构，在申请中药制剂批准文号时申请委托配制的，应当按照《医疗机构制剂注册管理办法》的相关规定办理。

委托方向所在地省级药品监督管理部门提交中药制剂委托配制的申请材料，包括：《医疗机构中药制剂委托配制申请表》；委托方的医疗机构制剂许可证、制剂批准证明文件复印件；受托方的药品生产许可证或者医疗机构制剂许可证复印件；委托配制的制剂质量标准、配制工艺；委托配制的制剂原最小包装、标签和使用说明书实样；委托配制的制剂拟采用的包装、标签和说明书式样及色标；委托配制合同；受托方所在地市级药品监督管理机构组织对受托方技术人员，厂房（制剂室）、设施、设备等生产条件和能力，以及质检机构、检测设备等质量保证体系考核的意见。

未经批准擅自委托或者接受委托配制制剂的，对委托方和受托方均依照《药品管理法》第一百一十六条的规定给予处罚。

四、医疗机构制剂的注册管理

为加强医疗机构制剂的管理，规范医疗机构制剂的申报与审批，根据《药品管理法》及其实施条例，原国家食品药品监督管理局发布了《医疗机构制剂注册管理办法（试行）》，自 2005 年 8 月 1 日起施行。

医疗机构制剂的申请人应当是持有医疗机构执业许可证并取得医疗机构制剂许可证的医疗机构。

1. 申报要求

申请医疗机构制剂，应当进行相应的临床前研究并按要求报送资料；应当对所报送的资料和所用的物料合规性负责；应当对所申请注册的制剂或者使用的处方、工艺、用途等，提供专利及其权属状态说明，确保不存在侵权情况。申请医疗机构制剂的名称、配制使用的原辅料及包装材料、拟定的使用说明书及包装标签均应符合相关规定。

2. 医疗机构制剂品种范围

医疗机构配制的制剂应当是本单位临床需要经批准而市场上没有供应的品种。不得作为医疗机构制剂申报的情形：市场上已有供应的品种；含有未经国家药品监督管理部门批准的活性成分的品种；除变态反应原外的生物制品；中药注射剂；中药、化学药组成的复方制剂；麻醉药品、精神药品、医疗用毒性药品、放射性药品；其他不符合国家有关规定的制剂。

下列情况不纳入医疗机构中药制剂管理范围：中药加工成细粉，临用时加水、酒、醋、蜜、麻油等中药传统基质调配、外用，在医疗机构内由医务人员调配使用；鲜药榨汁；受患者委托，按医师处方（一人一方）应用中药传统工艺加工而成的制品。临床需要而市场无供应的麻醉药品和精神药品，持有医疗机构制剂许可证和印鉴卡的医疗机构需要配制制剂的，应当经所在地省、自治区、直辖市人民政府药品监督管理部门批准。

3. 临床研究要求

临床研究用的制剂应当按照《医疗机构制剂配制质量管理规范》或者《药品生产质量管理规范》的要求配制，配制的制剂应当符合省、自治区、直辖市药品监督管理部门审定的质量标准。

医疗机构制剂的临床研究具体要求有：应当获得医疗机构制剂临床研究批件；取得受试者知情同意书以及伦理委员会的同意；按照《药物临床试验质量管理规范》的要求实施；应当在本医疗机构按照临床研究方案进行，受试例数不得少于 60 例；申请配制的化学制剂已有同品种获得制剂批准文号的，可以免于进行临床研究。

4. 审批程序

具体申报与审批流程见图 5-2。

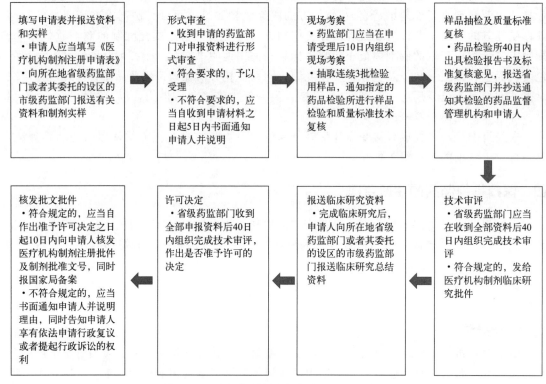

图 5-2　医疗机构制剂申报与审批流程示意图

5. 医疗机构制剂批准文号管理

医疗机构配制制剂，必须按照国务院药品监督管理部门的规定报送有关资料和样品，经所在地省、自治区、直辖市人民政府药品监督管理部门批准，并发给制剂批准文号后，方可配制。

医疗机构制剂批准文号的格式为：X 药制字 H（Z）＋4 位年号＋4 位流水号。X 为省、自治区、直辖市简称，H 为化学制剂，Z 为中药制剂。

6. 补充申请与再注册

（1）补充申请

医疗机构配制制剂，应当严格执行经批准的质量标准，并不得擅自变更工艺、处方、配制地点和委托配制单位。需要变更的，申请人应当提出补充申请，报送相关资料，经批准后方可执行。

（2）再注册

医疗机构制剂批准文号的有效期为 3 年。有效期届满需要继续配制的，申请人应当在有效期届满前 3 个月按照原申请配制程序提出再注册申请，报送有关资料。

省、自治区、直辖市药品监督管理部门应当在受理再注册申请后 30 日内，作出是否批准再注册的决定。准予再注册的，应当自决定做出之日起 10 日内通知申请人，予以换发《医疗机构制剂注册批件》，并报国家药品监督管理部门备案。

决定不予再注册的，应当书面通知申请人并说明理由，同时告知申请人享有依法申请行政复议或者提起行政诉讼的权利。

五、医疗机构制剂的配制管理

为了加强医疗机构的制剂配制和质量管理，原国家药品监督管理局根据《中华人民共和国药品管理法》的规定，参照《药品生产质量管理规范》的基本原则，制定了《医疗机构制剂配制质量管理规范（试行）》（以下简称"本规范"）。本规范是医疗机构制剂配制和质量管理的基本准则，适用于制剂配制的全过程，于 2001 年 3 月 13 日起发布施行。主要内容包括：机构与人员、房屋与设施、设备、物料、卫生、文件、配制管理、质量管理与自检和使用管理等。

1. 机构与人员

医疗机构制剂配制应在药剂部门设制剂室、药检室和质量管理组织。机构与岗位人员的职责应明确，并配备具有相应素质及相应数量的专业技术人员。医疗机构负责人对本规范的实施及制剂质量负责。制剂室和药检室的负责人应具有大专以上药学或相关专业学历，具有相应管理的实践经验，有对工作中出现的问题作出正确判断和处理的能力。制剂室和药检室的负责人不得互相兼任。从事制剂配制操作及药检人员，应经专业技术培训，具有基础理论知识和实际操作技能。凡有特殊要求的制剂配制操作和药检人员还应经相应的专业技术培训。凡从事制剂配制工作的所有人员均应熟悉本规范，并应通过本规范的培训与考核。

2. 房屋与设施

为保证制剂质量，制剂室要远离各种污染源。周围的地面、路面、植被等不应对制剂配制过程造成污染。制剂室应有防止污染、昆虫和其他动物进入的有效设施。制剂室的房屋和面积必须与所配制的制剂剂型和规模相适应。应设工作人员更衣室。各工作间应按制剂工序和空气洁净度级别要求合理布局。一般区和洁净区分开；配制、分装与贴签、包装分开；内服制剂与外用制剂分开；无菌制剂与其他制剂分开。各种制剂应根据剂型的需要，工序合理衔接，设置不同的操作间，按工序划分操作岗位。制剂室应具有与所配制剂相适应的物料、成品等库房，并有通风、防潮等设施。

3. 设备

设备的选型、安装应符合制剂配制要求，易于清洗、消毒或灭菌，便于操作、维修和保养，并能防止差错和减少污染。制剂配制和检验应有与所配制制剂品种相适应的设备、设施与仪器。用于制剂配制和检验的仪器、仪表、量具、衡器等其适用范围和精密度应符合制剂配制和检验的要求，应定期校验，并有合格标志。校验记录应至少保存一年。建立设备管理的各项规章制度，制定标准操作规程。设备应由专人管理，定期维修、保养，并作好记录。

4. 物料

制剂配制所用物料的购入、储存、发放与使用等应制定管理制度。制剂配制所用的物料应符合药用要求，不得对制剂质量产生不良影响。制剂配制所用的中药材应按质量标准购入，合理储存与保管。各种物料要严格管理。合格物料、待验物料及不合格物料应分别存放，并有易于识别的明显标志。不合格的物料，应及时处理。各种物料应按其性能与用途合理存放。对温度、湿度等有特殊要求的物料，应按规定条件储存。挥发性物料的存放，应注意避免污染其他物料。各种物料不得露天存放。物料应按规定的使用期限储存，储存期内如有特殊情况应及时检验。制剂的标签、使用说明书必须与药品监督管理部门批准的内容、式样、文字相一致，不得随意更改；应专柜存放，专人保管，不得流失。

5. 卫生

制剂室应有防止污染的卫生措施和卫生管理制度，并由专人负责。配制间不得存放与配制无关的物品。配制中的废弃物应及时处理。更衣室、浴室及厕所的设置不得对洁净室（区）产生不良影响。配制间和制剂设备、容器等应有清洁规程，内容包括：清洁方法、程序、间隔时间、使用清洁剂或消毒剂、清洁工具的清洁方法和存放地点等。洁净室（区）应定期消毒。使用的消毒剂不得对设备、物料和成品产生污染。消毒剂品种应定期更换，防止产生耐药菌株。工作服的选材、式样及穿戴方式应与配制操作和洁净度级别要求相适应。洁净室（区）仅限于在该室的配制人员和经批准的人员进入。进入洁净室（区）的人员不得化妆和佩戴饰物，不得裸手直接接触药品。配制人员应有健康档案，并每年至少体检一次。传染病、皮肤病患者和体表有伤口者不得从事制剂配制工作。

6. 文件

制剂室应有下列文件：医疗机构制剂许可证及申报文件、验收、整改记录；制剂品种申报及批准文件；制剂室年检、抽验及监督检查文件及记录。

医疗机构制剂室应有配制管理、质量管理的各项制度和记录。制剂室操作间、设施和设备的使用、维护、保养等制度和记录；物料的验收、配制操作、检验、发放、成品分发和使用部门及患者的反馈、投诉等制度和记录；配制返工、不合格品管理、物料退库、报损、特殊情况处理等制度和记录；留样观察制度和记录；制剂室内外环境、设备、人员等卫生管理制度和记录；本规范和专业技术培训的制度和记录。

制剂配制管理文件主要有：配制规程和标准操作规程；配制记录。

配制制剂的质量管理文件主要有：物料、半成品、成品的质量标准和检验操作规程；制剂质量稳定性考察记录；检验记录。

制剂配制管理文件和质量管理文件的要求：制订文件应符合《药品管理法》和相关法律、法规、规章的要求；应建立文件的管理制度，使用的文件应为批准的现行文本，已撤销和过时的文件除留档备查外，不得在工作现场出现；文件的制订、审查和批准的责任应明确，并有责任人签名；有关配制记录和质量检验记录应完整归档，至少保存2年备查。

7. 配制管理

配制规程和标准操作规程不得任意修改。如需修改时必须按制定时的程序办理修订、审批手续。在同一配制周期中制备出来的一定数量常规配制的制剂为一批，一批制剂在规定限度内具有同一性质和质量。每批制剂均应编制制剂批号。每批制剂均应按投入和产出的物料平衡进行检查，如有显著差异，必须查明原因，在得出合理解释，确认无潜在质量事故后，方可按正常程序处理。

为防止制剂被污染和混淆，配制操作应采取下述措施：每次配制后应清场，并填写清场记录，每次配制前应确认无上次遗留物；不同制剂（包括同一制剂的不同规格）的配制操作不得在同一操作间同时进行；如确实无法避免时，必须在不同的操作台配制，并应采取防止污染和混淆的措施；在配制过程中应防止称量、过筛、粉碎等可能造成粉末飞散而引起的交叉污染；在配制过程中使用的容器须有标明物料名称、批号、状态及数量等的标志。

根据制剂配制规程选用工艺用水。工艺用水应符合质量标准并定期检验。根据验证结果，规定检验周期。

每批制剂均应有一份能反映配制各个环节的完整记录。操作人员应及时填写记录，填写字迹清晰、内容真实、数据完整，并由操作人、复核人及清场人签字。记录应保持整洁，不得撕毁和任意涂改。需要更改时，更改人应在更改处签字，并需使被更改部分可以辨认。

新制剂的配制工艺及主要设备应按验证方案进行验证。当影响制剂质量的主要因素，如配制工艺或质量控制方法、主要原辅料、主要配制设备等发生改变时，以及配制一定周期后，应进行再验证。所有验证记录应归档保存。

8. 质量管理与自检

质量管理组织负责制剂配制全过程的质量管理。药检室负责制剂配制全过程的检验。医疗机构制剂质量管理组织应定期组织自检。自检应按预定的程序，按规定内容进行检查，以证实与《医疗机构制剂配制质量管理规范》的一致性。自检应有记录并写出自检报告，包括评价及改进措施等。

六、医疗机构制剂的使用管理

1. 医疗机构制剂的常规使用

医疗机构制剂只能在本医疗机构内凭执业医师或者执业助理医师的处方使用，并与医疗机构执业许可证所载明的诊疗范围一致。医疗机构制剂不得在市场上销售，或者通过互联网、邮购等变相销售，不得发布宣传广告。

医疗机构制剂应按药品监督管理部门制定的原则并结合剂型特点、原料药的稳定性和制剂稳定性试验结果规定使用期限。制剂配发必须有完整的记录或凭据。制剂在使用过程中出现质量问题时，制剂质量管理组织应及时进行处理，出现质量问题的制剂应立即收回，并填写收回记录。制剂使用过程中发现的不良反应，应按《药品不良反应监测管理办法》的规定予以记录，填表上报。病历和有关检验检查报告单等原始记录至少保存一年备查。

2. 医疗机构制剂的调剂使用

（1）调剂使用条件及审批权限

医疗机构制剂一般不得调剂使用。发生灾情、疫情、突发事件或者临床急需而市场没有供应时，需要调剂使用的，属省级辖区内医疗机构制剂调剂的，必须经所在地省、自治区、直辖市药品监督管理部门批准；属国家药品监督管理部门规定的特殊制剂以及省、自治区、直辖市之间医疗机构制剂调剂的，必须经国家药品监督管理部门批准。

（2）调剂审批流程

省级辖区内申请医疗机构制剂调剂使用的，应当由使用单位向所在地省、自治区、直辖市药品监督管理部门提出申请，说明使用理由、期限、数量和范围，并报送有关资料。

省、自治区、直辖市之间医疗机构制剂的调剂使用以及国家药品监督管理部门规定的特殊制剂的调剂使用，应当由取得制剂批准文号的医疗机构向所在地省、自治区、直辖市药品监督管理部门提出申请，说明使用理由、期限、数量和范围，经所在地省、自治区、直辖市药品监督管理部门审查同意后，由使用单位将审查意见和相关资料一并报送使用单位所在地省、自治区、直辖市药品监督管理部门，审核同意后，报国家药品监督管理部门审批。

（3）调剂使用要求

取得制剂批准文号的医疗机构应当对调剂使用的医疗机构制剂的质量负责。接受调剂的医疗机构应当严格按照制剂的说明书使用制剂，并对超范围使用或者使用不当造成的不良后果承担责任。医疗机构制剂的调剂使用，不得超出规定的期限、数量和范围。

七、医疗机构购进、储存药品的监督管理

1. 医疗机构购进药品的监督管理

医疗机构购进药品时需索取、查验、保存供货企业有关证件、资料、票据；医疗机构必须建立并执行进货检查验收制度，并建有真实完整的药品购进记录。药品购进记录必须保存至少5年。

2. 医疗机构储存药品的监督管理

医疗机构应当制定和执行有关药品保管、养护的制度，并采取必要的冷藏、防冻、防潮、避光、通风、防火、防虫、防鼠等措施，保证药品质量。医疗机构应当将药品与非药品分开存放；中药材、中药饮片、化学药品、中成药应分别储存、分类存放。

3. 医疗机构销售药品的监督管理

医疗机构和计划生育技术服务机构不得未经诊疗直接向患者提供药品；医疗机构不得采用邮售、互联网交易等方式直接向公众销售处方药。

知识延伸　　　　　我国医疗机构的类别

① 综合医院、中医医院、中西医结合医院、民族医医院、专科医院、康复医院；

② 妇幼保健院；

③ 社区卫生服务中心、社区卫生服务站；

④ 中心卫生院、乡（镇）卫生院、街道卫生院；

⑤ 疗养院；

⑥ 综合门诊部、专科门诊部、中医门诊部、中西医结合门诊部、民族医门诊部；

⑦ 诊所、中医诊所、民族医诊所、卫生所、医务室、卫生保健所、卫生站；

⑧ 村卫生室（所）；

⑨ 急救中心、急救站；

⑩ 临床检验中心；

⑪ 专科疾病防治院、专科疾病防治所、专科疾病防治站；

⑫ 护理院、护理站；

⑬ 其他诊疗机构。

案例分析

2023 年 2 月 28 日，云南省药监局发布 2023 年行政处罚信息显示，云南某医圈中医肿瘤医院向六盘水某医圈中医院销售其配制的医院制剂。

依据《中华人民共和国药品管理法》第一百三十三条：违反本法规定，医疗机构将其配制的制剂在市场上销售的，责令改正，没收违法销售的制剂和违法所得，并处违法销售制剂货值金额二倍以上五倍以下的罚款；情节严重的，并处货值金额五倍以上十五倍以下的罚款；货值金额不足五万元的，按五万元计算。

另依据《中华人民共和国行政处罚法》第三十二条，当事人有下列情形之一，应当从轻或者减轻行政处罚：

① 主动消除或者减轻违法行为危害后果的；

② 受他人胁迫或者诱骗实施违法行为的；

③ 主动供述行政机关尚未掌握的违法行为的；

④ 配合行政机关查处违法行为有立功表现的；

⑤ 法律、法规、规章规定其他应当从轻或者减轻行政处罚的。

综合以上，云南省药监局作出如下处罚：

①没收违法所得 407774.50 元；②罚款 407774.50 元。

❓ 边学边练

1.【单选】某县药品监督管理部门对辖区内一家医院监督检查时，发现该医院将本院配制的中药制剂上市销售，涉及货值金额5.7万元。该县药品监督管理部门认定不属于情节严重情形，除没收违法销售的制剂和违法所得外，对其处以一定金额的罚款。下列罚款金额符合《药品管理法》规定的是（　　）。（执业药师职业资格考试2022年真题）

A. 8.55万元　　　　　　　B. 22.8万元　　　　　　C. 34.2万元　　　　　　D. 50万元

2.【单选】关于医疗机构制剂的界定及特征的说法，错误的是（　　）。（执业药师职业资格考试2022年真题）

A. 需要取得医疗制剂许可证和药品批准文号

B. 仅限于本单位临床使用而市场上没有供应的品种

C. 特定情况下，麻醉药品可以作为医疗机构制剂品种申报

D. 只能由医院的药学部门配制，其他科室不得配制供应

3.【单选】下列关于医疗机构药品采购管理和进货检查验收制度的说法，错误的是（　　）。（执业药师职业资格考试2022年真题）

A. 应当逐批验收购进药品，建立真实完整的药品验收记录

B. 经药事管理与药物治疗学委员会审核同意，核医学科可以购用、调剂本专业所需的放射性药品

C. 留存的资料和销售凭证，应当按规定保存至超过药品有效期1年，但不得少于2年

D. 个人设置的门诊部、诊所等医疗机构，不得配备常用药品和急救药品以外的其他药品

4.【单选】关于医疗机构处方调剂和审核的说法错误的是（　　）。（执业药师职业资格考试2021年真题）

A. 药师调剂处方时必须做到"四查十对"，查处方，对科别、姓名、年龄；查药品，对药名、剂型、规格、数量；查配伍禁忌，对药品性状、用法用量；查用药合理性，对临床诊断

B. 药师应当凭医师处方调剂处方药品，非经医师处方不得擅自调剂

C. 处方规范性审核包括处方用药与诊断是否相符，选用剂型与给药途径是否适宜，是否存在配伍禁忌

D. 药师审核处方时，对超剂量的处方应当拒绝调配，必要时，经处方医师更正或者重新签字方可调配

5.【单选】医疗机构根据本单位临床需要，经批准可以配制制剂。下列符合医疗机构制剂室设置条件的是（　　）。（执业药师职业资格考试2021年真题）

A. 与其他医疗机构共用配制场所、配制设备及检验设施

B. 必须由医疗机构药学部与提出临床需要的临床科室共同设立

C. 制剂室负责人可以由药品生产企业质量负责人兼任

D. 有能够保证制剂质量的设施、管理制度、检验仪器和卫生环境

6.【单选】关于医疗机构处方审核内容的说法错误的是（　　）。（执业药师职业资格考试2020年真题）

A. 开具处方的医师是否在执业地点取得处方权属于处方合法性审核要求

B. 是否存在配伍禁忌、用药禁忌，选用剂型和给药途径是否适宜属于处方适宜性审核要求

C. 开具西药、中成药处方每一种药品应当在处方上另起一行，每张处方不得超过 3 种药品，属于处方规范性审核要求

D. 抗菌药物、麻醉药品、精神药品、药品类易制毒化学品等使用是否符合相关管理规定，属于处方适宜性审核要求

7.【单选】根据《处方管理办法》，下列关于处方管理要求的说法正确的是（　　）。（执业药师职业资格考试 2020 年真题）

A. 除特殊情况外，处方必须注明临床诊断，临床诊断应清晰、完整

B. 每张处方限一名患者用药，特殊情况下可以同时开具其未成年子女的用药

C. 第二类精神药品处方的颜色为淡红色

D. 处方开具当日有效，特殊情况下需延长有效期的，由开具处方的医师注明有效期限，最长不得超过 5 天

8.【单选】关于医疗机构制剂的说法，正确的是（　　）。（执业药师职业资格考试 2020 年真题）

A. 应为市场需要且市场供应不足的品种

B. 须经省级卫生健康主管部门审核批准后取得批准文号

C. 应经所在地药品检验机构检验合格才能凭处方调剂使用

D. 经省级以上药品监督管理部门批准，可以在指定的医疗机构间调剂使用

课后实践

处方审核模拟

处方审核需审核药品的剂量、用法；临床诊断与用药是否相符；药品剂型与给药途径；是否有重复给药现象；是否有潜在临床意义的药物相互作用和配伍禁忌。请尝试依据《处方管理办法》《医疗机构处方审核规范》对下列两例处方所示主要内容正确进行处方审核。

患者，男，40 岁，临床诊断：高血压。处方：吗丁啉（多潘立酮）10mg×30 片，口服，每次 10mg，3 次/日；甲氧氯普胺 5mg×10 片，口服，每次 10mg，3 次/日。

患者，男，60 岁，临床诊断：颈椎病。处方：碳酸钙咀嚼片 0.5g×30 片，口服，每次 1g，2 次/日；谷维素片 10mg×50 片，口服，每次 40mg，3 次/日；维生素 B$_1$ 片 10mg×40 片，口服，每次 20mg，3 次/日；复方氨基酸胶囊 0.35×12 粒，口服，每次 1 粒，3 次/日；硫糖铝片 0.25×100 片，口服，每次 0.75g，3 次/日。

项目四　国家基本药物和基本医疗保险药品管理

岗课赛证融通导航——执业药师职业资格证书考核点

单元：医疗保障和药品供应保障制度

1. 国家基本药物制度
   （1）国家基本药物工作委员会的职责
   （2）国家基本药物目录的制定和调整
   （3）国家基本药物的配备使用
2. 医疗保障制度
   （1）基本医疗保险药品目录管理
   （2）零售药店医疗保障定点管理

项目背景

　　基本医疗保障制度是指当人们生病或受到伤害后，为了确保其获得必要的医疗服务，而由国家（地区）或社会给予物质帮助，以保障或恢复其健康的费用保障制度。我国通过城镇职工基本医疗保险和城乡居民基本医疗保险（由城镇居民基本医疗保险和新型农村合作医疗保险整合统一）覆盖城乡全体居民，公平普惠保障人民群众基本医疗需求。

　　基本医疗保险用药管理坚持以人民为中心的发展思想，切实保障参保人员合理的用药需求；坚持"保基本"的功能定位，既尽力而为，又量力而行，用药保障水平与基本医疗保险基金和参保人承受能力相适应；坚持分级管理，明确各层级职责和权限；坚持专家评审，适应临床技术进步，实现科学、规范、精细、动态管理；坚持中西药并重，充分发挥中药和西药各自优势。

　　针对近年来部分定点医疗机构出现诱导住院、虚假住院等问题，国家医疗保障局高度重视骗保问题，在全国范围内加大监管力度，严肃查处违规骗保行为，维护医保基金安全。同时，在全国范围内部署开展欺诈骗保行为集中专项整治工作，强化基金监管高压态势。

　　基本医疗保险用药管理坚持以人民为中心的发展思想，切实保障参保人员合理的用药需求，推进健康中国建设，提升基本医疗保险用药科学化、精细化管理水平。

知识目标

1. 了解国家基本药物的遴选原则。
2. 熟悉定点零售药店管理的规定。
3. 掌握基本医疗保险药品的管理。

技能目标

1. 能够根据《基本医疗保险用药管理暂行办法》要求对基本医疗保险药品进行管理。

2. 能够检索并分析新版国家医保药品目录。

3. 能够判断某一药品是否属于基本医疗保险药品，属于甲类还是乙类。

职业素养目标

1. 通过对《基本医疗保险用药管理暂行办法》等法规的学习和实践应用，树立依法依规的从业理念。

2. 通过对有关规定的具体条例内容以及相关案例的学习，进一步强化法治精神。

3. 通过拓展实践任务，提升科普意识，加强职业责任感。

法律法规

1.《中华人民共和国药品管理法》（2019 年 8 月 26 日第二次修订，自 2019 年 12 月 1 日起施行）

2.《基本医疗保险用药管理暂行办法》（2020 年 7 月 30 日通过，自 2020 年 9 月 1 日起施行）

核心知识

一、国家基本药物的遴选

1. 国家基本药物的概念

国家基本药物指国家为了使本国社会公众获得基本医疗保障，既要满足社会公众用药需求，又能在整体上控制医疗费用，减少药品浪费和不合理用药问题，由国家主管部门从目前应用的各类药物中经过科学评价而遴选出具有代表性的、可供临床选择的基本药物。

2. 遴选范围

国家基本药物主要来源于国家药品标准收载的品种，以及国家药品监督管理局批准正式生产的新药和国家药品监督管理局批准进口的药品。

国家基本药物目录在保持数量相对稳定的基础上，实行动态管理，原则上 3 年调整一次。必要时，经国家基本药物工作委员会审核同意，可适时组织调整。调整的品种和数量应当根据以下因素确定：①我国基本医疗卫生需求和基本医疗保障水平变化；②我国疾病谱变化；③药品不良反应监测评价；④国家基本药物应用情况监测和评估；⑤已上市药品循证医学、药物经济学评价；⑥国家基本药物工作委员会规定的其他情况。

3. 遴选原则

国家基本药物目录遴选过程严格按照"防治必需、安全有效、价格合理、使用方便、中西药并重"的原则，结合我国疾病谱，突出常见病、多发病防治需要，进一步优化结构，保持合理的品种、剂型和规格，充分兼顾重大公共卫生服务项目、重大疾病保障、中西医临床路径实施、重大新药创制科技专项等相关政策要求，促进医保、医药、医疗互联互动，推动公立医院改革，确保基本药物安全可及，逐步满足群众基本用药需求。

（1）防治必需

与原来"重治疗、轻预防"的思路不同，新的国家基本药物制度既重视临床治疗的需要，也重视卫生保健的预防作用，防治结合，双管齐下。

（2）安全有效

根据现有资料和临床使用经验，或通过进一步的研究能够证实其疗效确切、不良反应小、质量稳定的品种，并应当参考世界卫生组织基本药物名单。

（3）价格合理

在临床必需、使用安全的前提下，适宜的价格是遴选基本药物的又一重要指标。在评价药品的价格时，必须考虑整个疗程的费用，而不只是考虑药品本身的单价。

（4）使用方便

有合适的剂型和适宜的包装，便于携带、服用、运输和储存。

（5）中西药并重

在遴选基本药物的过程中，必须把中药和化学药品摆在同等重要的地位。

二、基本医疗保险制度改革

1. 基本原则

坚持应保尽保、保障基本，基本医疗保障依法覆盖全民，尽力而为、量力而行，实事求是确定保障范围和标准。坚持稳健持续、防范风险，科学确定筹资水平，均衡各方缴费责任，加强统筹共济，确保基金可持续。坚持促进公平、筑牢底线，强化制度公平，逐步缩小待遇差距，增强对贫困群众基础性、兜底性保障。坚持治理创新、提质增效，发挥市场决定性作用，更好发挥政府作用，提高医保治理社会化、法治化、标准化、智能化水平。坚持系统集成、协同高效，增强医保、医疗、医药联动改革的整体性、系统性、协同性，保障群众获得高质量、有效率、能负担的医药服务。

2. 发展目标

到 2025 年，医疗保障制度更加成熟定型，基本完成待遇保障、筹资运行、医保支付、基金监管等重要机制和医药服务供给、医保管理服务等关键领域的改革任务。到 2030 年，全面建成以基本医疗保险为主体，医疗救助为托底，补充医疗保险、商业健康保险、慈善捐赠、医疗互助共同发展的医疗保障制度体系，待遇保障公平适度，基金运行稳健持续，管理服务优化便捷，医保治理现代化水平显著提升，实现更好保障病有所医的目标。

3. 健全基本医疗保险基金的管理和监督机制

基本医疗保险基金纳入财政专户管理，专款专用，不得挤占挪用。社会保险经办机构负责基本医疗保险基金的筹集、管理和支付，并要建立健全预决算制度、财务会计制度和内部审计制度。社会保险经办机构的事业经费不得从基金中提取，由各级财政预算解决。

各级劳动保障和财政部门，要加强对基本医疗保险基金的监督管理。审计部门要定期对社会保险经办机构的基金收支情况和管理情况进行审计，统筹地区应设立由政府有关部门代表、用人单位代表、医疗机构代表、工会代表和有关专家参加的医疗保险基金监督组织，加强对基本医疗保险基金的社会监督。

三、我国基本医疗保险制度概述

1. 我国基本医疗保险制度覆盖范围

目前，我国已建立了世界上规模最大的基本医疗保障网。"城镇职工基本医疗保险""城乡居民基本医疗保险"这两种保险所覆盖的人群分别是城镇有工作单位的职工、城镇没有工作单位的居民和农村人口，这三类人群也基本上囊括了城乡人口。

基本医疗保险原则上以地级以上行政区（包括地、市、州、盟）为统筹单位，也可以县

（市）为统筹单位（以下简称统筹地区）。所有用人单位及其职工（包括中央、省属机关、企业和事业单位及其职工）都要按照属地管理原则参加所在统筹地区的基本医疗保险，执行统一政策，实行基本医疗保险基金的统一筹集、使用和管理。城乡居民按照属地原则参加所在统筹地区的城乡居民基本医疗保险，同一统筹地区执行统一政策，实行基本医保基金的统一筹集、使用和管理。

2. 基本医疗保险账户及支付

（1）医保缴费

城镇职工基本医疗保险的缴费是通过个人缴费和单位缴费相结合的方式，城镇职工参加基本医疗保险由用人单位和个人共同缴费。职工个人缴纳的基本医疗保险费，全部计入个人账户。用人单位缴纳的基本医疗保险费分为两部分，一部分用于建立统筹基金，另一部分划入个人账户。

城乡居民参加基本医疗保险由个人缴费，政府按规定给予补助。根据 2019 年国家医疗保障局、财政部印发的《关于做好 2019 年城乡居民基本医疗保障工作的通知》，城乡居民基本医疗保险费全部实行统筹管理，不设个人账户。

（2）医保支付

统筹基金和个人账户要划定各自的支付范围，分别核算，不得互相挤占。城镇职工基本医疗保险的统筹基金主要用于支付特殊病种门诊、住院医疗费用中属于基本医疗保险支付范围的费用，不能支付普通门诊费用和全自费项目的费用，不能支付因违法犯罪、酗酒、自杀、自残、工伤、生育、交通事故、医疗事故以及其他责任事故发生的医疗费用。个人账户基金用于支付在定点医疗机构或定点零售药店发生的，符合基本医疗保险药品目录、诊疗项目范围、医疗服务设施标准所规定项目范围内个人需支付的医药费用。城乡居民基本医疗保险统筹基金开展门诊统筹和解决大病医疗费用。

统筹基金的具体起付标准、最高支付限额以及在起付标准以上和最高支付限额以下医疗费用的个人负担比例，由统筹地区根据以收定支、收支平衡的原则确定。

工伤保险和生育保险支付药品费用时不区分甲、乙类。西药部分"抗艾滋病用药"的药品，不属于国家免费治疗艾滋病范围的参保人员使用治疗艾滋病时，基本医疗保险基金可按规定支付。国家公共卫生项目涉及的抗结核病和抗血吸虫病药物，不属于国家公共卫生支付范围的参保人员使用时，基本医疗保险基金可按规定支付。

四、基本医疗保险药品管理

国务院医疗保障行政部门负责建立基本医疗保险用药管理体系，制定和调整全国范围内基本医疗保险用药范围、使用和支付的原则、条件、标准及程序等，组织制定、调整和发布《国家基本医疗保险、工伤保险和生育保险药品目录》（以下简称《药品目录》）并编制统一的医保代码，对全国基本医疗保险用药工作进行管理和监督。国家医疗保障经办机构受国务院医疗保障行政部门委托承担国家《药品目录》调整的具体组织实施工作。

视频：药品目录
查询路径演示

1. 分类

《药品目录》由凡例、西药、中成药、协议期内谈判药品和中药饮片五部分组成。《药品目录》中的西药和中成药分为"甲类药品"和"乙类药品"。"甲类药品"是临床治疗必需、使用广泛、疗效确切、同类药品中价格或治疗费用较低的药品。"乙类药品"是可供临床治疗选择使用、疗效确切、同类药品中比"甲类药品"价格或治疗费用略高的药品。协议期内谈判药品纳入"乙类药品"管理。各省级医疗保障行政部门按国家规定将纳入《药品目录》的民族药、医疗机构制剂纳入"乙类药品"管理。中药饮片的"甲乙分类"由省级医疗保障行政部门确定。

2. 制定与调整

国务院医疗保障行政部门建立完善动态调整机制，原则上每年调整一次。国务院医疗保障行政部门负责确定并印发《药品目录》，公布调整结果。纳入国家《药品目录》的药品应当是经国家药品监管部门批准，取得药品注册证书的化学药、生物制品、中成药（民族药），以及按国家标准炮制的中药饮片，并符合临床必需、安全有效、价格合理等基本条件。支持符合条件的基本药物按规定纳入《药品目录》。

以下药品不纳入《药品目录》：①主要起滋补作用的药品；②含国家珍贵、濒危野生动植物药材的药品；③保健药品；④预防性疫苗和避孕药品；⑤主要起增强性功能、治疗脱发、减肥、美容、戒烟、戒酒等作用的药品；⑥因被纳入诊疗项目等原因，无法单独收费的药品；⑦酒制剂、茶制剂，各类果味制剂（特别情况下的儿童用药除外）、口腔含服剂和口服泡腾剂（特别规定情形的除外）等；⑧其他不符合基本医疗保险用药规定的药品。

有下列情况之一的，经专家评审后，直接调出《药品目录》：①被药品监管部门撤销、吊销或者注销药品批准证明文件的药品；②被有关部门列入负面清单的药品；③综合考虑临床价值、不良反应、药物经济性等因素，经评估认为风险大于收益的药品；④通过弄虚作假等违规手段进入《药品目录》的药品；⑤国家规定的应当直接调出的其他情形。

符合以下情况之一的，经专家评审等规定程序后，可以调出《药品目录》：①在同治疗领域中，价格或费用明显偏高且没有合理理由的药品；②临床价值不确切，可以被更好替代的药品；③其他不符合安全性、有效性、经济性等条件的药品。

国务院医疗保障行政部门根据医保药品保障需求、基本医疗保险基金的收支情况、承受能力、目录管理重点等因素，确定当年《药品目录》调整的范围和具体条件，研究制定调整工作方案，依法征求相关部门和有关方面的意见并向社会公布。对企业申报且符合当年《药品目录》调整条件的药品纳入该年度调整范围。

国家医疗保障经办机构按规定组织药物经济学、医保管理等方面专家开展谈判或准入竞价。其中独家药品进入谈判环节，非独家药品进入企业准入竞价环节。谈判或者准入竞价成功的，纳入《药品目录》或调整限定支付范围；谈判或者准入竞价不成功的，不纳入或调出《药品目录》，或者不予调整限定支付范围。

中药饮片采用专家评审方式进行调整，其他药品的调整程序主要包括企业申报、专家评审、谈判或准入竞价、公布结果。

3. 医保用药的支付

参保人使用"甲类药品"按基本医疗保险规定的支付标准及分担办法支付；使用"乙类药品"按基本医疗保险规定的支付标准，先由参保人自付一定比例后，再按基本医疗保险规定的分担办法支付。"乙类药品"个人先行自付的比例由省级或统筹地区医疗保障行政部门确定。

独家药品通过准入谈判的方式确定支付标准。非独家药品中，国家组织药品集中采购（以下简称集中采购）中选药品，按照集中采购有关规定确定支付标准；其他非独家药品根据准入竞价等方式确定支付标准。执行政府定价的麻醉药品和第一类精神药品，支付标准按照政府定价确定。

协议期内谈判药品（以下简称谈判药品）执行全国统一的医保支付标准，各统筹地区根据基金承受能力确定其自付比例和报销比例，协议期内不得进行二次议价。

原则上谈判药品协议有效期为两年。协议期内，如有谈判药品的同通用名药物（仿制药）上市，医保部门可根据仿制药价格水平调整该药品的支付标准，也可以将该通用名纳入集中采购范围。协议期满后，如谈判药品仍为独家，周边国家及地区的价格等市场环境未发生重大变化且未调整限定支付范围或虽然调整了限定支付范围但对基本医疗保险基金影响较小的，根据协议期内基本医疗保险基金实际支出（以医保部门统计为准）与谈判前企业提交的预算影响分析进行对比，按相关规则调整支付标准，并续签协议。

4.《药品目录》的使用

在满足临床需要的前提下，医保定点医疗机构应当严格执行医保协议，合理诊疗、合理收费，优先配备和使用《药品目录》内药品，控制患者自费比例，提高医疗保障基金使用效率。国家逐步建立《药品目录》与定点医疗机构药品配备联动机制，定点医疗机构根据《药品目录》调整结果及时对本医疗机构用药目录进行调整和优化。

定点零售药店应当为参保人员提供药品咨询、用药安全、医保药品销售、医保费用结算等服务。符合规定条件的定点零售药店可以申请纳入门诊慢性病、特殊病购药定点机构，相关规定由统筹地区医疗保障部门另行制定。

基本医疗保险定点医疗机构和定点零售药店根据与医疗保障经办机构签订的协议，可以在本机构中医疗保障办理场所使用医保官方标志。中国医疗保障官方标志（图5-3）以中国医疗保障英文"China Healthcare Security"的缩写"CHS"为主形。主形"CHS"蓝色寓意保障、稳定、发展。在字形设计上"C""H""S"都有笔画结构上的连接，突出了社会互助共济，寓意着中国医保连接中国千家万户。"CHS"字形采用倾斜设计，体现出速度感，寓意着中国医疗保险事业的便捷高效，和朝着更高质量、更有效率、更加公平、更可持续的方向迈进。

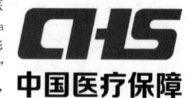

图5-3　中国医疗保障官方标志

五、定点零售药店管理

1. 定点零售药店的概念

定点零售药店，是指经统筹地区劳动保障行政部门审查，并经社会保险经办机构确定的，为城镇职工基本医疗保险参保人员提供处方外配服务的零售药店。处方外配，是指参保人员持定点医疗机构处方，在定点零售药店购药的行为。

2. 定点零售药店应具备的条件

定点零售药店成立应具备以下条件：持有药品经营许可证、GSP认证证书和营业执照，经药品监督管理部门年检合格；遵守《中华人民共和国药品管理法》及有关法规，有健全和完善的药品质量保证制度，能确保供药安全、有效和服务质量；严格执行国家、省（自治区、直辖市）规定的药品价格政策，经物价部门监督检查合格；具备及时供应基本医疗保险用药、24小时提供服务的能力；能保证营业时间内至少有1名药师在岗，营业人员需经地级以上药品监督管理部门培训合格；严格执行城镇职工基本医疗保险制度有关政策规定，有规范的内部管理制度，配备必要的管理人员和设备。

3. 外配处方管理的规定

外配处方必须由定点医疗机构医师开具，有医师签名和定点医疗机构盖章，处方经药师审核签字后方可发药，处方保存 2 年以上以备核查。

定点零售药店应配备专（兼）职管理人员，与社会保险经办机构共同做好各项管理工作，对外配处方要分别管理、单独建账。要定期向统筹地区社会保险经办机构报告处方外配服务及费用发生情况。有义务提供与费用审核相关的资料及账目清单。

4. 社会保险经办机构的职责

与定点零售药店签订包括服务范围、服务内容、服务质量、药费结算办法以及药费审核与控制等内容的协议，明确双方的责任、权利和义务。协议有效期一般为 1 年。任何一方违反协议，对方均有权解除协议，但须提前通知对方和参保人，并报劳动保障行政部门备案。

加强对定点零售药店处方外配服务情况的检查和费用的审核。按照基本医疗保险有关政策规定和与定点零售药店签订的协议，按时足额结算费用。对违反规定的费用，社会保险经办机构不予支付。

5. 劳动保障行政部门的职责

组织药品监督管理、物价、医药行业主管部门等有关部门，加强对定点零售药店处方外配服务和管理的监督检查。

对定点零售药店的资格进行年度审核。对违反规定的定点零售药店，劳动保障部门可视不同情况，责令其限期改正，或取消其定点资格。

知识延伸　　　　　　　基本医疗保险制度改革概况

医疗保险是为补偿劳动者因疾病风险造成的经济损失而建立的一项社会保险制度，也是社会保险制度中最重要的险种之一，与基本养老保险、工伤保险、失业保险、生育保险等共同构成现代社会保险制度。基本医疗保险通过用人单位和个人缴费，建立医疗保险基金，参保人员患病就诊发生医疗费用后，由医疗保险机构给予一定的经济补偿。

为了保障职工的基本医疗需要，我国从 1994 年起，在江苏省镇江市和江西省九江市进行了医疗保险制度改革试点。在试点的基础上，1998 年国务院发布《国务院关于建立城镇职工基本医疗保险制度的决定》，改革传统的城镇职工医疗保障制度，正式确立我国城镇职工基本医疗保险制度，使全体城镇职工都能享受到基本医疗保障。2009 年《中共中央、国务院关于深化医药卫生体制改革的意见》拉开了新医改的帷幕，我国基本医疗保险制度在正常覆盖全人口的基础上，不断发展和完善，实现了全民医保。2016 年国务院出台《关于整合城乡居民基本医疗保险制度的意见》，要求推进城镇居民医保和新农合制度整合，逐步在全国范围内建立起统一的城乡居民医保制度。2020 年 2 月 25 日国务院印发《关于深化医疗保障制度改革的意见》，要完善统一的城乡居民基本医疗保险制度和大病保险制度，全面建立中国特色医疗保障制度。要坚持应保尽保原则，健全统筹城乡、可持续的基本医疗保险制度。明确了一系列重要的改革举措。

案例分析

案例一

根据南通市医保中心移交线索检查发现，2021年1月至9月期间，参保人员陈某以骗取医疗保障基金为目的，利用享受医疗保障待遇的机会转卖药品，接受返还现金，涉及医保基金4591.8元。鉴于市医保中心已追回医保基金损失。依据《医疗保障基金使用监督管理条例》，作出如下行政处罚：处骗取金额4591.8元的4倍罚款计18367.2元。依据《江苏省医疗保障定点医药机构及参保人失信行为惩戒办法》，认定陈某为一般失信。

案例二

根据市医保中心移交线索检查发现，2021年1月至2022年4月期间，参保人员程某将医保卡交给社会收药人，套刷医保个人账户。程某利用享受医疗保障待遇的机会，转卖药品、接受返还现金，涉及医保个人账户金额10708.8元。依据《医疗保障基金使用监督管理条例》，作出如下行政处理：①责令改正；②暂停其医疗费用医保联网结算6个月。依据《江苏省医疗保障定点医药机构及参保人失信行为惩戒办法》，认定程某为一般失信。

❓ 边学边练

1.【单选】根据现行法律法规和相关部委的主要职责，负责组织制定国家药物政策和国家基本药物制度，提出国家基本药物价格政策的建议的是（ ）。（执业药师职业资格考试2022年真题）

A. 卫生健康主管部门   B. 市场监督管理部门

C. 医疗保障主管部门   D. 中医药管理部门

2.【单选】根据下列部门的主要职责、内设机构和人员编制规定，负责提出国家基本药物价格政策建议的部门是（ ）。（执业药师职业资格考试2021年真题）

A. 国家医疗保障局   B. 国家卫生健康委员会

C. 国家发展和改革委员会   D. 国家市场监督管理总局

3.【单选】根据《基本医疗保险用药管理暂行办法》和《2020年国家医保药品目录调整工作方案》，关于医保药品目录制定与调整的说法，正确的是（ ）。（执业药师职业资格考试2021年真题）

A. 医保目录调入分为常规准入和谈判准入两种方式，价格较高或者对医疗保险基金影响较大的专利独家应当通过谈判方式准入

B. 统筹地区医疗保障主管部门建立完善医保药品目录动态调整机制，原则上每年调整一次

C. 拟纳入《基本医疗保险药品目录》的化学药，可以由药品上市许可持有人按程序申报或者由临床专家按程序推荐，审核通过后调入医保药品目录

D. 含国家珍贵、濒危野生动植物药材的药品根据需要可申请调入医保药品目录

4.【单选】关于基本医疗保险用药的说法，正确的是（ ）。（执业药师职业资格考试2020年真题）

A. 经批准上市的民族药品，由各省级医疗保障部门根据规定程序，纳入基金支付范围

B. 医保药品目录中列入协议期内的谈判药品按照甲类支付

C. 抗艾滋病毒药物、抗结核病药物、抗疟药物和抗血吸虫药物全部纳入基本医疗保险药品目录

D. 工伤保险和生育保险支付药品费用时，区分甲、乙类

5.【单选】由国家统一制定，各地不得调整的《基本医疗保险药品目录》是（　　）。

A. 处方外配　　　　　B. 外配处方　　　　　C. 甲类目录　　　　　D. 乙类目录

6.【多选】国家基本药物目录在保持数量相对稳定的基础上，实行动态管理。在此过程中调整品种和数量的因素包括（　　）。（执业药师职业资格考试 2020 年真题）

A. 已上市药品循证医学、药物经济学评价

B. 药品不良反应监测评价

C. 我国疾病谱变化

D. 基本医疗卫生需求和基本医疗保障水平变化

✎ 课后实践

检索并分析最新版医保药品目录

　　省级医疗保障行政部门负责本行政区域内的基本医疗保险用药管理，制定本地区基本医疗保险用药管理政策措施，负责《药品目录》的监督实施等工作。各省（自治区、直辖市）以国家《药品目录》为基础，按照国家规定的调整权限和程序将符合条件的民族药、医疗机构制剂、中药饮片纳入省级医保支付范围，按规定向国务院医疗保障行政部门备案后实施。

　　请利用国家药品监督管理局、国家医疗保障局官方网站查询最新版本《国家基本药物目录》以及《国家基本医疗保险、工伤保险和生育保险药品目录》。尝试讨论分析两个目录的相互关系及不同点。

疫苗与特殊药品监督管理

项目一　疫苗监督管理

▶ 岗课赛证融通导航——执业药师职业资格证书考核点

单元：疫苗管理

1. 疫苗分类和管理部门
   - （1）疫苗的分类和标识
   - （2）管理部门及职责
2. 疫苗研制与生产管理
   - （1）疫苗临床试验和上市许可规定
   - （2）疫苗生产和批签发管理
3. 疫苗上市后管理
   - （1）疫苗采购、配送和储存要求
   - （2）疫苗全程冷链储运管理制度
   - （3）疫苗上市后风险管理

单元：药品安全法律责任

违反疫苗管理规定的法律责任
   - （1）生产、销售的疫苗属于假药、劣药的法律责任
   - （2）违反质量管理规范的法律责任
   - （3）违反疫苗储存、运输要求的法律责任

单元：药品安全相关管理制度

药品追溯制度
疫苗信息化追溯体系建设要求

📖 项目背景

从人类历史上第一剂疫苗问世至今，疫苗的历史已经长达两百多年。第一剂疫苗于 1796 年由英国医生爱德华·詹纳（Edward Jenner）发明，即对抗天花的牛痘疫苗。随后，人们对疫苗的研究逐渐加深，1890 年医学家们研制出首支抗破伤风、白喉疫苗，1921 年首支卡介苗（抗结核病疫苗）问世，1952 年小儿麻痹疫苗问世。从 20 世纪 50 年代起，全球医学发展突飞猛进，乙肝疫苗、水痘疫苗等先后成功问世。疫苗的开发是一个漫长而复杂的过程，且成本很高。但接种疫苗，是现代医学预防和控制传染病最经济、最有效的公共卫生干预措施，对于家庭来说也是减少成员疾病发生、减少医疗费用的有效手段。

我国是世界上最大的疫苗生产国，年产能超过 10 亿剂次，是世界上为数不多的能够依靠自身能力解决全部计划免疫疫苗的国家之一，国产疫苗约占全国实际接种量的 95% 以上。近年来，我国逐步构建起日益严格的疫苗安全标准和生产监管体系，并且于 2011 年、2014 年两次通

过世界卫生组织（WHO）的疫苗国家监管体系评估。已有国产疫苗通过 WHO 产品预认证，联合国儿童基金会、全球疫苗免疫联盟陆续采购这些疫苗用于其他国家的疾病预防控制。但仍有疫苗安全事件发生，更有甚者存在故意造假行为。

2018 年的"长春长生疫苗事件"就是轰动一时的疫苗造假事件，长春××有限责任公司在冻干人用狂犬病疫苗生产过程中编造生产记录和产品检验记录，随意变更工艺参数和设备。上述行为严重违反了《中华人民共和国药品管理法》《药品生产质量管理规范》有关规定。此次疫苗事件引来广泛关注，这对行业监管提出了严峻挑战。因此，国家提出要强化药品安全监管，构建更加完善的监管制度、更严格的惩戒体系、更畅通的信息发布机制等。作为与老百姓生命和健康安全紧密相关的领域，疫苗行业在生产、运输、储存、使用等任何一个环节都容不得半点瑕疵。作为药学专业技术人员，更应知法、懂法、用法，知道疫苗安全的重要性，能在工作中严格遵守法规要求和工作规范，在生活中遇到造假售假的行为要严格抵制，并向公众做好宣传，让大家了解疫苗、了解药品安全的重要性，做好这一公共卫生事业，共同守护"健康中国"。

知识目标

1. 熟悉疫苗、生物制品相关知识。
2. 熟悉疫苗研制、生产、经营、使用、储存等相关法律法规要求。
3. 熟悉违反疫苗管理规定的法律责任。

技能目标

1. 能进行疫苗管理相关法律法规的宣传。
2. 能辨析疫苗生产、经营、使用过程中的违法行为。
3. 能遵守疫苗管理相关法规要求，从事疫苗管理工作。

职业素养目标

1. 通过对疫苗管理有关法规的学习和实践应用，树立依法依规的从业理念。
2. 通过对有关规定的具体条例内容以及相关案例的学习，进一步强化法治精神。
3. 通过拓展实践任务，提升科普意识，加强职业责任感。

法律法规

1.《中华人民共和国疫苗管理法》（2019 年 6 月 29 日通过，2019 年 12 月 1 日实施）
2.《中华人民共和国药品管理法》（2019 年 8 月 26 日第二次修订，2019 年 12 月 1 日实施）
3.《生物制品批签发管理办法》（2020 年 11 月 19 日通过，2021 年 3 月 1 日实施）
4.《关于纳入国家免疫规划疫苗包装标注特殊标识的通知》（国食药监注〔2005〕257 号）。
5.《疫苗储存和运输管理规范（2017 年版）》（国卫疾控发〔2017〕60 号）。

核心知识

一、疫苗研制及生产监督管理

为了加强疫苗管理，保证疫苗质量和供应，规范预防接种，促进疫苗行业发展，保障公众健康，维护公共卫生安全，制定《中华人民共和国疫苗管理法》。此法于 2019 年 6 月 29 日第十三届全国人大常委会第十一次会议通过，同日国家主席习近平签署第三十号主席令公布，自 2019 年 12 月 1 日起施行。在中华人民共和国境内从事疫苗研制、生产、流通和预防接种及其监督管理活动，适用此法。此法未作规定的，适用《中华人民共和国药品管理法》《中华人民共和国传染病防治法》等法律、行政法规的规定。

1. 疫苗分类和管理部门

（1）疫苗的定义和分类

疫苗，是指为预防、控制疾病的发生、流行，用于人体免疫接种的预防性生物制品，包括免疫规划疫苗和非免疫规划疫苗。

免疫规划疫苗：指政府免费向公民提供，公民应当依照政府的规定受种的疫苗。主要是指国家免疫规划确定的疫苗，如麻疹疫苗、脊髓灰质炎疫苗、百白破联合疫苗、卡介苗、乙型肝炎疫苗（不包括成人预防用乙型肝炎疫苗），以及各省、自治区、直辖市人民政府增加的免费向公民提供的疫苗；县级以上人民政府或者其卫生主管部门组织的应急接种或者群体性预防接种所使用的疫苗。

非免疫规划疫苗：是指由公民自费并且自愿受种的其他疫苗。接种非免疫规划疫苗由受种者或者其监护人承担费用。

《疫苗管理法》规定，国家实行免疫规划制度。居住在中国境内的居民，依法享有接种免疫规划疫苗的权利，履行接种免疫规划疫苗的义务。政府免费向居民提供免疫规划疫苗。县级以上人民政府及其有关部门应当保障适龄儿童接种免疫规划疫苗。监护人应当依法保证适龄儿童按时接种免疫规划疫苗。

（2）疫苗的标识

纳入国家免疫规划的疫苗，其包装必须标注"免费"字样以及"免疫规划"专用标识。"免费"字样应当标注在疫苗最小外包装的显著位置，字样颜色为红色，宋体字，大小可与疫苗通用名称相同（图 6-1）；"免疫规划"专用标识应当印刷在疫苗最小外包装的顶面的正中处，标识样式如图 6-2 所示（颜色为宝石蓝色）。

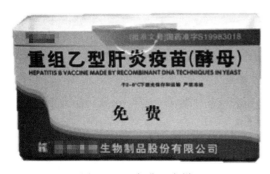

图 6-1 "免费"字样

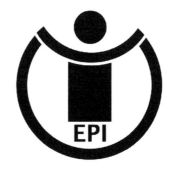

图 6-2 "免疫规划"专用标识

微课：疫苗监督管理要点

（3）疫苗的管理部门及职责

国务院药品监督管理部门负责全国疫苗监督管理工作。国务院卫生健康主管部门负责全国预防接种监督管理工作。国务院其他有关部门在各自职责范围内负责与疫苗有关的监督管理工作。

省、自治区、直辖市人民政府药品监督管理部门负责本行政区域疫苗监督管理工作。设区的市级、县级人民政府承担药品监督管理职责的部门（以下称药品监督管理部门）负责本行政区域疫苗监督管理工作。县级以上地方人民政府卫生健康主管部门负责本行政区域预防接种监督管理工作。县级以上地方人民政府其他有关部门在各自职责范围内负责与疫苗有关的监督管理工作。

2. 疫苗研制管理

（1）疫苗临床试验

国家根据疾病流行情况、人群免疫状况等因素，制定相关研制规划，安排必要资金，支持多联多价等新型疫苗的研制。国家组织疫苗上市许可持有人、科研单位、医疗卫生机构联合攻关，研制疾病预防、控制急需的疫苗。国家鼓励疫苗上市许可持有人加大研制和创新资金投入，优化生产工艺，提升质量控制水平，推动疫苗技术进步。《疫苗管理法》对疫苗临床试验作了如下要求。

① 开展疫苗临床试验，应当经国务院药品监督管理部门依法批准。疫苗临床试验应当由符合国务院药品监督管理部门和国务院卫生健康主管部门规定条件的三级医疗机构或者省级以上疾病预防控制机构实施或者组织实施。国家鼓励符合条件的医疗机构、疾病预防控制机构等依法开展疫苗临床试验。

② 疫苗临床试验申办者应当制定临床试验方案，建立临床试验安全监测与评价制度，审慎选择受试者，合理设置受试者群体和年龄组，并根据风险程度采取有效措施，保护受试者合法权益。

③ 开展疫苗临床试验，应当取得受试者的书面知情同意；受试者为无民事行为能力人的，应当取得其监护人的书面知情同意；受试者为限制民事行为能力人的，应当取得本人及其监护人的书面知情同意。

（2）疫苗上市许可规定

《疫苗管理法》规定，在中国境内上市的疫苗应当经国务院药品监督管理部门批准，取得药品注册证书；申请疫苗注册，应当提供真实、充分、可靠的数据、资料和样品。

① 优先审评审批。对疾病预防、控制急需的疫苗和创新疫苗，国务院药品监督管理部门应当予以优先审评审批。

② 附条件批准。应对重大突发公共卫生事件急需的疫苗或者国务院卫生健康主管部门认定急需的其他疫苗，经评估获益大于风险的，国务院药品监督管理部门可以附条件批准疫苗注册申请。

出现特别重大突发公共卫生事件或者其他严重威胁公众健康的紧急事件，国务院卫生健康主管部门根据传染病预防、控制需要提出紧急使用疫苗的建议，经国务院药品监督管理部门组织论证同意后可以在一定范围和期限内紧急使用。

国务院药品监督管理部门在批准疫苗注册申请时，对疫苗的生产工艺、质量控制标准和说明书、标签予以核准。国务院药品监督管理部门应当在其网站上及时公布疫苗说明书、标签内容。

3. 疫苗生产管理

（1）疫苗生产准入条件

国家对疫苗生产实行严格准入制度。从事疫苗生产活动，应当经省级以上人民政府药品监督管理部门批准，取得药品生产许可证。

从事疫苗生产活动，除符合《中华人民共和国药品管理法》规定的从事药品生产活动的条件外，还应当具备下列条件：①具备适度规模和足够的产能储备；②具有保证生物安全的制度和设施、设备；③符合疾病预防、控制需要。

疫苗上市许可持有人应当具备疫苗生产能力；超出疫苗生产能力确需委托生产的，应当经国务院药品监督管理部门批准。接受委托生产的，应当遵守《疫苗管理法》规定和国家有关规定，保证疫苗质量。

疫苗上市许可持有人的法定代表人、主要负责人应当具有良好的信用记录，生产管理负责人、质量管理负责人、质量受权人等关键岗位人员应当具有相关专业背景和从业经历。疫苗上市许可持有人应当加强对前款规定人员的培训和考核，及时将其任职和变更情况向省、自治区、直辖市人民政府药品监督管理部门报告。

（2）疫苗生产要求

疫苗应当按照经核准的生产工艺和质量控制标准进行生产和检验，生产全过程应当符合药品生产质量管理规范的要求。疫苗上市许可持有人应当按照规定对疫苗生产全过程和疫苗质量进行审核、检验。疫苗上市许可持有人应当建立完整的生产质量管理体系，持续加强偏差管理，采用信息化手段如实记录生产、检验过程中形成的所有数据，确保生产全过程持续符合法定要求。

4. 疫苗批签发管理

国家实行疫苗批签发制度。每批疫苗销售前或者进口时，应当经国务院药品监督管理部门指定的批签发机构按照相关技术要求进行审核、检验。符合要求的，发给批签发证明；不符合要求的，发给不予批签发通知书。

不予批签发的疫苗不得销售，并应当由省、自治区、直辖市人民政府药品监督管理部门监督销毁；不予批签发的进口疫苗应当由口岸所在地药品监督管理部门监督销毁或者依法进行其他处理。国务院药品监督管理部门、批签发机构应当及时公布上市疫苗批签发结果，供公众查询。

申请疫苗批签发应当按照规定向批签发机构提供批生产及检验记录摘要等资料和同批号产品等样品。进口疫苗还应当提供原产地证明、批签发证明；在原产地免予批签发的，应当提供免予批签发证明。

预防、控制传染病疫情或者应对突发事件急需的疫苗，经国务院药品监督管理部门批准，免予批签发。

二、疫苗使用监督管理

1. 疫苗上市后管理

（1）疫苗流通的规定

① 疫苗定价与采购管理。国家免疫规划疫苗由国务院卫生健康主管部门会同国务院财政部门等组织集中招标或者统一谈判，形成并公布中标价格或者成交价格，各省、自治区、直辖市实行统一采购。国家免疫规划疫苗以外的其他免疫规划疫苗、非免疫规划疫苗由各省、自治区、直辖市通过省级公共资源交易平台组织采购。

疫苗的价格由疫苗上市许可持有人依法自主合理制定。疫苗的价格水平、差价率、利润率应当保持在合理幅度。

② 疫苗供应管理。疫苗上市许可持有人应当按照采购合同约定，向疾病预防控制机构供应疫苗。疾病预防控制机构应当按照规定向接种单位供应疫苗。疾病预防控制机构以外的单位和个人不得向接种单位供应疫苗，接种单位不得接收该疫苗。

知识延伸

国家免疫规划疫苗儿童免疫程序及说明（2021年版）

表6-1 国家免疫规划疫苗儿童免疫程序表（2021年版）

可预防疾病	疫苗种类	接种途径	剂量	英文缩写	接种年龄														
					出生时	1月	2月	3月	4月	5月	6月	8月	9月	18月	2岁	3岁	4岁	5岁	6岁
乙型病毒性肝炎	乙肝疫苗	肌内注射	10或20μg	HepB	1	2					3								
结核病[1]	卡介苗	皮内注射	0.1ml	BCG	1														
脊髓灰质炎	脊灰灭活疫苗	肌内注射	0.5ml	IPV			1	2											
	脊灰减毒活疫苗	口服	1粒或2滴	bOPV					3								4		
百日咳、白喉、破伤风	百白破疫苗	肌内注射	0.5ml	DTaP				1	2	3				4					
	白破疫苗	肌内注射	0.5ml	DT															5
麻疹、风疹、流行性腮腺炎	麻腮风疫苗	皮下注射	0.5ml	MMR								1		2					
流行性乙型脑炎[2]	乙脑减毒活疫苗	皮下注射	0.5ml	JE-L								1			2				
	乙脑灭活疫苗	肌内注射	0.5ml	JE-I								1,2			3				4
流行性脑脊髓膜炎	A群流脑多糖疫苗	皮下注射	0.5ml	MPSV-A							1		2						
	A群C群流脑多糖疫苗	皮下注射	0.5ml	MPSV-AC												3			4
甲型病毒性肝炎[3]	甲肝减毒活疫苗	皮下注射	0.5或1.0ml	HepA-L										1					
	甲肝灭活疫苗	肌内注射	0.5ml	HepA-I										1	2				

注：1.主要指结核性脑膜炎、粟粒性肺结核等。
2.选择乙脑减毒活疫苗接种时，采用两剂次接种程序。选择乙脑灭活疫苗接种时，采用四剂次接种程序；乙脑灭活疫苗第1,2剂间隔7~10天。
3.选择甲肝减毒活疫苗接种时，采用一剂次接种程序。选择甲肝灭活疫苗接种时，采用两剂次接种程序。

③ 疫苗配送管理。疫苗上市许可持有人应当按照采购合同约定，向疾病预防控制机构或者疾病预防控制机构指定的接种单位配送疫苗。

疫苗上市许可持有人、疾病预防控制机构自行配送疫苗应当具备疫苗冷链储存、运输条件，也可以委托符合条件的疫苗配送单位配送疫苗。

疾病预防控制机构配送非免疫规划疫苗可以收取储存、运输费用，具体办法由国务院财政部门会同国务院价格主管部门制定，收费标准由省、自治区、直辖市人民政府价格主管部门会同财政部门制定。

④ 疫苗储存管理。疾病预防控制机构、接种单位、疫苗上市许可持有人、疫苗配送单位应当遵守疫苗储存、运输管理规范，保证疫苗质量。

疫苗在储存、运输全过程中应当处于规定的温度环境，冷链储存、运输应当符合要求，并定时监测、记录温度。疫苗储存、运输管理规范由国务院药品监督管理部门、国务院卫生健康主管部门共同制定。

⑤ 疫苗销售管理。疫苗上市许可持有人在销售疫苗时，应当提供加盖其印章的批签发证明复印件或者电子文件；销售进口疫苗的，还应当提供加盖其印章的进口药品通关单复印件或者电子文件。

⑥ 相关记录管理。疾病预防控制机构、接种单位在接收或者购进疫苗时，应当索取前款规定的证明文件，并保存至疫苗有效期满后不少于五年备查。

疫苗上市许可持有人应当按照规定，建立真实、准确、完整的销售记录，并保存至疫苗有效期满后不少于五年备查。

疾病预防控制机构、接种单位、疫苗配送单位应当按照规定，建立真实、准确、完整的接收、购进、储存、配送、供应记录，并保存至疫苗有效期满后不少于五年备查。

疾病预防控制机构、接种单位接收或者购进疫苗时，应当索取本次运输、储存全过程温度监测记录，并保存至疫苗有效期满后不少于五年备查；对不能提供本次运输、储存全过程温度监测记录或者温度控制不符合要求的，不得接收或者购进，并应当立即向县级以上地方人民政府药品监督管理部门、卫生健康主管部门报告。

疾病预防控制机构、接种单位应当建立疫苗定期检查制度，对存在包装无法识别、储存温度不符合要求、超过有效期等问题的疫苗，采取隔离存放、设置警示标志等措施，并按照国务院药品监督管理部门、卫生健康主管部门、生态环境主管部门的规定处置。疾病预防控制机构、接种单位应当如实记录处置情况，处置记录应当保存至疫苗有效期满后不少于五年备查。

（2）疫苗上市后风险管理

① 疫苗上市许可持有人应当建立健全疫苗全生命周期质量管理体系，制定并实施疫苗上市后风险管理计划，开展疫苗上市后研究，对疫苗的安全性、有效性和质量可控性进行进一步确证。对批准疫苗注册申请时提出进一步研究要求的疫苗，疫苗上市许可持有人应当在规定期限内完成研究；逾期未完成研究或者不能证明其获益大于风险的，国务院药品监督管理部门应当依法处理，直至注销该疫苗的药品注册证书。

② 疫苗上市许可持有人应当对疫苗进行质量跟踪分析，持续提升质量控制标准，改进生产工艺，提高生产工艺稳定性。生产工艺、生产场地、关键设备等发生变更的，应当进行评估、验证，按照国务院药品监督管理部门有关变更管理的规定备案或者报告；变更可能影响疫苗安全性、有效性和质量可控性的，应当经国务院药品监督管理部门批准。

③ 疫苗上市许可持有人应当根据疫苗上市后研究、预防接种异常反应等情况持续更新说明书、标签，并按照规定申请核准或者备案。国务院药品监督管理部门应当在其网站上及

时公布更新后的疫苗说明书、标签内容。

④ 疫苗上市许可持有人应当建立疫苗质量回顾分析和风险报告制度，每年将疫苗生产流通、上市后研究、风险管理等情况按照规定如实向国务院药品监督管理部门报告。

⑤ 国务院药品监督管理部门可以根据实际情况，责令疫苗上市许可持有人开展上市后评价或者直接组织开展上市后评价。对预防接种异常反应严重或者其他原因危害人体健康的疫苗，国务院药品监督管理部门应当注销该疫苗的药品注册证书。

⑥ 国务院药品监督管理部门可以根据疾病预防、控制需要和疫苗行业发展情况，组织对疫苗品种开展上市后评价，发现该疫苗品种的产品设计、生产工艺、安全性、有效性或者质量可控性明显劣于预防、控制同种疾病的其他疫苗品种的，应当注销该品种所有疫苗的药品注册证书并废止相应的国家药品标准。

2. 疫苗全程冷链储运管理制度

疫苗是特殊的药品，对温度非常敏感，疫苗实行全程冷链储运管理制度，疫苗储存、运输全过程应当处于规定的温度环境，一般温度要求在 2～8℃，有条件的应当建立自动温度监测系统。疫苗冷链，是指为保证疫苗从疫苗生产企业到接种单位运转过程中的质量而装备的储存、运输冷藏设施、设备，像一条冷链不能断开，否则疫苗就会失效（图 6-3）。

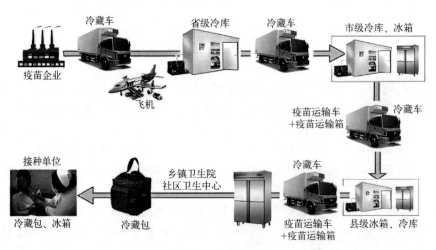

图 6-3 疫苗冷链系统

为规范疫苗储存、运输，加强疫苗质量管理，保障预防接种的安全性和有效性，制定了《疫苗储存和运输管理规范》。本规范适用于疾病预防控制机构、接种单位、疫苗生产企业、疫苗配送企业、疫苗仓储企业的疫苗储存、运输管理。疾病预防控制机构、接种单位的疫苗储存、运输管理还应当遵守《预防接种工作规范》；疫苗生产企业、疫苗配送企业、疫苗仓储企业的疫苗储存、运输管理还应当遵守《药品经营质量管理规范》。

《药品经营质量管理规范》规定，从事疫苗配送的，还应当配备 2 名以上专业技术人员专门负责疫苗质量管理和验收工作。专业技术人员应当具有预防医学、药学、微生物学或者医学等专业本科以上学历及中级以上专业技术职称，并有 3 年以上从事疫苗管理或者技术工作经历。

（1）疫苗储存、运输的设施设备

《药品经营质量管理规范》中规定，储存、运输冷藏、冷冻药品的，应当配备以下设施设备：

① 与其经营规模和品种相适应的冷库，储存疫苗的应当配备两个以上独立冷库；

② 用于冷库温度自动监测、显示、记录、调控、报警的设备；

③ 冷库制冷设备的备用发电机组或者双回路供电系统；

④ 对有特殊低温要求的药品，应当配备符合其储存要求的设施设备；

⑤ 冷藏车及车载冷藏箱或者保温箱等设备。

运输冷藏、冷冻药品的冷藏车及车载冷藏箱、保温箱应当符合药品运输过程中对温度控制的要求。冷藏车具有自动调控温度、显示温度、存储和读取温度监测数据的功能；冷藏箱及保温箱具有外部显示和采集箱体内温度数据的功能。

《疫苗储存和运输管理规范》规定，疾病预防控制机构、接种单位、疫苗生产企业、疫苗配送企业、疫苗仓储企业应当装备保障疫苗质量的储存、运输冷链设施设备。

① 省级疾病预防控制机构、疫苗生产企业、疫苗配送企业、疫苗仓储企业应当根据疫苗储存、运输的需要，配备普通冷库、低温冷库、冷藏车和自动温度监测器材或设备等。

② 设区的市级、县级疾病预防控制机构应当配备普通冷库、冷藏车或疫苗运输车、低温冰箱、普通冰箱、冷藏箱（包）、冰排和温度监测器材或设备等。

③ 接种单位应当配备普通冰箱、冷藏箱（包）、冰排和温度监测器材或设备等。

疾病预防控制机构、接种单位的疫苗储存、运输设施设备管理和维护要满足如下要求：

① 用于疫苗储存的冷库容积应当与储存需求相适应，应当配有自动监测、调控、显示、记录温度状况以及报警的设备，备用制冷机组、备用发电机组或安装双路电路。

② 冷藏车能自动调控、显示和记录温度状况。

③ 冰箱的补充、更新应当选用具备医疗器械注册证的医用冰箱。

④ 冷藏车、冰箱、冷藏箱（包）在储存、运输疫苗前应当达到相应的温度要求。

⑤ 自动温度监测设备，温度测量精度要求在±0.5℃范围内；冰箱监测用温度计，温度测量精度要求在±1℃范围内。

有条件的地区或单位应当建立自动温度监测系统。自动温度监测系统的测量范围、精度、误差等技术参数能够满足疫苗储存、运输管理需要，具有不间断监测、连续记录、数据存储、显示及报警功能。

疾病预防控制机构、接种单位、疫苗生产企业、疫苗配送企业、疫苗仓储企业应当建立健全冷链设备档案，并对疫苗储存、运输设施设备运行状况进行记录。

疾病预防控制机构应当定期评估辖区内冷链设施设备的装备和运行状况，根据预防接种工作需要，制定冷链设备补充、更新需求计划，参考"冷链设备维护周期和使用年限参考标准"，报同级卫生计生行政部门和上级疾病预防控制机构，及时补充、更新冷链设备设施。

（2）疫苗储存、运输的温度监测

疾病预防控制机构、接种单位应当按以下要求对疫苗的储存温度进行监测和记录。

① 采用自动温度监测器材或设备对冷库进行温度监测，须同时每天上午和下午至少各进行一次人工温度记录（间隔不少于6h），填写"冷链设备温度记录表"。

② 采用温度计对冰箱（包括普通冰箱、低温冰箱）进行温度监测，须每天上午和下午各进行一次温度记录（间隔不少于6h），填写"冷链设备温度记录表"。温度计应当分别放置在普通冰箱冷藏室及冷冻室的中间位置，低温冰箱的中间位置。每次应当测量冰箱内存放疫苗的各室温度，冰箱冷藏室温度应当控制在2~8℃，冷冻室温度应当控制在≤-15℃。有条件的地区或单位可以应用自动温度监测器材或设备对冰箱进行温度监测记录。

③ 可采用温度计对冷藏箱（包）进行温度监测，有条件的地区或单位可以使用具有外部显示温度功能的冷藏箱（包）。

疫苗配送企业、疾病预防控制机构、接种单位应当对疫苗运输过程进行温度监测,并填写"疫苗运输温度记录表"。

① 记录内容包括疫苗运输工具、疫苗冷藏方式、疫苗名称、生产企业、规格、批号、有效期、数量、用途、启运和到达时间、启运和到达时的疫苗储存温度和环境温度、启运至到达行驶里程、送/收疫苗单位、送/收疫苗人签名。

② 运输时间超过 6 小时时,须记录途中温度。途中温度记录时间间隔不超过 6 小时。

对于冷链运输时间长、需要配送至偏远地区的疫苗,省级疾病预防控制机构应当对疫苗生产企业提出加贴温度控制标签的要求并在招标文件中提出。疫苗生产企业应当根据疫苗的稳定性选用合适规格的温度控制标签。

疫苗储存、运输过程中的温度记录可以为纸质或可识读的电子格式,温度记录要求保存至超过疫苗有效期 2 年备查。

3. 疫苗信息化追溯体系建设

国家实行疫苗全程电子追溯制度。国务院药品监督管理部门会同国务院卫生健康主管部门制定统一的疫苗追溯标准和规范,建立全国疫苗电子追溯协同平台,整合疫苗生产、流通和预防接种全过程追溯信息,实现疫苗可追溯。

疫苗上市许可持有人应当建立疫苗电子追溯系统,与全国疫苗电子追溯协同平台相衔接,实现生产、流通和预防接种全过程最小包装单位疫苗可追溯、可核查。疾病预防控制机构、接种单位应当依法如实记录疫苗流通、预防接种等情况,并按照规定向全国疫苗电子追溯协同平台提供追溯信息。

4. 违反疫苗管理规定的法律责任

(1) 生产、销售的疫苗属于假药、劣药的法律责任

① 生产、销售的疫苗属于假药的,由省级以上人民政府药品监督管理部门没收违法所得和违法生产、销售的疫苗以及专门用于违法生产疫苗的原料、辅料、包装材料、设备等物品,责令停产停业整顿,吊销药品注册证书,直至吊销药品生产许可证等,并处违法生产、销售疫苗货值金额十五倍以上五十倍以下的罚款,货值金额不足五十万元的,按五十万元计算。

② 生产、销售的疫苗属于劣药的,由省级以上人民政府药品监督管理部门没收违法所得和违法生产、销售的疫苗以及专门用于违法生产疫苗的原料、辅料、包装材料、设备等物品,责令停产停业整顿,并处违法生产、销售疫苗货值金额十倍以上三十倍以下的罚款,货值金额不足五十万元的,按五十万元计算;情节严重的,吊销药品注册证书,直至吊销药品生产许可证等。

③ 生产、销售的疫苗属于假药,或者生产、销售的疫苗属于劣药且情节严重的,由省级以上人民政府药品监督管理部门对法定代表人、主要负责人、直接负责的主管人员和关键岗位人员以及其他责任人员,没收违法行为发生期间自本单位所获收入,并处所获收入一倍以上十倍以下的罚款,终身禁止从事药品生产经营活动,由公安机关处五日以上十五日以下拘留。

(2) 违反《疫苗管理法》的法律责任

有下列情形之一的,由省级以上人民政府药品监督管理部门没收违法所得和违法生产、销售的疫苗以及专门用于违法生产疫苗的原料、辅料、包装材料、设备等物品,责令停产停业整顿,并处违法生产、销售疫苗货值金额十五倍以上五十倍以下的罚款,货值金额不足五十万元的,按五十万元计算;情节严重的,吊销药品相关批准证明文件,直至吊销药品生产

许可证等，对法定代表人、主要负责人、直接负责的主管人员和关键岗位人员以及其他责任人员，没收违法行为发生期间自本单位所获收入，并处所获收入百分之五十以上十倍以下的罚款，十年内直至终身禁止从事药品生产经营活动，由公安机关处五日以上十五日以下拘留：

① 申请疫苗临床试验、注册、批签发提供虚假数据、资料、样品或者有其他欺骗行为；
② 编造生产、检验记录或者更改产品批号；
③ 疾病预防控制机构以外的单位或者个人向接种单位供应疫苗；
④ 委托生产疫苗未经批准；
⑤ 生产工艺、生产场地、关键设备等发生变更按照规定应当经批准而未经批准；
⑥ 更新疫苗说明书、标签按照规定应当经核准而未经核准。

违反《疫苗管理法》规定，疫苗上市许可持有人有下列情形之一的，由省级以上人民政府药品监督管理部门责令改正，给予警告；拒不改正的，处二十万元以上五十万元以下的罚款；情节严重的，责令停产停业整顿，并处五十万元以上二百万元以下的罚款：

① 未按照规定建立疫苗电子追溯系统；
② 法定代表人、主要负责人和生产管理负责人、质量管理负责人、质量受权人等关键岗位人员不符合规定条件或者未按照规定对其进行培训、考核；
③ 未按照规定报告或者备案；
④ 未按照规定开展上市后研究，或者未按照规定设立机构、配备人员主动收集、跟踪分析疑似预防接种异常反应；
⑤ 未按照规定投保疫苗责任强制保险；
⑥ 未按照规定建立信息公开制度。

（3）违反药品相关质量管理规范的法律责任

疫苗上市许可持有人或者其他单位违反药品相关质量管理规范的，由县级以上人民政府药品监督管理部门责令改正，给予警告；拒不改正的，处二十万元以上五十万元以下的罚款；情节严重的，处五十万元以上三百万元以下的罚款，责令停产停业整顿，直至吊销药品相关批准证明文件、药品生产许可证等，对法定代表人、主要负责人、直接负责的主管人员和关键岗位人员以及其他责任人员，没收违法行为发生期间自本单位所获收入，并处所获收入百分之五十以上五倍以下的罚款，十年内直至终身禁止从事药品生产经营活动。

因疫苗质量问题造成受种者损害的，疫苗上市许可持有人应当依法承担赔偿责任。疾病预防控制机构、接种单位因违反预防接种工作规范、免疫程序、疫苗使用指导原则、接种方案，造成受种者损害的，应当依法承担赔偿责任。

三、生物制品批签发制度

为了加强生物制品监督管理，规范生物制品批签发行为，保证生物制品安全、有效，根据《中华人民共和国药品管理法》《中华人民共和国疫苗管理法》有关规定，国家制定了《生物制品批签发管理办法》，并于 2020 年 11 月 19 日经国家市场监督管理总局 2020 年第 11 次局务会议审议通过，自 2021 年 3 月 1 日起施行。

生物制品批签发，是指国家药品监督管理局对获得上市许可的疫苗类制品、血液制品、用于血源筛查的体外诊断试剂以及国家药品监督管理局规定的其他生物制品，在每批产品上市销售前或者进口时，经指定的批签发机构进行审核、检验，对符合要求的发给批签发证明的活动。未通过批签发的产品，不得上市销售或者进口。依法经国家药品监督管理局批准免予批签发的产品除外。

1. 生物制品批签发管理部门

国家药品监督管理局主管全国生物制品批签发工作，负责规定批签发品种范围，指定批签发机构，明确批签发工作要求，指导批签发工作的实施。

省、自治区、直辖市药品监督管理部门负责本行政区域批签发申请人的监督管理，负责组织对本行政区域内批签发产品的现场检查；协助批签发机构开展现场核实，组织批签发产品的现场抽样及批签发不合格产品的处置，对批签发过程中发现的重大质量风险及违法违规行为进行调查处理，并将调查处理结果及时通知批签发机构；对企业生产过程中出现的可能影响产品质量的重大偏差进行调查，并出具审核评估报告；负责本行政区域内批签发机构的日常管理。

国家药品监督管理局指定的批签发机构负责批签发的受理、资料审核、样品检验等工作，并依法作出批签发决定。

中国食品药品检定研究院组织制定批签发技术要求和技术考核细则，对拟承担批签发工作或者扩大批签发品种范围的药品检验机构进行能力评估和考核，对其他批签发机构进行业务指导、技术培训和考核评估；组织协调批签发机构批签发工作的实施。

国家药品监督管理局食品药品审核查验中心承担批签发过程中的境外现场检查等工作。

批签发机构及其所负责的批签发品种由国家药品监督管理局确定。

2. 生物制品批签发申请

批签发申请人申请批签发时，应当提供以下证明性文件、资料及样品：

① 生物制品批签发申请表；

② 药品批准证明文件；

③ 合法生产的相关文件；

④ 上市后变更的批准或者备案文件；

⑤ 质量受权人签字并加盖企业公章的批生产及检验记录摘要；

⑥ 数量满足相应品种批签发检验要求的同批号产品，必要时提供与检验相关的中间产品、标准物质、试剂等材料；

⑦ 生产管理负责人、质量管理负责人、质量受权人等关键人员变动情况的说明；

⑧ 与产品质量相关的其他资料。

申请疫苗批签发的，还应当提交疫苗的生产工艺偏差、质量差异、生产过程中的故障和事故以及采取措施的记录清单和对疫苗质量影响的评估结论；可能影响疫苗质量的，还应当提交偏差报告，包括偏差描述、处理措施、风险评估结论、已采取或者计划采取的纠正和预防措施等。对可能影响质量的重大偏差，应当提供所在地省、自治区、直辖市药品监督管理部门的审核评估报告。

进口疫苗类制品和血液制品应当同时提交生产企业所在国家或者地区的原产地证明以及药品管理当局出具的批签发证明文件。进口产品在本国免予批签发的，应当提供免予批签发的证明性文件。相关证明性文件应当同时提供经公证的中文译本。相关证明性文件为复印件的，应当加盖企业公章。

生物制品批生产及检验记录摘要，是指概述某一批生物制品全部生产工艺流程和质量控制关键环节检验结果的文件。该文件应当由企业质量管理部门和质量受权人审核确定。

生物制品批签发证明如图 6-4 所示。

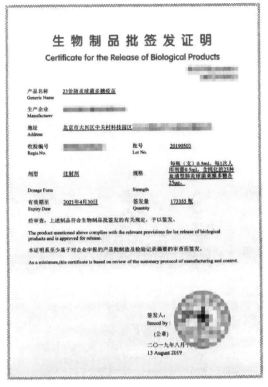

图 6-4　生物制品批签发证明

知识延伸　　　　　　　　　生物制品

　　生物制品是指以微生物、寄生虫、动物毒素、生物组织作为起始材料，采用生物学工艺或分离纯化技术制备，并以生物学技术和分析技术控制中间产物和成品质量制成的生物活性制剂，包括菌苗、疫苗、毒素、类毒素、免疫血清、血液制品、免疫球蛋白、抗原、变态反应原、细胞因子、激素、酶、发酵产品、单克隆抗体、DNA 重组产品、体外免疫诊断制品等。

　　根据生物制品的用途可分为预防用生物制品、治疗用生物制品和诊断用生物制品三大类。预防用生物制品即前面讲到的疫苗。治疗用生物制品是指用于人类疾病治疗的生物制品，包括各种血液制剂、免疫制剂。诊断用生物制品包括体内诊断试剂和按生物制品管理的体外诊断试剂等。

　　血液制品是指各种人血浆蛋白制品，包括人血白蛋白、人胎盘血白蛋白、静脉注射用人免疫球蛋白、肌注人免疫球蛋白、组织胺人免疫球蛋白、特异性免疫球蛋白、乙型肝炎、狂犬病、破伤风免疫球蛋白、人凝血因子Ⅷ、人凝血酶原复合物、人纤维蛋白原、抗人淋巴细胞免疫球蛋白等。

案例分析

　　江苏、北京、山东等地公安机关成功破获一起特大制造和销售假新冠疫苗的案件，打掉了造假窝点，斩断了犯罪链条，抓获犯罪嫌疑人 80 余名，现场查扣假新冠疫苗

3000 余支。据查，2020 年 8 月，孔某、乔某产生制造假新冠疫苗并销售牟利的想法，并通过互联网查找、了解了新冠疫苗的针剂样式和包装样式。随后，二人购买预灌封注射器，在酒店房间和租住房内，用生理盐水制造假新冠疫苗。为扩大制假规模，乔某从老家找来亲属、朋友 3 人帮助制造。制假后期因生理盐水不足，乔某以矿泉水代替。应孔某委托，殷某等 3 人利用制图技术、印刷技术和印制条件，为孔某设计制作了"新冠肺炎灭活疫苗"标签和包装盒。制作完成后，孔某对外伪称是"从内部渠道拿到的正品新冠疫苗"，销售给王某等人，以致假疫苗流入社会，制假过程中剩余的包装盒、半成品等后被他们销毁。

2020 年 11 月，孔某等人被抓获。公安机关初步查明，孔某、乔某等人制造并销售假新冠疫苗约 5.8 万支，获利约 1800 万元。2020 年 12 月 25 日，检察机关依法决定对犯罪嫌疑人孔某、乔某等人批准逮捕。疫苗关系人民群众生命健康，关系公共卫生安全和国家安全，是国家战略性、公益性产品。2019 年 6 月 29 日通过的《疫苗管理法》明确规定："依法从重追究刑事责任"。在罚款方面，生产、销售的疫苗属于假药的，处疫苗货值金额十五倍以上五十倍以下的罚款；生产、销售的疫苗属于劣药的，处疫苗货值金额十倍以上三十倍以下的罚款。货值金额不足五十万元的，按五十万元计算。

? 边学边练

1.【单选】生产、销售的疫苗属于假药的，处违法生产、销售疫苗货值金额十五倍以上（ ）倍以下的罚款，货值金额不足五十万元的，按五十万元计算。
A. 二十　　　　B. 二十五　　　　C. 三十　　　　D. 五十

2.【单选】关于疫苗流通管理的说法，错误的是（ ）。（执业药师职业资格考试 2021 年真题）
A. 疫苗上市许可持有人在销售疫苗时，应当提供加盖其印章的批签发证明复印件或者电子文件
B. 疫苗上市许可持有人应当按照采购合同约定，向疾病预防控制机构和接种单位直接供应疫苗
C. 疫苗上市许可持有人应当按照规定，建立真实、准确、完整的销售记录，并保存至疫苗有效期满后不少于五年备查
D. 疾病预防控制机构、接种单位应当建立疫苗定期检查制度

3.【单选】根据《药品经营质量管理规范》，下列单位中，应当配备 2 个以上独立冷库的是（ ）。（执业药师职业资格考试 2022 年真题）
A. 药品零售企业　　B. 药品批发企业　　C. 疫苗生产企业　　D. 药品运输企业

4.【单选】《中华人民共和国疫苗管理法》于（ ）起施行。
A. 2019 年 11 月 30 日　　　　B. 2019 年 12 月 1 日
C. 2019 年 12 月 30 日　　　　D. 2019 年 12 月 31 日

5.【单选】根据《疫苗管理法》及相关规定，下列关于疫苗管理要求的说法，错误的是（ ）。（执业药师职业资格考试 2020 年真题）

A. 实行疫苗全国统一采购和供应制度，疫苗上市许可持有人按照采购合同约定向疾病预防控制机构供应疫苗

B. 实行疫苗批签发制度，每批疫苗销售前或进口时，应经指定的批签发机构审核、检验

C. 实行疫苗全程冷链储运管理制度，疫苗储存、运输全过程应当处于规定的温度环境，有条件的应当建立自动温度监测系统

D. 实行疫苗全程电子追溯制度，实现生产、流通和预防接种全过程最小包装单位疫苗可追溯、可核查

✎ 课后实践

调研疫苗安全有关案例并分析法律责任

疫苗安全问题现在已备受关注，但是假劣疫苗案也时有发生，如长春长生疫苗案、假新冠病毒疫苗案等。通过学习，大家对疫苗管理有了初步了解，请调研近几年发生的疫苗案，通过所学《药品管理法》《疫苗管理法》内容，分析案例经过，明确违法事实，分析法律责任，对应查找处罚内容，并形成案例调研报告。

项目二 特殊药品监督管理

岗课赛证融通导航——执业药师职业资格证书考核点

单元：特殊管理规定的药品管理

1. 麻醉药品及精神药品管理
   （1）麻醉药品和精神药品的界定及管理部门
   （2）麻醉药品和精神药品目录
   （3）麻醉药品和精神药品的生产、经营、使用、储存与运输
2. 医疗用毒性药品管理
   （1）医疗用毒性药品的界定、品种和分类
   （2）医疗用毒性药品的生产、经营管理
   （3）医疗用毒性药品的使用管理
3. 药品类易制毒化学品管理
   （1）药品类易制毒化学品的界定及管理部门
   （2）药品类易制毒化学品的管理

项目背景

我国《药品管理法》第一百一十二条规定："国务院对麻醉药品、精神药品、医疗用毒性药品、放射性药品和药品类易制毒化学品等有其他特殊管理规定的，依照其规定。"上述药品具有特殊的药理、生理作用，合理使用可以解除患者病痛；若使用不当将严重危害患者及公众的生命健康安全。因此，为了保证公众的健康，防止药物滥用造成危害，国家对这类药品实行特殊管理。

麻醉药品是指具有依赖性潜力的药品，连续使用、滥用或不合理使用易产生身体依赖性和精神依赖性，能成瘾癖的药品。精神药品是指直接作用于中枢神经系统，使之兴奋或抑制，连续使用能产生依赖性的药品。麻醉药品和精神药品具有耐受性、成瘾性、药品依赖性的特点，因此易滥用。麻醉药品和精神药品一旦滥用，或流入非法渠道，它们就是毒品。《中华人民共和国刑法》对毒品的定义是鸦片、海洛因、甲基苯丙胺（冰毒）、吗啡、大麻、可卡因以及国家规定管制的其他能够使人形成瘾癖的麻醉药品和精神药品。

滥用药物和吸食毒品不仅对人体与身心有一定的危害作用，还带给社会与家庭不少的伤痛。家庭中一旦出现了吸毒者，家便不成家。吸毒者在自我毁灭的同时，也破坏自己的家庭，使家庭陷入经济破产、亲属离散甚至家破人亡的困难境地！滥用药物和吸食毒品还对社会生产力有巨大的破坏性，扰乱社会治安，带给人们巨大的威胁。毒品活动造成环境恶化，并逐年缩小了人类的生存空间。有资料显示，毒品每年造成约 20 万人死亡，其中多数是年轻的使用者。随着合成毒品的快速蔓延，因吸毒出现精神症状后引发的自杀自残、伤害他人、毒驾、暴力抗法、肇事肇祸等个人极端案（事）件也频频发生。

习近平总书记强调，禁毒工作事关国家安危、民族兴衰、人民福祉，毒品一日不除，禁毒斗争就一日不能松懈。作为当代青年，须知一旦染指毒品，终难逃脱学业尽废、前途尽毁的悲惨结局，珍爱生命，远离毒品！

知识目标

1. 熟悉麻醉药品、精神药品、医疗用毒性药品的概念、分类和品种。
2. 熟悉麻醉药品、精神药品实验研究、生产、经营、使用、储存、运输等方面的管理要求。
3. 熟悉医疗用毒性药品生产、经营、使用等环节的管理要求。
4. 了解特殊管理药品的特殊之处。

技能目标

1. 能够正确办理"麻醉药品、一类精神药品"的购用手续。
2. 能够正确调配麻醉药品、精神药品、医疗用毒性药品处方。
3. 能够正确归纳我国麻醉药品、精神药品的生产、经营、使用各环节流程。

职业素养目标

1. 通过对特殊管理药品有关法规的学习和实践应用，树立依法依规的从业理念。
2. 通过对有关规定的具体条例内容以及相关案例的学习，加深对毒品危害的认知，从而加深对特殊药品特殊管理的必要性的认知，树立严谨的工作态度，加强法治意识。
3. 通过医疗用毒性药品、放射性药品管理的学习，加强职业防护的意识和法治意识。

法律法规

1.《医疗用毒性药品管理办法》（1988年11月15日通过，1988年12月27日实施）

2.《放射性药品管理办法》（1989年1月13日发布，2022年3月29日第三次修订）

3.《麻醉药品和精神药品管理条例》（2005年8月3日发布，2016年2月6日第二次修订）

微课：警惕
药物滥用

核心知识

一、麻醉药品及精神药品管理

麻醉药品和精神药品是国家特殊管理的药品，一般简称为"麻"和"精"。国家之所以有这个规定，是因为麻醉药品、精神药品连续使用能产生药物依赖性，使用得当可以治病，使用不当会危害人民健康和社会安定。国家对麻醉药品药用原植物以及麻醉药品和精神药品实行特殊管制。除另有规定外，任何单位和个人不得进行麻醉药品药用原植物的种植以及麻醉药品和精神药品的实验研究、生产、经营、使用、储存、运输等活动。

微课：麻醉药品
和精神药品管理

1. 麻醉药品和精神药品的分类及品种

国家食品药品监督管理总局、公安部、国家卫计委于2013年11月11日联合发布了《麻醉药品品种目录（2013年版）》和《精神药品品种目录（2013年版）》，自2014年1月

1 日起施行。其中列出麻醉药品 121 种，精神药品 149 种，其中第一类精神药品 68 种，第二类精神药品 81 种。

我国生产及使用的麻醉药品的品种有 22 种：可卡因、罂粟浓缩物（包括罂粟果提取物、罂粟果提取物粉）、二氢埃托啡、地芬诺酯、芬太尼、氢可酮、氢吗啡酮、美沙酮、吗啡（包括吗啡阿托品注射液）、阿片（包括复方樟脑酊、阿桔片）、羟考酮、哌替啶、瑞芬太尼、舒芬太尼、蒂巴因、可待因、右丙氧芬、双氢可待因、乙基吗啡、福尔可定、布桂嗪、罂粟壳。

我国生产及使用的第一类精神药品有 7 种：哌醋甲酯、司可巴比妥、丁丙诺啡、γ-羟丁酸、氯胺酮、马吲哚、三唑仑。我国生产及使用的第二类精神药品有 27 种：异戊巴比妥、格鲁米特、喷他佐辛、戊巴比妥、阿普唑仑、巴比妥、氯硝西泮、地西泮、艾司唑仑、氟西泮、劳拉西泮、甲丙氨酯、咪达唑仑、硝西泮、奥沙西泮、匹莫林、苯巴比妥、唑吡坦、丁丙诺啡透皮贴剂、布托啡诺及其注射剂、咖啡因、安钠咖、地佐辛及其注射剂、麦角胺咖啡因片、氨酚氢可酮片、曲马多、扎来普隆、佐匹克隆。

此外，2015 年 5 月 1 日，国家将含可待因复方口服液体制剂（包括口服溶液剂、糖浆剂）列入第二类精神药品管理。2019 年 7 月 11 日，国家将羟考酮复方制剂（>5mg）列入第一类精神药品，将羟考酮复方制剂（≤5mg）、丁丙诺啡与纳洛酮的复方口服固体制剂品种列入第二类精神药品管理。自 2020 年 1 月 1 日起，国家将瑞马唑仑（包括其可能存在的盐、单方制剂和异构体）列入第二类精神药品管理。

2. 麻醉药品和精神药品的种植与实验研究管理

（1）麻醉药品药用原植物的种植管理

国务院药品监督管理部门根据麻醉药品和精神药品的需求总量制定年度生产计划。国务院药品监督管理部门和国务院农业主管部门根据麻醉药品年度生产计划，制定麻醉药品药用原植物年度种植计划。麻醉药品药用原植物种植企业应当根据年度种植计划，种植麻醉药品药用原植物，并定期向国家药品监督管理部门和农业主管部门报告种植情况。其他未经批准的单位和个人不得种植麻醉药品药用原植物。

（2）麻醉药品和精神药品的实验研究管理

开展麻醉药品和精神药品的实验研究单位应经国家药品监督管理部门批准，并应当具备下列条件：①以医疗、科学研究或教学为目的；②有保证实验所需麻醉药品和精神药品安全的措施和管理制度；③单位及其工作人员 2 年内没有违反有关禁毒的法律、行政法规规定的行为。

麻醉药品和精神药品的实验研究单位申请相关药品批准证明文件，应当依照《药品管理法》的规定办理；需要转让研究成果的，应当经国务院药品监督管理部门批准。经批准开展麻醉药品和精神药品实验研究，应当在 3 年内完成药物临床前研究，向国家药品监督管理部门申报药品注册。麻醉药品和第一类精神药品的临床试验，不得以健康人为受试对象。

3. 麻醉药品和精神药品的生产管理

（1）生产总量控制

国家根据麻醉药品和精神药品的医疗、国家储备和企业生产所需原料的需要确定需求总量，对麻醉药品和精神药品的生产实行总量控制。对麻醉药品和精神药品实行定点生产制度。国务院药品监督管理部门应当根据麻醉药品和精神药品的需求总量，确定麻醉药品和精神药品定点生产企业的数量和布局，并根据年度需求总量对数量和布局进行调整、公布。

（2）定点企业的审批

麻醉药品和精神药品的定点生产企业应当具备下列条件：①有药品生产许可证；②有麻醉药品和精神药品生产批准证明文件；③有符合规定的麻醉药品和精神药品生产设施、储存条件和相应的安全管理设施；④有通过网络实施企业安全生产管理和向药品监督管理部门报告生产企业信息的能力；⑤有保证麻醉药品和精神药品安全生产的管理制度；⑥有与麻醉药品和精神药品安全生产要求相适应的管理水平和经营规模；⑦麻醉药品和精神药品生产管理、质量管理部门的人员应当熟悉麻醉药品和精神药品管理及有关禁毒的法律、行政法规；⑧没有生产、销售假药、劣药或者违反有关禁毒的法律、行政法规规定的行为；⑨符合国务院药品监督管理部门公布的麻醉药品和精神药品定点生产企业数量和布局的要求。

（3）生产申请程序

麻醉药品、第一类精神药品和第二类精神药品原料药定点生产，应当按照品种向所在地省、自治区、直辖市药品监督管理部门提出申请，并报送有关资料。省、自治区、直辖市药品监督管理部门按照《麻醉药品和精神药品生产管理办法（试行）》的规定，组织对企业申报资料进行审查，对生产现场进行检查。对符合规定予以批准的，在药品生产许可证正本上标注类别，副本上在类别后括弧内标注药品名称；不予批准的，应当书面说明理由。审批结果应当在审批工作完成后5日内报国家药品监督管理局备案。麻醉药品、精神药品生产申请流程见图6-5。

定点生产企业生产麻醉药品和精神药品，应当依照《药品管理法》的规定取得药品批准文号。未取得药品批准文号的，不得生产麻醉药品和精神药品。

国务院药品监督管理部门应当组织医学、药学、社会学、伦理学和禁毒等方面的专家成立专家组，由专家组对申请首次上市的麻醉药品和精神药品的社会危害性和被滥用的可能性进行评价，并提出是否批准的建议。

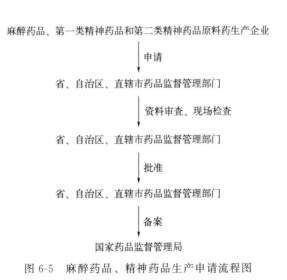

图6-5　麻醉药品、精神药品生产申请流程图

（4）生产时的具体要求

①发生重大突发事件时生产的要求。发生重大突发事件，定点生产企业无法正常生产或者不能保证供应麻醉药品和精神药品时，国务院药品监督管理部门可以决定其他药品生产

企业生产麻醉药品和精神药品。重大突发事件结束后，国务院药品监督管理部门应当及时决定其他药品生产企业停止麻醉药品和精神药品的生产。

② 按计划生产并报告生产情况。定点生产企业应当严格按照麻醉药品和精神药品年度生产计划安排生产，并依照规定向所在地省、自治区、直辖市人民政府药品监督管理部门报告生产情况。定点生产企业应当依照规定将麻醉药品和精神药品销售给具有麻醉药品和精神药品经营资格的企业或者批准的其他单位。

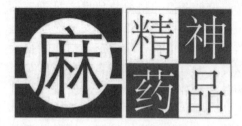

图 6-6　麻醉药品和精神药品的标志

③ 麻醉药品和精神药品规定标志的印刷。麻醉药品和精神药品的标签应当印有国务院药品监督管理部门规定的标志，具体标志见图 6-6。

4. 麻醉药品和精神药品的经营管理

（1）实行定点经营

国家对麻醉药品和精神药品实行定点经营制度。未经批准的任何单位和个人不得从事麻醉药品和精神药品的经营活动。药品经营企业不得经营麻醉药品和第一类精神药品原料药。但供医疗、科学研究、教学使用的小包装的上述药品可以由国务院药品监督管理部门规定的药品批发企业经营。

国务院药品监督管理部门根据麻醉药品和第一类精神药品全国需求总量，确定跨省、自治区、直辖市从事麻醉药品和第一类精神药品批发业务的企业（以下称全国性批发企业）的布局、数量；根据各省、自治区、直辖市对麻醉药品和第一类精神药品需求总量，确定在该行政区域内从事麻醉药品和第一类精神药品批发业务的企业（以下称区域性批发企业）的布局、数量。国家药品监督管理局根据年度需求总量的变化对全国性批发企业、区域性批发企业布局、数量定期进行调整、公布。

（2）定点经营企业必备条件

麻醉药品和精神药品定点批发企业除应当具备《药品管理法》第五十二条规定的从事药品经营活动的条件外，还应当具备下列条件：①有符合本条例规定的麻醉药品和精神药品储存条件；②有通过网络实施企业安全管理和向药品监督管理部门报告经营信息的能力；③单位及工作人员 2 年内没有违反有关禁毒的法律、行政法规规定的行为；④符合国务院药品监督管理部门公布的定点批发企业布局。

麻醉药品和第一类精神药品的定点批发企业，还应当具有保证供应责任区域内医疗机构所需麻醉药品和第一类精神药品的能力，并具有保证麻醉药品和第一类精神药品安全经营的管理制度。

（3）定点经营资格审批

① 全国性批发企业的审批。申请成为全国性批发企业，应当向所在地省、自治区、直辖市药品监督管理部门提出申请，填报《申报麻醉药品和精神药品定点经营申请表》（表 6-2），报送相应资料。省、自治区、直辖市药品监督管理部门应当在 5 日内对资料进行审查，决定是否受理。决定受理的，在 5 日内将审查意见连同企业申报资料报国家药品监督管理局。国家药品监督管理局应当在 35 日内进行审查和现场检查，作出是否批准的决定。决定批准的，下达批准文件。企业所在地省、自治区、直辖市药品监督管理部门根据批准文件在该企业药品经营许可证经营范围中予以注明。药品监督管理部门作出不予受理或不予批准决定的，应当书面说明理由。

表 6-2 申报麻醉药品和精神药品定点经营申请表

企业名称		药品经营许可证号	
企业地址		邮政编码	
申报定点类别			

企业申报事由及自查情况：

受理部门检查情况：

检查人签字：

年　月　日

受理部门审查意见：

盖　章：

年　月　日

② 区域性批发企业的审批。申请成为区域性批发企业，应当向所在地设区的市级药品监督管理部门提出申请，填报《申报麻醉药品和精神药品定点经营申请表》，报送相应资料。设区的市级药品监督管理部门应当在 5 日内对资料进行审查，决定是否受理。决定受理的，在 5 日内将审查意见连同企业申报资料报省、自治区、直辖市药品监督管理部门。省、自治区、直辖市药品监督管理部门应当在 35 日内进行审查和现场检查，作出是否批准的决定。并在药品经营许可证经营范围中予以注明。药品监督管理部门作出不予受理或不予批准决定的，应当书面说明理由。

③ 专门从事第二类精神药品批发业务的企业的审批。专门从事第二类精神药品批发业务的企业，应当经所在地省、自治区、直辖市人民政府药品监督管理部门批准。

全国性批发企业和区域性批发企业在向所在地省、自治区、直辖市药品监督管理部门申请变更药品经营许可证经营范围后，可以从事第二类精神药品批发业务。

④ 零售（连锁）企业审批。麻醉药品和第一类精神药品不得零售。经所在地设区的市级药品监督管理部门批准，实行统一进货、统一配送、统一管理的药品零售连锁企业，可以从事第二类精神药品零售业务。除经批准的药品零售连锁企业外，其他药品经营企业不得从事第二类精神药品零售活动。

（4）麻醉药品和精神药品购销

① 麻醉药品和第一类精神药品的购销。全国性批发企业应当从定点生产企业购进麻醉药品和第一类精神药品，应当在每年 10 月底前将本年度预计完成的麻醉药品和第一类精神药品购进、销售、库存情况报国家药品监督管理局。全国性批发企业在确保责任区内区域性批发企业供药的基础上，可以在全国范围内向其他区域性批发企业销售麻醉药品和第一类精神药品。全国性批发企业向医疗机构销售麻醉药品和第一类精神药品，应当向医疗机构所在

地省、自治区、直辖市药品监督管理部门提出申请，药品监督管理部门应当在统筹、确定全国性批发企业与区域性批发企业在本行政区域内的供药责任区后，作出是否批准的决定。

区域性批发企业可以从全国性批发企业购进麻醉药品和第一类精神药品。为减少迂回运输，区域性批发企业需要从定点生产企业购进麻醉药品和第一类精神药品的，应当向所在地省、自治区、直辖市药品监督管理部门提出申请。

② 第二类精神药品的购销。从事第二类精神药品批发业务的企业可以从第二类精神药品定点生产企业、全国性批发企业、区域性批发企业、其他专门从事第二类精神药品批发业务的企业购进第二类精神药品。从事第二类精神药品批发业务的企业可以将第二类精神药品销售给定点生产企业、全国性批发企业、区域性批发企业、其他专门从事第二类精神药品批发业务的企业、医疗机构和从事第二类精神药品零售的药品零售连锁企业。药品零售连锁企业总部的药品经营许可证经营范围中有第二类精神药品项目的，可以购进第二类精神药品；其所属门店药品经营许可证经营范围有第二类精神药品项目的，可以零售第二类精神药品。

第二类精神药品零售企业应当凭执业医师出具的处方，按规定进行销售第二类精神药品，并将处方保存2年备查；零售第二类精神药品时，处方应经执业药师或其他依法经过资格认定的药学技术人员复核，禁止超剂量或无处方销售第二类精神药品；不得向未成年人销售第二类精神药品。

③ 销售配送要求。全国性批发企业和区域性批发企业向医疗机构销售麻醉药品和第一类精神药品，应当将药品送至医疗机构。医疗机构不得自行提货。企业销售出库的第二类精神药品不允许购货单位自提，须由供货企业将药品送达医疗机构库房或购买方注册的仓库地址。药品零售连锁企业对其所属的经营第二类精神药品的门店，应当严格执行统一进货、统一配送、统一管理。药品零售连锁企业门店所零售的第二类精神药品，应当由本企业直接配送，不得委托配送。

5. 麻醉药品和精神药品的使用管理

（1）药品生产企业使用的规定

药品生产企业需要以麻醉药品和第一类精神药品为原料生产普通药品，应向所在地省级药品监督管理部门报送年度需求计划，由省级药品监督管理部门汇总报国家药品监督管理部门批准后，向定点生产企业购买。

药品生产企业需要以第二类精神药品为原料生产普通药品，应当将年度需求计划报所在地省级药品监督管理部门，并向定点批发企业或者定点生产企业购买。

（2）科学研究、教学单位、非药品生产企业使用的规定

科学研究教学单位需要使用麻醉药品和精神药品开展实验、教学活动的，应当经所在地省级人民政府药品监督管理部门批准，向定点批发企业或者生产企业购买。

需要使用麻醉药品和精神药品对照品、标准品的，应当经所在地省级人民政府药品监督管理部门批准，向国务院药品监督管理部门批准的单位购买。

食品、食品添加剂、化妆品、油漆等非药品生产企业需要使用咖啡因作为原料的，应当经所在地省级人民政府药品监督管理部门批准，向定点批发企业或者生产企业购买。

（3）医疗机构使用的规定

① 麻醉药品、第一类精神药品购用印鉴卡（简称印鉴卡）。医疗机构凭印鉴卡向本省行政区域内的定点批发企业购买麻醉药品和第一类精神药品。医疗机构需要使用麻醉药品和第一类精神药品的，应当经所在地设区的市级人民政府卫生主管部门批准后，取得印鉴卡。医疗机构取得印鉴卡应当具备下列条件：有专职的麻醉药品和第一类精神药品管理人员；有获

得麻醉药品和第一类精神药品处方资格的执业医师；有保证麻醉药品和第一类精神药品安全储存的设施和管理制度。

印鉴卡有效期为 3 年，有效期期满前 3 个月，医疗机构需重新向市级卫生行政部门提出申请。

② 麻醉药品和精神药品处方资格。医疗机构应按照国务院卫生主管部门的规定，对本单位执业医师进行有关麻醉药品和精神药品使用知识的培训、考核，经考核合格的，授予麻醉药品和第一类精神药品处方资格。执业医师取得该处方资格后，方可在本医疗机构开具麻醉药品和第一类精神药品处方，但不得为自己开具该种处方。

调配麻醉药品和第一类精神药品处方时，处方的调配人、核对人应当仔细核对，签署姓名，并予以登记；对不符合规定的，可拒发药品。

③ 处方管理。开具麻醉药品、精神药品必须使用专用处方。麻醉药品和第一类精神药品的处方用纸为淡红色，右上角标注"麻、精一"；第二类精神药品处方用纸为白色，右上角标注为"精二"。处方的格式由国务院卫生主管部门规定，麻醉药品和精神药品单张处方限量见表 6-3。其中，哌甲酯用于治疗注意缺陷障碍时，每张处方不得超过 15 日常用量。

④ 处方专册登记与保存。医疗机构应当对麻醉药品、精神药品处方进行专册登记。麻醉药品和第一类精神药品处方保存期限至少 3 年，第二类精神药品处方保存期限至少 2 年。

表 6-3 麻醉药品和精神药品处方限量

分类	剂型	一般患者	癌痛，慢性中、重度非癌痛患者	住院患者
麻醉药品、第一类精神药品	注射剂	1 次常用量	不得超过 3 日常用量	1 日常用量
	其他制剂	不得超过 3 日常用量	不得超过 7 日常用量	
	控缓释制剂	不得超过 3 日常用量	不得超过 15 日常用量	
第二类精神药品	所有剂型	不得超过 7 日常用量；慢性病或某些特殊情况，可适当延长，医师要注明理由		

6. 麻醉药品和精神药品的储存和运输管理

（1）储存管理

麻醉药品和第一类精神药品的使用单位应当设立专库或专柜储存麻醉药品和第一类精神药品。专库应当设有防盗设施并安装报警装置；专柜应当使用保险柜；专库和专柜应当实行双人双锁管理。配备专人负责管理工作，建立储存麻醉药品和第一类精神药品的专用账册；药品入库双人验收，出库双人复核，做到账物相符。专用账册的保存期限应当自药品有效期期满之日起不少于 5 年。

（2）运输管理

托运或自行运输麻醉药品和第一类精神药品的单位，应当向所在地设区的市级药品监督管理部门申请领取运输证明，证明有效期为 1 年。运输证明应当由专人保管，不得涂改、转让、转借。托运人办理麻醉药品和第一类精神药品运输手续，应当将运输证明副本交付承运人。承运人在运输过程中应当携带运输证明副本，以备查验。通过铁路运输麻醉药品和第一类精神药品必须使用集装箱或铁路行李车运输。道路运输应采用封闭式车辆；公路、水路应有专人负责押运。

邮寄麻醉药品和精神药品，寄件人需要提交所在地设区的市级药品监督管理部门出具的准予邮寄证明。邮政营业机构在查验、收存准予邮寄证明后，给予收寄。省级邮政主管部门指定符合安全保障条件的邮政营业机构负责收寄麻醉药品和精神药品。邮政营业机构收寄麻醉药品和精神药品，应当依法对收寄的麻醉药品和精神药品予以查验。

7. 麻醉药品和精神药品进出口管理

根据《中华人民共和国药品管理法》《麻醉药品和精神药品管理条例》等法律法规，国家对麻醉药品和精神药品实行进出口准许证管理。进口、出口麻醉药品和精神药品应当取得国家药监局颁发的进口准许证、出口准许证。进口麻醉药品和精神药品无需办理进口药品通关单。

申请人在国家药监局网上办事大厅注册并实名认证后，按照《国家药监局关于启用药品业务应用系统的公告》（2019 年第 112 号）网上申请进出口准许证，或可通过中国国际贸易"单一窗口"网上申请进出口准许证。

国家药监局同步发放进出口电子准许证和纸质证件，电子证件和纸质证件具有同等法律效力。申请人可进入国家药监局网上办事大厅"我的证照"栏目或登录"中国药监 APP"，查看下载进出口电子准许证。

海关通过联网核查验核准许证电子证件，不再进行纸面签注。海关总署及时将进出口准许证使用情况、药品名称、包装规格、进出口数量、进出口日期等核销数据反馈国家药监局。

进口准许证有效期 1 年，可以跨自然年使用；出口准许证有效期不超过 3 个月，有效期时限不跨自然年。进出口准许证实行"一证一关"（仅能在证面载明的口岸办理通关验放手续），且只能在有效期内一次性使用。

医务人员为医疗需要携带少量麻醉药品和精神药品出入境的，应当持所在地省级药品监管部门发放的携带麻醉药品和精神药品证明。海关凭携带麻醉药品和精神药品证明放行。

8. 法律责任

国家药品监督管理部门应当根据规定的职责权限，对麻醉药品药用原植物以及麻醉药品和精神药品的实验研究、生产、经营、使用、储存、运输活动进行监督检查。

（1）种植企业违规的处罚

麻醉药品药用原植物种植企业违反规定，有下列情形之一的，由药品监督管理部门责令限期改正，给予警告；逾期不改正的，处 5 万元以上 10 万元以下的罚款；情节严重的，取消其种植资格：①未根据麻醉药品药用原植物年度种植计划进行种植的；②未根据规定报告种植情况的；③未根据规定储存麻醉药品的。

（2）定点生产企业违规的处罚

定点生产企业违反规定，有下列情形之一的，由药品监督管理部门责令限期改正，给予警告，并没收违法所得和违法销售的药品；逾期不改正的，责令停产，并处 5 万元以上 10 万元以下的罚款；情节严重的，取消其定点生产资格：①未按照麻醉药品和精神药品年度生产计划安排生产的；②未根据规定向药品监督管理部门报告生产情况的；③未根据规定储存麻醉药品和精神药品，或者未依照规定建立、保存专用账册的；④未根据规定销售麻醉药品和精神药品的；⑤未根据规定销毁麻醉药品和精神药品的。

（3）定点批发企业违规的处罚

定点批发企业有下列情形之一的，由药品监督管理部门责令限期改正，给予警告；逾期不改正的，责令停业，并处 2 万元以上 5 万元以下的罚款；情节严重的，取消其定点批发资格：①未依照规定购进麻醉药品和第一类精神药品的；②未保证供药责任区域内的麻醉药品和第一类精神药品的供应的；③未对医疗机构履行送货义务的；④未依照规定报告麻醉药品和精神药品的进货、销售、库存数量以及流向的；⑤未依照规定储存麻醉药品和精神药品，或者未依照规定建立、保存专用账册的；⑥未依照规定销毁麻醉药品和精神药品的；⑦区域性批发企业之间违反本条例的规定调剂麻醉药品和第一类精神药品，或者因特殊情况调剂麻醉药品和第一类精神药品后未依照规定备案的。

第二类精神药品零售企业违反规定储存、销售或者销毁第二类精神药品的，由药品监督管理部门责令限期改正，给予警告，并没收违法所得和违法销售的药品；逾期不改正的，责令停业，并处 5000 元以上 2 万元以下的罚款；情节严重的，取消其第二类精神药品零售资格。

（4）取得印鉴卡的医疗机构违规的处罚

取得印鉴卡的医疗机构违反规定，有下列情形之一的，由设区的市级卫生行政部门责令限期改正，给予警告；逾期不改正的，处 5000 元以上 1 万元以下的罚款；情节严重的，吊销其印鉴卡；对直接负责的主管人员和其他直接责任人员，依法给予降级、撤职、开除的处分：①未依照规定购买、储存麻醉药品和第一类精神药品的；②未依照规定保存麻醉药品和精神药品专用处方，或者未依照规定进行处方专册登记的；③未依照规定报告麻醉药品和精神药品的进货、库存、使用数量的；④紧急借用麻醉药品和第一类精神药品后未备案的；⑤未依照规定销毁麻醉药品和精神药品的。

（5）处方开具调配、核对人员违规的处罚

具有麻醉药品和第一类精神药品处方资格的执业医师，违反规定开具麻醉药品和第一类精神药品处方，或者未按照临床应用指导原则的要求使用麻醉药品和第一类精神药品的，由其所在医疗机构取消其麻醉药品和第一类精神药品处方资格；造成严重后果的，由原发证部门吊销其执业证书。执业医师未按照临床应用指导原则的要求使用第二类精神药品或者未使用专用处方开具第二类精神药品，造成严重后果的，由原发证部门吊销其执业证书。

未取得麻醉药品和第一类精神药品处方资格的执业医师擅自开具麻醉药品和第一类精神药品处方，由县级以上卫生主管部门给予警告，暂停其执业活动；造成严重后果的，吊销其执业证书；构成犯罪的，依法追究刑事责任。处方的调配人、核对人违反规定未对麻醉药品和第一类精神药品处方进行核对，造成严重后果的，由原发证部门吊销其执业证书。

（6）运输、邮寄违规的处罚

违反规定运输麻醉药品和精神药品的，由药品监督管理部门和运输管理部门依照各自职责，责令改正，给予警告，处 2 万元以上 5 万元以下的罚款。收寄麻醉药品、精神药品的邮政营业机构未依照规定办理邮寄手续的，由邮政主管部门责令改正，给予警告；造成麻醉药品、精神药品邮件丢失的，依照邮政法律、行政法规的规定处理。

二、放射性药品管理

为加强放射性药品的管理，国务院于 1989 年 1 月 13 日发布了《放射性药品管理办法》，2022 年 3 月 29 日进行了第三次修订，对放射性药品的研究、生产、经营、运输、使用等作了具体规定。

1. 放射性药品的概念

放射性药品是指用于临床诊断或者治疗的放射性核素制剂或者其标记药物。包括裂变制品、推照制品、加速器制品、放射性同位素发生器及其配套药盒、放射免疫分析药盒等。

放射性药品含有放射性核素，放射出的射线具有较强的穿透力，当这种射线通过人体时，可对人体组织产生电离作用。若使用不当，可对人体产生较大危害。因此国家将放射性药品纳入特殊管理药品。

2. 放射性药品的分类

放射性药品的国家标准由国家药典委员会负责制定和修订。通常按其所含放射性核素及医疗用途进行分类。

（1）按核素分类

《中国药典》（2020 年版）收载 30 种放射性药品，其品种见表 6-4。

表 6-4　放射性药品品种

来昔决南钐[^{153}Sm]注射液	注射用亚锡聚合白蛋白	碘[^{125}I]密封籽源	锝[^{99m}Tc]植酸盐注射液
氙[^{133}Xe]注射液	枸橼酸镓[^{67}Ga]注射液	碘[^{131}I]化钠口服溶液	锝[^{99m}Tc]喷替酸盐注射液
邻碘[^{131}I]马尿酸钠注射液	氟[^{18}F]脱氧葡糖注射液	诊断用碘[^{131}I]化钠胶囊	锝[^{99m}Tc]焦磷酸盐注射液
注射用亚锡亚甲基二膦酸盐	胶体磷[^{32}P]酸铬注射液	锝[^{99m}Tc]双半胱乙酯注射液	锝[^{99m}Tc]聚合白蛋白注射液
注射用亚锡依替菲宁	高锝[^{99m}Tc]酸钠注射液	锝[^{99m}Tc]双半胱氨酸注射液	磷[^{32}P]酸钠盐口服溶液
注射用亚锡喷替酸	铬[^{51}Cr]酸钠注射液	锝[^{99m}Tc]甲氧异腈注射液	磷[^{32}P]酸钠盐注射液
注射用亚锡植酸钠	氯化锶[^{89}Sr]注射液	锝[^{99m}Tc]亚甲基二膦酸盐注射液	
注射用亚锡焦磷酸钠	氯化亚铊[^{201}Tl]注射液	锝[^{99m}Tc]依替菲宁注射液	

（2）按医疗用途分类

目前，我国使用的放射性药品主要用于诊断，即利用放射性药品对人体各脏器进行功能代谢检查及动脉和静脉体外显像，只有少量放射性药品才用于治疗各种疾病。我国常用的放射性药品作用如下：用于甲状腺疾病的诊断与治疗；用于肾功能检查和胃造影；用于胃显像；用于肺部肿瘤鉴别诊断；用于脑显像；用于肾上腺显像；用于心脏与大血管血池显像；用于心肌显像；用于胎盘定位诊断；用于肝显像；用于肾功能诊断；用于皮肤病治疗；用于红细胞寿命测定；用于真性红细胞增多症治疗；用于控制癌性胸腹水治疗等。

3. 放射性药品的管理

（1）放射性新药的研制、临床研究和审批管理

放射性新药的研制内容，包括工艺路线、质量标准、临床前药理及临床研究。研制单位在制订新药工艺路线的同时，必须研究该药的理化性能、纯度（包括核素纯度）及检验方法、药理、毒理、动物药代动力学、放射性比活度、剂量、剂型、稳定性等。

研制单位对放射免疫分析药盒必须进行可测限度、范围、特异性、准确度、精密度、稳定性等方法学的研究。

研制单位研制的放射性新药，在进行临床试验或者验证前，应当向国务院药品监督管理部门提出申请，按规定报送资料及样品，经国务院药品监督管理部门审批同意后，在国务院药品监督管理部门指定的药物临床试验机构进行临床研究。

研制单位在放射性新药临床研究结束后，向国务院药品监督管理部门提出申请，由国务院药品监督管理部门审核批准，发给新药证书。国务院药品监督管理部门在审核批准时，应当征求国务院国防科技工业主管部门的意见。

放射性新药投入生产，需由生产单位或者取得放射性药品生产许可证的研制单位，凭新药证书（副本）向国务院药品监督管理部门提出生产该药的申请，并提供样品，由国务院药品监督管理部门审核发给批准文号。

（2）放射性药品生产和经营管理

国家根据需要，对放射性药品的生产企业实行合理布局。开办放射性药品生产、经营企业，必须具备《药品管理法》规定的条件，符合国家有关放射性同位素安全和防护的规定与标准，并履行环境影响评价文件的审批手续；开办放射性药品生产企业，经所在省、自治区、直辖市国防科技工业主管部门审查同意，所在省、自治区、直辖市药品监督管理部门审核批准后，由所在省、自治区、直辖市药品监督管理部门发给放射性药品生产企业许可证；开办放射性药品经营企业，经所在省、自治区、直辖市药品监督管理部门审核并征求所在省、自治区、直辖市国防科技工业主管部门意见后批准的，由所在省、自治区、直辖市药品监督管理部门发给放射性药品经营企业许可证。无许可证的生产、经营企业，一律不准生产、销售放射性药品。

放射性药品生产企业许可证、放射性药品经营企业许可证的有效期为 5 年，期满前 6 个月，放射性药品生产、经营企业应当分别向原发证的药品监督管理部门重新提出申请，换发新证。

放射性药品生产、经营企业，必须配备与生产、经营放射性药品相适应的专业技术人员，具有安全、防护和废气、废物、废水处理等设施，并建立严格的质量管理制度；必须建立质量检验机构，严格实行生产全过程的质量控制和检验。产品出厂前，须经质量检验。符合国家药品标准的产品方可出厂，不符合标准的产品一律不准出厂。

（3）放射性药品的使用管理

医疗机构使用放射性药品，必须符合国家放射性同位素安全和防护的规定，并获所在地省级药品监督管理部门颁发的放射性药品使用许可证。医疗机构凭借放射性药品使用许可证，申请办理订货。放射性药品使用许可证的有效期为 5 年，期满前 6 个月，医疗机构向原发证行政部门重新申请，经审核后换发新证。

放射性药品储存场所应当有放射性警示标志，储存在保险柜或专用库房，房间应设有报警装置，并有防盗设施，实行双人双锁，每次取用必须登记。储存非放射性药盒和放射免疫试剂盒，必须有冷藏设施。

（4）放射性药品的包装、运输管理

放射性药品的包装必须安全实用，符合放射性药品质量要求，具有与放射性剂量相适应的防护装置。包装应当分内包装和外包装两部分。外包装必须贴有商标、标签、说明书和放射性药品标志，内包装必须贴有标签。标签必须注明药品品名、放射性比活度、装量。说明书除注明前款内容外，还须注明生产单位、批准文号、批号、主要成分、出厂日期、放射性核素半衰期、适应证、用法、用量、禁忌证、有效期和注意事项等。放射性药品标识见图 6-7。

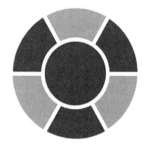

图 6-7　放射性药品标志

（5）放射性药品的进出口管理

进出口放射性药品，应当按照国家有关对外贸易、放射性同位素安全和防护的规定，办理进出口手续。进口的放射性药品品种，必须符合我国的药品标准或者其他药用要求，并依照《药品管理法》的规定取得进口药品注册证书。

进口放射性药品，必须经国务院药品监督管理部门指定的药品检验机构抽样检验；检验合格的，方准进口。对于经国务院药品监督管理部门审核批准的含有短半衰期放射性核素的药品，在保证安全使用的情况下，可以采取边进口检验，边投入使用的办法。进口检验单位发现药品质量不符合要求时，应当立即通知使用单位停止使用，并报告国务院药品监督管理、卫生行政、国防科技工业主管部门。

三、医疗用毒性药品管理

为加强医疗用毒性药品的管理，防止中毒或死亡等严重事件发生，1988 年 12 月 27 日国务院《医疗用毒性药品管理办法》对医疗用毒性药品的生产、加工、收购、经营、使用等方面的管理作出了规定。

1. 医疗用毒性药品的定义与品种

医疗用毒性药品（以下简称毒性药品），是指毒性剧烈、治疗剂量与中毒剂量相近，使用不当会致人中毒或死亡的药品。

毒性药品的管理品种，由国务院卫生主管部门会同国务院药品监督管理部门规定。现已公布的毒性药品管理品种分为毒性中药和毒性西药两大类，其中毒性中药 27 种，毒性西药 13 种。

（1）毒性中药品种

砒石（红砒、白砒）、砒霜、生川乌、生马钱子、生甘遂、雄黄、生草乌、红娘虫、生白附子、生附子、水银、生巴豆、白降丹、生千金子、生半夏、斑蝥、青娘虫、洋金花、生天仙子、生南星、红粉（红升丹）、生藤黄、蟾酥、雪上一枝蒿、生狼毒、轻粉、闹羊花。

（2）毒性西药品种

去乙酰毛花苷、阿托品、洋地黄毒苷、氢溴酸后马托品、三氧化二砷、毛果芸香碱、升汞、水杨酸毒扁豆碱、亚砷酸钾、氢溴酸东莨菪碱、士的宁、亚砷酸注射液、A 型肉毒毒素及其制剂。

2. 医疗用毒性药品的生产管理

（1）生产单位

医疗用毒性药品的生产，由省级药品监督管理部门审查批准，并指定生产企业承担，未取得毒性药品生产许可的企业，不得生产毒性药品。其年度生产计划，由省级药品监督管理部门根据医疗需要制定后下达给指定的生产单位，并报国家药品监督管理部门及国家中医药管理部门备案。

（2）生产管理

生产企业必须由医药专业人员负责生产、配剂和质量检验，并建立严格的管理制度，严防与其他药品混杂。每次配料，必须经二人以上复核无误，经手人签字备查，所有工具、容器要处理干净，以防污染其他药品。标示量要准确无误，包装容器要有毒药标志（图 6-8）。

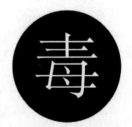

图 6-8 医疗用毒性
药品标志

生产毒性药品及其制剂，必须严格执行生产工艺操作规程，在本单位药品检验人员的监督下准确设料，并建立完整的生产记录，保存五年备查。生产毒性药品过程中产生的废弃物，必须妥善处理，不得污染环境。

加工炮制毒性中药，必须按照《中国药典》（2020 年版）或者省、自治区、直辖市药品监督管理部门制定的炮制规范进行。毒性中药饮片由国家药品监督管理部门统一规划、合理布局、定点生产。对于一些产地集中的毒性中药材品种，如朱砂、雄黄、附子等，要全国集中统一定点生产，供全国使用。毒性中药饮片必须按国家有关规定，实行专人、专库（柜）、专账、专用衡器、双人保管，做到账、货、卡相符。

3. 医疗用毒性药品的经营管理

（1）经营单位

医疗用毒性药品的经营单位，由省级药品监督管理部门指定。配方用药由零售药店、医疗机构负责。其他任何单位或个人均不得从事毒性药品的收购、经营和配方活动。

（2）经营管理

收购、经营、加工和使用毒性药品的单位必须建立健全保管、验收、领发、核对等制度，严防收假、收错，严禁与其他药品混杂，做到划定专用仓位或仓库，存放专柜加锁并由专人保管。毒性药品的包装容器上必须印有清晰完整的毒性标志。在运输毒性药品过程中，应采取有效措施，防止发生事故。

4. 医疗用毒性药品的使用管理

医疗机构供应和调配毒性药品，应凭执业医师签名的正式处方；具有毒性药品经营资格的零售药店，应凭盖有执业医师所在医疗机构公章的正式处方，供应和调配毒性药品。每次剂量不得超过二日极量。

调配处方时，必须认真负责，计量准确，按医嘱注明使用要求，并由配方人以及具有药师以上技术职称的复核人员签名盖章后方可发出。对处方未注明"生用"的毒性中药，应付炮制品。发现处方有疑问时，须经处方医生重新审定再进行调配，处方一次有效，取药后处方保存二年备查。

科研和教学单位所需的毒性药品，必须持本单位的证明信，经单位所在地县级以上药品监督管理部门批准后，供应单位方能发售。

5. 法律责任

对违反《医疗用毒性药品管理办法》的规定，擅自生产、收购、经营毒性药品的单位或个人，由县级以上药品监督管理部门没收其全部毒性药品，并处以警告或按非法所得的5~10倍罚款。情节严重、致人伤残或死亡的，由司法机关依法追究其刑事责任。

四、药品类易制毒化学品管理

为加强药品类易制毒化学品的管理，防止其流入非法渠道。2005年8月国务院公布了《易制毒化学品管理条例》（国务院令第445号），2010年3月卫生部发布了《药品类易制毒化学品管理方法》（卫生部令第72号），明确了药品类易制毒化学品管理。

1. 易制毒化学品的概念和品种分类

（1）易制毒化学品概念

指国家规定管制的可用于制造毒品的前体、原料、化学配剂等物质，流入非法渠道可用于制造毒品。易制毒化学品本身并不是毒品。但具有双重性，易制毒化学品既是一般医药、化工的工业原料，又是生产、制造或合成毒品必不可少的化学品。国家对这些物品的生产、运输、销售等制定了相应的管理办法，实行严格管制。

（2）品种分类

易制毒化学品分为三类。第一类是可以用于制毒的主要原料；第二类、第三类是可以用于制毒的化学配剂。药品类易制毒化学品属于第一类易制毒化学品。药品类易制毒化学品分为两类：麦角酸和麻黄碱等物质。《药品类易制毒化学品品种目录》（2010年版）所列物质包括：麦角酸、麦角胺、麦角新碱和麻黄碱类物质（包括麻黄碱、伪麻黄碱、消旋麻黄碱、去甲麻黄碱、甲基麻黄碱、麻黄浸膏、麻黄浸膏粉等）及可能存在的相应的盐类。

2. 药品类易制毒化学品管理部门及职责

国家药品监督管理局主管全国药品类易制毒化学品生产、经营、购买等方面的监督管理工作；县级以上地方药品监督管理部门负责本行政区域内的药品类易制毒化学品生产、经营、购买等方面的监督管理工作。

3. 药品类易制毒化学品的管理

对药品类易制毒化学品实行定点生产、定点经营及购买许可制度。

（1）生产、经营管理

生产、经营药品类易制毒化学品的企业，应当依照有关规定取得药品类易制毒化学品的生产、经营许可。申请经营药品类易制毒化学品原料药的经营企业，应具有麻醉药品和第一类精神药品定点经营资格或第二类精神药品定点经营资格。

药品类易制毒化学品单方制剂及小包装麻黄碱，纳入麻醉药品销售渠道经营，仅能由麻醉药品全国性批发企业和区域性批发企业经销，不得零售。

（2）购买许可

国家对药品类易制毒化学品实行购买许可制度。购买药品类易制毒化学品的，应当办理药品类易制毒化学品购用证明（以下简称购用证明）。购用证明由国家药品监督管理局统一印制，有效期为3个月。购买药品类易制毒化学品时必须使用购用证明原件，购用证明不得转借、转让。

（3）购销管理

药品类易制毒化学品生产企业应当将药品类易制毒化学品单方制剂（如盐酸麻黄碱片、盐酸麻黄碱注射液、盐酸麻黄碱滴鼻液等）和小包装麻黄碱销售给麻醉药品全国性批发企业。麻醉药品区域性批发企业之间不得购销药品类易制毒化学品单方制剂和小包装麻黄碱。

（4）安全管理

药品类易制毒化学品生产企业、经营企业，使用药品类易制毒化学品的药品生产企业和教学科研单位，应当按规定配备相应仓储安全管理设施，制定相应的安全管理制度。应当建立药品类易制毒化学品专用账册，保存期限应当自药品类易制毒化学品有效期满之日起不少于2年。存放药品类易制毒化学品的专库或专柜实行双人双锁管理，入库双人验收、出库双人复核，做到账物相符。

知识延伸　　　　国家进一步加强复方地芬诺酯片等药品管理

近期，我国部分地区出现复方地芬诺酯片、复方曲马多片、氨酚曲马多片以及右美沙芬口服单方制剂、依托咪酯注射剂的滥用问题，且滥用人群以青少年为主，严重危害公众特别是青少年的身心健康和生命安全。2023年2月，国家药监局综合司、公安部办公厅、国家邮政局办公室联合发布了《关于进一步加强复方地芬诺酯片等药品管理的通知》，提出了以下五项举措：①严格控制药品生产量。②加强药品生产环节监管。③强化药品经营环节监管。④加强寄递渠道查验。⑤严厉打击违法违规行为。

案例分析

　　2019年2月至2020年7月，有医师资格证的执业医师李某，从医药公司大量购进复方磷酸可待因口服溶液，在明知梁某、孙某、刘某系吸毒人员的情况下，李某共贩卖689袋复方磷酸可待因口服溶液给上述三人，以此牟利。2020年8月，李某经公安机关电话传唤到案。2021年2月，江西省南昌市西湖区人民法院审理案件并依法作出判决：被告人李某犯贩卖毒品罪，判处有期徒刑五年七个月，并处罚金人民币四万元。

　　复方磷酸可待因口服溶液系处方药且用量限制严格，只有具有执业医师资格才能开具该药品。李某熟知复方磷酸可待因口服溶液的药性和用量，其长期向三人多次贩卖，主观上并非将复方磷酸可待因口服溶液作为药品使用，而是以牟利为目的将其当作精神成瘾药物进行贩卖，其行为构成贩卖毒品罪。

　　本案的复方磷酸可待因口服溶液属于国家规定管制的其他能够使人形成瘾癖的精神药品，属于"毒品"范畴。其药理作用与吗啡相似，长期大剂量使用会使人产生快感和幻觉及心理依赖，过度滥用可导致抽筋、神智失常、中毒性精神病、昏迷、心跳停止及呼吸停顿引致窒息死亡，产生和吸毒一样的效果，严重损害身体健康，在危害性上与其他传统意义上的毒品没有区别。

　　滥用含可待因成分药物，将严重影响身心健康和社会安定和谐。医药管理部门和相关企业以及医疗工作者要增强社会责任感，对国家规定管制的精神药品，严格依法依规进行销售、使用和管理。同时，普及社会公众安全用药知识，提高防范能力和禁毒意识，一旦发现异常行为，应及时劝告、制止。

❓ 边学边练

　　1.【单选】下列关于麻醉药品和精神药品经营管理的说法，错误的是（　　）。（执业药师职业资格考试2022年真题）

　　A. 实行统一进货、统一配送、统一管理的药品零售连锁企业可以从事部分第一类精神药品的零售业务

　　B. 各级药品监督管理部门应当及时将批准的全国性药品批发企业、区域性批发企业、专门从事第二类精神药品批发的企业的名单在网上公布

　　C. 区域性批发企业之间因医疗急需、运输困难等特殊情况，可以调剂麻醉药品和第一类精神药品。调剂后2日内将调剂情况分别报所在地省级药品监督管理部门备案

　　D. 区域性批发企业在确保责任区内医疗机构供药的基础上，可以在本省行政区域内向其他医疗机构销售麻醉药品和第一类精神药品

　　2.【单选】我国生产及使用的麻醉药品有（　　）。

　　A. 丁丙诺啡　　　　B. 美沙酮　　　　C. 巴比妥　　　　D. 地西泮

　　3.【单选】根据国家药品监督管理局、公安部、国家卫生健康委员会的有关规定，口服固体制剂每剂量单位含羟考酮碱不超过5毫克，且不含其他麻醉药品、精神药品或者药品类易制毒化学品的复方制剂列入（　　）。（执业药师职业资格考试2021年真题）

　　A. 含麻醉药品复方制剂的管理　　　　B. 第二类精神药品管理

　　C. 第一类精神药品管理　　　　D. 医疗用毒性药品管理

　　4.【单选】放射性药品使用许可证有效期为（　　），期满前（　　），医疗单位应当向

原发证的行政部门重新提出申请，经审核批准后，换发新证。

　　A. 1 年，3 个月　　　　B. 3 年，3 个月　　　　C. 3 年，6 个月　　　　D. 5 年，6 个月

　　5.【单选】根据《医疗用毒性药品管理办法》，执业药师开具处方中含有毒性中药川乌，执业药师调配处方时（　　）。

　　A. 应当给付川乌的炮制品　　　　　　　B. 应当给付生川乌

　　C. 应当拒绝调配　　　　　　　　　　　D. 每次处方剂量不得超过三日剂量

　　6.【多选】根据《易制毒化学品管理条例》，属于药品类易制毒化学品的有（　　）。（执业药师职业资格考试 2022 年真题）

　　A. 可待因　　　　　B. 麦角胺　　　　　C. 伪麻黄碱　　　　　D. 氯胺酮

　　7.【多选】下列关于罂粟壳管理的说法，正确的有（　　）。（执业药师职业资格考试 2022 年真题）

　　A. 处方颜色为淡黄色，保存 1 年备查

　　B. 成人一次的常用量为每天 3～6 克

　　C. 每张处方不得超过 3 日用量，连续使用不得超过 7 日

　　D. 不得单方发药，调配处方时必须凭有麻醉药品处方权的执业医师签名的处方

🎙 课后实践

拒绝药物滥用科普宣传

　　药物滥用是指与医疗目的无关，反复、大量地使用具有依赖性特性的药物，用药者采用自身给药方式，导致发生身体依赖和精神依赖，造成精神错乱和产生一些异常行为，给自己身体、家庭及社会造成严重危害。因此进行关于如何拒绝药物滥用有关的科普工作十分重要。

　　请根据本项目的学习内容，制作一则科普宣传短视频，让全社会了解药物滥用，尤其是麻醉药品、精神药品滥用成瘾的危害，避免无知而受害。向公众倡导生活中应该珍惜生命，远离毒品，拒绝药物滥用。以学习小组为单位，完成文案设计等工作，完成作品并选取渠道进行科普宣传。

中药监督管理

项目一　中药研制及注册管理

▶▶ 岗课赛证融通导航——执业药师职业资格证书考核点

单元：中药与中药传承创新

1. 中药与中药分类
   （1）中药的管理分类和内涵
   （2）中药的注册分类
2. 国家关于中药创新和发展的相关政策
   促进中药传承创新发展的基本要求
3. 中医药立法
   《中华人民共和国中医药法》对中药保护、发展和中医药传承的规定

单元：中成药与医疗机构中药制剂管理

1. 中成药的生产经营和通用名称管理
   （1）中成药生产经营的管理要求
   （2）中成药通用名称的管理要求
2. 中药品种保护
   （1）中药品种保护的目的和意义
   （2）《中药品种保护条例》的适用范围
   （3）中药保护品种的范围和等级划分
   （4）中药保护品种的保护措施
3. 中药注射剂管理
   （1）中药注射剂生产和临床使用管理
   （2）中药注射剂临床使用基本原则
4. 古代经典名方中药复方制剂的管理
   （1）古代经典名方目录
   （2）古代经典名方中药复方制剂的注册要求
5. 医疗机构中药制剂管理
   （1）中药制剂配制和使用要求
   （2）医疗机构中药制剂委托生产要求

📖 项目背景

　　中医药，是包括汉族和少数民族医药在内的我国各民族医药的统称，是反映中华民族对生命、健康和疾病的认识，具有悠久历史传统和独特理论及技术方法的医药学体系。中医药事业是我国医药卫生事业的重要组成部分。国家大力发展中医药事业，实行中西医并重的方针，建立符合中医药特点的管理制度，充分发挥中医药在我国医药卫生事业中的作用。发展中医药事

业应当遵循中医药发展规律，坚持继承和创新相结合，保持和发挥中医药特色和优势，运用现代科学技术，促进中医药理论和实践的发展。

新时代发展中医药，尤其是在如何做好守正创新，如何推动中药产业高质量发展等方面需要有新思路、新举措。2022 年 11 月 3 日，国家药品监督管理局在北京召开了中药管理战略决策专家咨询委员会会议，贯彻落实党的二十大精神，针对促进中药传承创新发展、加强中药全链条监管等重点工作，广泛深入地听取了委员们的意见建议，为中药科学监管汇智聚力。

要深入学习党的二十大精神，坚持走中国式药品监管现代化道路，加快构建中药监管科学体系，打造中医药和西医药相互补充、协调发展的中国特色卫生健康发展模式。传承创新发展中医药是新时代中国特色社会主义事业的重要内容，是中华民族伟大复兴的大事，对弘扬中华优秀传统文化、增强民族自信和文化自信、促进文明互鉴和民心相通、推动构建人类命运共同体具有重要意义。

药学工作者应当分析当前的挑战与机遇，遵循中医药发展规律，传承精华，守正创新，为推动中药事业和产业高质量发展拼搏努力。

知识目标

1. 熟悉中药注册分类。
2. 熟悉中药注册流程。
3. 熟悉野生药材保护分类及措施。
4. 熟悉中药保护品种的分类、保护年限及保护策略。

技能目标

1. 能够复述中药注册分类。
2. 能够判断野生药材资源的保护级别。
3. 能够使用药监局网站正确查询中药保护品种相关信息。

职业素养目标

1. 通过对中药发展与管理相关法规的学习，培养爱国情怀，提升传承中医药精华，推动中医药事业高质量发展的历史责任感。
2. 通过对中药保护品种法规政策的学习，树立维护国家利益，严谨认真的保密观。

法律法规

1.《中药注册分类及申报资料要求》（中药注册分类，自 2020 年 7 月 1 日起实施；中药注册申报资料要求，自 2021 年 1 月 1 日起实施）

2.《中药注册管理专门规定》（2023 年 2 月 10 日发布，自 2023 年 7 月 1 日起施行）

3.《中药品种保护条例》（国务院令第 106 号）

4.《中药品种保护指导原则》（国食药监注〔2009〕57 号）

5.《野生药材资源保护管理条例》（1987 年 10 月 30 日发布，1987 年 12 月 1 日起施行）

核心知识

一、中药注册分类及程序

中药，是指在中医药理论指导下使用的，来源于天然的植物、动物、矿

微课：中药
注册管理

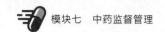

物等的药用物质及其制剂，包括实施审批管理的中药材、中药饮片，以及中药成方制剂、医疗机构中药制剂等。

近年来，国家药监局深入贯彻落实习近平总书记重要指示批示精神和党中央、国务院决策部署，以加快构建符合中药特点的审评审批制度、建设完善中药全生命周期监管制度体系、深入实施中国药品监管科学行动计划等有力举措，促进中药传承创新发展。

中药的研制应当注重体现中医药原创思维及整体观，鼓励运用现代科学技术和传统中药研究方法研究、开发中药。支持研制基于古代经典名方、名老中医方、医疗机构配制的中药制剂等具有丰富中医临床实践经验的中药新药；支持研制对人体具有多靶向系统性调节干预功能等的中药新药，鼓励用科学原理阐释中药的作用机理。

1. 中药注册分类的要求

2022 年以来，国家药监局不断完善中药监管相关法规制度，着力加强中药源头管理、深化中药审评审批改革、推进中药质量标准提高，持续做好疫情防控用中药应急审评审批，加快中药新药上市。

2020 年 7 月 1 日起施行的《药品注册管理办法》中将中药注册分为中药创新药、中药改良型新药、古代经典名方中药复方制剂、同名同方药等大类。为配合新版《药品注册管理办法》的施行，国家药品监督管理局组织制定了《中药注册分类及申报资料要求》，并于 2020 年 9 月 28 日发布并实施。

《中药注册分类及申报资料要求》中对中药注册分类作了进一步细化解释说明，并对相应分类的注册申报资料也作了详细要求。依据《中药注册分类及申报资料要求》我国的中药注册分类如下。

（1）中药创新药

指处方未在国家药品标准、药品注册标准及国家中医药主管部门发布的《古代经典名方目录》中收载，具有临床价值，且未在境外上市的中药新处方制剂。一般包含以下情形：①中药复方制剂，系指由多味饮片、提取物等在中医药理论指导下组方而成的制剂。②从单一植物、动物、矿物等物质中提取得到的提取物及其制剂。③新药材及其制剂，即未被国家药品标准、药品注册标准以及省、自治区、直辖市药材标准收载的药材及其制剂，以及具有上述标准药材的原动、植物新的药用部位及其制剂。

（2）中药改良型新药

指改变已上市中药的给药途径、剂型，且具有临床应用优势和特点，或增加功能主治等的制剂。一般包含以下情形：①改变已上市中药给药途径的制剂，即不同给药途径或不同吸收部位之间相互改变的制剂。②改变已上市中药剂型的制剂，即在给药途径不变的情况下改变剂型的制剂。③中药增加功能主治。④已上市中药生产工艺或辅料等改变引起药用物质基础或药物吸收、利用明显改变的。

（3）古代经典名方中药复方制剂

古代经典名方是指符合《中华人民共和国中医药法》规定的，至今仍广泛应用、疗效确切、具有明显特色与优势的古代中医典籍所记载的方剂。古代经典名方中药复方制剂是指来源于古代经典名方的中药复方制剂。包含以下情形：①按古代经典名方目录管理的中药复方制剂。②其他来源于古代经典名方的中药复方制剂，包括未按古代经典名方目录管理的古代经典名方中药复方制剂和基于古代经典名方加减化裁的中药复方制剂。

（4）同名同方药

指通用名称、处方、剂型、功能主治、用法及日用饮片量与已上市中药相同，且在安全性、有效性、质量可控性方面不低于该已上市中药的制剂。

天然药物是指在现代医药理论指导下使用的天然药用物质及其制剂。天然药物参照中药注册分类。

其他情形，主要指境外已上市境内未上市的中药、天然药物制剂。

中药创新药、中药改良型新药、古代经典名方中药复方制剂这三大类均属于中药新药。中药注册的分类并不代表药物研制水平及药物疗效的高低，仅仅表明不同注册分类的注册申报资料要求不同而已。中药新药的研发应当结合中药注册分类，根据品种情况选择符合其特点的研发路径或模式。

2. 中药注册程序要求

2023 年 2 月 10 日，国家药品监督管理局发布了《中药注册管理专门规定》，并于 2023 年 7 月 1 日起施行，原国家食品药品监督管理局《关于印发中药注册管理补充规定的通知》（国食药监注〔2008〕3 号）同时废止。《中药注册管理专门规定》与新修订的《药品管理法》和《药品注册管理办法》有机衔接，在药品注册管理通用性规定的基础上，进一步对中药研制相关要求进行细化，加强了中药新药研制与注册管理。

中药新药研制应当坚持以临床价值为导向，重视临床获益与风险评估。中药注册申请中基于中医药理论和人用经验发现、探索疗效特点的中药，主要通过人用经验和/或必要的临床试验确认其疗效；基于药理学筛选研究确定拟研发的中药，应当进行必要的临床药理学研究，并循序开展探索性临床试验和确证性临床试验。

国家鼓励中药的创新开发，不断改革完善中药审评审批机制，促进中药新药研发和产业发展。鼓励在中医临床实践中观察疾病进展、证候转化、症状变化、药后反应等规律，为中药新药研制提供中医药理论的支持证据。中药注册审评，采用中医药理论、人用经验和临床试验相结合的审评证据体系，综合评价中药的安全性、有效性和质量可控性。

中药注册程序依临床疗效及市场需求状况，根据具体规定符合《药品注册管理办法》中药品加快上市注册程序要求的，可以进行相应的注册申请。《中药注册管理专门规定》中第十四条就明确规定了可以优先审评审批的情形。对临床定位清晰且具有明显临床价值的以下情形中药新药等的注册申请实行优先审评审批：用于重大疾病、新发突发传染病、罕见病防治；临床急需而市场短缺；儿童用药；新发现的药材及其制剂，或者药材新的药用部位及其制剂；物质基本清楚、药物作用机理基本明确。

《中药注册管理专门规定》中第十五条明确规定了附条件审批的情形：对治疗严重危及生命且尚无有效治疗手段的疾病以及国务院卫生健康或中医药主管部门认定急需的中药，药物临床试验已有数据或高质量中药人用经验证据显示疗效并能预测其临床价值的，可以附条件批准，并在药品注册证书中载明有关事项。

《中药注册管理专门规定》中第十六条明确规定了特别审批的情形：在突发公共卫生事件时，国务院卫生健康或者中医药主管部门认定急需的中药，可应用人用经验证据直接按照特别审批程序申请开展临床试验或者上市许可或者增加功能主治。

人用经验在中药制剂的申报注册中是支撑临床疗效及安全性的重要数据，通常在临床实践中积累，申请人可以多途径收集整理人用经验，并对资料的真实性、可溯源性负责。

（1）中药创新药注册申请要求

中药创新药的研制，根据药物特点、临床应用情况等获取的安全性信息，按照有关规定开展相应的非临床安全性试验。根据不同注册分类、风险评估情况、开发进程，分阶段开展非临床安全性试验。非临床安全性试验所用的样品，应当采用中试或中试以上规模的样品。

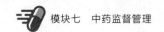

中药创新药申报临床试验时，按照要求应当提供说明非临床有效性、安全性试验用样品制备情况的资料。

新药材及其制剂的注册申请按照规定应当提供药材性味、归经、功效等研究资料，并且保证相关研究数据应当为新药材拟定的性味、归经、功效等提供支持证据。

注册申请人可根据中药的特点、新药研发的一般规律，针对申请临床试验、申请上市许可等不同研究阶段的主要目的进行分阶段研究工作。中药创新药注册申报时应当具有充分的有效性、安全性证据或数据。上市前根据要求开展随机对照的确证性临床试验，该阶段的临床试验样本量应当根据人用经验和/或探索性临床试验结果合理估算。

当申报的中药创新药存在以下情况时，应当开展必要的Ⅰ期临床试验研究：①处方含有毒性药味；②除处方含确有习用历史且被省级中药饮片炮制规范收载的中药饮片外，含有无国家药品标准且不具有药品注册标准的中药饮片、提取物等；③非临床安全性试验结果出现明显毒性反应且提示人体可能具有一定的安全风险；④需获得人体药代数据以指导临床用药等的中药注册申请。

中药创新药根据处方组成、药味药性，借鉴用药经验，以满足临床需求为宗旨，综合分析药物生产工艺、理化性质、传统用药方式、生物学特性、剂型特点、临床用药的安全性、患者用药依从性等因素，指导合理选择药物剂型和给药途径，能选择口服给药的不选择注射给药。

（2）改良型新药注册申请要求

某些中药制剂经过一段时间的上市使用后，发现存在一些工艺、效果或剂型等方面的不足之处。改良型新药就是针对这些不足之处进行优化改进，从而满足临床使用的需求。改良型新药的研发应当遵循必要性、科学性、合理性的原则，改良目的明确。在已上市药品的基础上，针对被改良中药存在的缺陷或者在临床应用过程中新发现的治疗特点和潜力进行研究。当研制开发儿童用改良型新药时，还应考虑儿童生长发育特征及用药习惯。

改变已上市药品给药途径的注册申请，应当说明改变给药途径的合理性和必要性，并按照要求开展相应的非临床研究及临床试验，证明改变给药途径的临床应用优势和特点。当新给药途径的功能主治与原给药途径不一致时，临床试验要按照创新药要求进行。

改变已上市中药剂型的注册申请，应当结合临床治疗需求、药物理化性质及生物学性质等提供充分依据说明拟改变的剂型的科学合理性。根据改变剂型的具体情形需要开展相应的药学研究，并根据相关规定开展非临床有效性、安全性研究和临床试验。当目标人群为儿童或吞咽困难等特殊人群时，又或者原制剂用法特殊而使用不便时，通过改变剂型可以提高药物的临床依从性，按照要求经过研究对比后显示改剂型后药用物质基础和药物吸收、利用无明显改变，且此药物临床价值较高，则无需开展临床试验。

对已上市中药增加功能主治的注册申请，当人用经验证据可以支持其临床定位的，可以不提供非临床有效性试验资料。使用剂量和疗程不增加，且适用人群不变的，可不提供非临床安全性试验资料及探索性临床试验资料，但需要进行确证性临床试验。

对已上市中药的生产工艺或辅料等进行改变，引起了药用物质基础或药物的吸收、利用明显改变的，需要开展相关的非临床有效性、安全性试验及探索性临床试验、确证性临床试验，并按照改良型新药注册申报。

（3）古代经典名方中药复方制剂注册申请要求

中药是中华民族的瑰宝，为造福人民健康作出了巨大贡献，彰显其特色优势，发挥了重要作用。为传承发展中医药事业，国家药品监督管理局会同国家中医药管理局组织制定了《古代经典名方中药复方制剂简化注册审批管理规定》，于 2018 年 5 月 29 日发布并施行。内容包括了经典名方目录、简化审批的条件、物质基准的申报与发布、经典名方制剂的注册程序及管理要求等。2022 年，我国首个按古代经典名方目录管理的中药复方制剂苓桂术甘颗粒获批上市。该药品处方来源于汉代张仲景的《金匮要略》，是深入发掘中医药宝库精华，推进古代经典名方向新药转化的一次生动实践。

2023 年 7 月 1 日起施行的《中药注册管理专门规定》中第四十八条规定：古代经典名方中中药复方制剂处方中不含配伍禁忌或者药品标准中标有剧毒、大毒及经现代毒理学证明有毒性的药味，均应当采用传统工艺制备，采用传统给药途径，功能主治以中医术语表述。该类中药复方制剂的研制不需要开展非临床有效性研究和临床试验。药品批准文号给予专门格式。

古代经典名方中药复方制剂采用以专家意见为主的审评模式。由国医大师、院士、全国名中医为主的古代经典名方中药复方制剂专家审评委员会对该类制剂进行技术审评，给出是否同意上市的技术审评意见。

按古代经典名方目录管理的中药复方制剂的注册申请，申请人根据相关要求开展相应的药学研究和非临床安全性研究。

其他来源于古代经典名方的中药复方制剂的注册申请，除了提供相应的药学研究和非临床安全性试验资料之外，还应当提供古代经典名方关键信息及其依据，并应当提供对中医临床实践进行的总结报告，阐明其临床价值。

古代经典名方制剂上市后，药品上市许可持有人应当根据相关要求开展药品上市后临床研究，不断充实完善临床有效性、安全性数据。

（4）同名同方药注册申请要求

2020 年 12 月 25 日发布的《国家药监局关于促进中药传承创新发展的实施意见》（国药监药注〔2020〕27 号）文件中指出：支持同名同方药的研制，促进已上市中药同品种的质量竞争。同名同方药的研制应当避免低水平的重复研究，应当进行临床价值评估，应当保证临床应用的安全性、有效性和质量可控性。

同名同方药的研制过程中，应当与对照的同名同方药在中药材、中药饮片、中间体、制剂等全过程质量控制方面进行比较研究。根据工艺、辅料等对比研究结果，评估是否开展非临床安全性研究及临床试验。对照研究中选用的作为对照药品的已上市同名同药需是现行版《中华人民共和国药典》收载的或者获得过中药保护品种证书的已上市中药。

有国家药品标准而无药品批准文号的品种，按照要求应当按照同名同方药提出注册申请。并且应当根据中医药理论和人用经验情况，开展必要的临床试验。

注册申请的同名同方药的工艺、辅料与对照药品相同的，或者其工艺、辅料变化经研究评估未引起药用物质基础或药物吸收、利用明显改变的，根据规定一般无需开展非临床安全性研究和临床试验。

已经上市的中药制剂申请变更注册的，应按照相关规定分类管理，进行变更批准、变更备案或者变更报告，并根据要求进行相关的对比试验、非临床安全性试验和临床试验。

中医药学是中华民族的伟大创造，是中国古代科学的瑰宝，也是打开中华文明宝库的钥匙，为中华民族繁衍生息做出了巨大贡献。近年来，我国的中医药改革发展取得显著成绩，但中医药传承仍不足、创新仍不够，所以迫切需要深入实施中医药相关法规政策，采取有效措施解决以上问题，切实把中医药这一宝贵财富继承好、发展好、利用好。

> **知识延伸** 　　　　　　　　　　**中药人用经验**
>
> 　　中药人用经验通常在临床实践中积累,具有一定的规律性、可重复性和临床价值,包含了在临床用药过程中积累的对中药处方或制剂临床定位、适用人群、用药剂量、疗效特点和临床获益等的认识和总结。具备对数据合理、充分地分析并给予正确结果解释的人用经验,可作为支持注册申请的证据。

二、中药保护

　　在我国,凡是在中医理论指导下使用,用于预防、治疗、诊断疾病并具有康复与保健作用的物质都可称为中药。中药包括了中药材、中药饮片、中成药等,范围广,应用多。为了保护中药资源,实现中药资源的可持续利用,保障中药资源的稳定供给和中药产品的质量可控性,我国先后出台了一系列的法规文件用于保护我国的野生药材资源和中药制剂品种。1987年10月30日国务院发布的《野生药材资源保护管理条例》对我国的野生药材资源进行了分类管理,并规定了相应的保护措施。1993年1月1日起施行的《中药品种保护条例》(国务院令第106号)中对我国满足相应条件的中药品种进行保护。2017年12月25日,国家食品药品监督管理总局又发布实施了《中药资源评估技术指导原则》,进一步加强了中药资源的可持续利用工作的推行。下面分别从野生药材资源保护和中药品种保护两方面来学习我国的中药保护相关政策。

微课:野生药材
资源保护

1. 野生药材资源的保护

　　我国对野生药材资源实行保护、采猎相结合的原则,鼓励并创造条件开展人工种养。《野生药材资源保护管理条例》中第四条对我国重点保护的野生药材作了分级规定:国家重点保护的野生药材物种分为三级,见表7-1。

表7-1　国家重点保护野生药材分级

级别	保护范围
一级	濒临灭绝状态的稀有珍贵野生药材物种
二级	分布区域缩小、资源处于衰竭状态的重要野生药材物种
三级	资源严重减少的主要常用野生药材物种

　　国家重点保护的野生药材物种名录,由国家医药管理部门会同国务院野生动物、植物管理部门制定。目前公布的重点保护的野生药材见表7-2。

表7-2　重点保护野生药材物种名录

级别	药材名称
一级	虎骨、豹骨、羚羊角、鹿茸(梅花鹿)
二级	鹿茸(马鹿)、麝香(3个品种)、熊胆(2个品种)、穿山甲、蟾酥(2个品种)、蛤蟆油、金钱白花蛇、乌梢蛇、蕲蛇、蛤蚧、甘草(3个品种)、黄连(3个品种)、人参、杜仲、厚朴(2个品种)、黄柏(2个品种)、血竭
三级	川贝母(4个品种)、伊贝母(2个品种)、刺五加、黄芩、天冬、猪苓、龙胆(4个品种)、防风、远志(2个品种)、胡黄连、肉苁蓉、秦艽(4个品种)、细辛(3个品种)、紫草(2个品种)、五味子(2个品种)、蔓荆子(2个品种)、诃子(2个品种)、山茱萸、石斛(5个品种)、阿魏(2个品种)、连翘(2个品种)、羌活(2个品种)

我国列入一级保护野生药材物种目录的品种禁止采猎，属于自然淘汰的，其药用部分根据相关规定由各级药材公司负责经营管理，但不得出口。

列入二、三级保护野生药材物种目录的品种，允许采猎、收购，但必须持有采药证，而且必须按照批准的计划执行。不得在禁止采猎区、禁止采猎期进行采猎，且不得使用禁用工具进行采猎。

2017年12月25日发布实施的《中药资源评估技术指导原则》中要求药品上市许可持有人或中药生产企业要对未来5年内中药资源的预计消耗量与预计可获得量之间进行比较，以及对中药产品生产对中药资源可持续利用可能造成的影响进行科学的评估。坚持资源保护与产业发展相结合，药材资源的供给与消耗平衡与动态评估原则。中药资源评估的内容主要包括预计消耗量、潜在风险和可持续利用措施三个方面。复方中成药，其处方中所含的每一药味均应当单独进行资源评估。

2. 中药品种的保护

微课：中药
品种保护

为了提高中药品种的质量，保护中药生产企业的合法权益，促进中药事业的发展，1992年10月14日发布了《中药品种保护条例》，自1993年1月1日起实施。2018年9月18日依据《国务院关于修改部分行政法规的决定》，对《中药品种保护条例》的部分条款又进行了修改。此条例适用于我国境内生产制造的中药品种，包括中成药、天然药物的提取物及其制剂和中药人工制成品，符合《中药品种保护条例》中相关要求的都可以申请中药品种保护。但是申请专利的中药品种，依照专利法的规定办理，不再适用《中药品种保护条例》。

（1）保护级别与时限

国家鼓励研制开发临床有效的中药品种，对质量稳定、疗效确切的中药品种实行分级保护制度。受保护的中药品种分为一、二级。中药一级保护品种保护年限分别为三十年、二十年、十年。中药二级保护品种保护年限为七年。到期可以申请延期，中药一级保护品种由生产企业在保护期满前六个月，依照相关规定申报，每次延长的保护期限不得超过第一次批准的保护期限。中药二级保护品种在保护期满后可以延长七年。

（2）申请条件

申请一级保护的中药品种需要满足的条件：①对特定疾病有特殊疗效的；②相当于国家一级保护野生药材物种的人工制成品；③用于预防和治疗特殊疾病的。

申请二级保护的中药品种需要满足的条件：①符合上述规定的品种或者已经解除一级保护的品种；②对特定疾病有显著疗效的；③从天然药物中提取的有效物质及特殊制剂。

（3）申请及审批程序

中药生产企业对其生产的符合规定的中药品种，向所在地省、自治区、直辖市人民政府药品监督管理部门提出申请，进行初审并签署意见后，报国务院药品监督管理部门。如遇特殊情况，中药生产企业也可以直接向国务院药品监督管理部门提出申请。

国家中药品种保护审评委员会负责对申请保护的中药品种进行审评，并自接到申请报告书之日起六个月内作出审评结论。根据国家中药品种保护审评委员会的审评结论，国务院药品监督管理部门决定是否给予保护。批准保护的中药品种颁发中药保护品种证书。

国家中药品种保护审评委员会是由国务院药品监督管理部门负责组织的，委员会成员是由中医药方面的医疗、科研、检验及经营、管理专家担任。若中药保护品种在保护期内向国外申请注册的，须经国务院药品监督管理部门批准。

(4) 保护形式

中药一级保护品种的处方组成及工艺制法，由获得中药保护品种证书的生产企业和有关的药品监督管理部门及有关单位和个人负责保密，在保护期间不得公开。负有保密责任的有关部门、企业和单位应当按照有关规定，应当建立必要的保密制度。如需向国外转让中药一级保护品种的处方组成、工艺制法时，应当按照国家有关保密的规定办理。违反相关规定，造成泄密的责任人员，由其所在单位或者上级机关给予行政处分；若构成犯罪的，将依法追究刑事责任。对于擅自仿制中药保护品种的，由相关药品监督管理部门以生产假药罪依法论处。

一般情况下被批准保护的中药品种，在保护期内仅限于由获得中药保护品种证书的企业生产。对临床用药紧缺的中药保护品种进行仿制，须经国务院药品监督管理部门批准并发给批准文号。仿制企业应当支付合理的使用费用给持有中药保护品种证书的企业，费用数额由双方商定，双方不能达成协议的，由国务院药品监督管理部门裁决。

若拟批准保护的中药品种在批准前是由多家企业生产的，这些企业中未申请中药保护品种证书的企业应当自公告发布之日起六个月内向国务院药品监督管理部门进行申报，并按照要求提供有关资料，由国务院药品监督管理部门指定药品检验机构对该申报品种进行同品种的质量检验。对达到国家药品标准的，补发中药保护品种证书；未达到国家药品标准的，依照相关规定撤销该中药品种的批准文号。

知识延伸　　　　　　　　　　　**中药品种保护审评委员会**

国家中药品种保护审评委员会为国家药品监督管理局直属事业单位，主要职责包括：配合有关部门组织起草修订国家中药品种保护审评委员会章程、中药品种保护技术审评标准及工作程序；负责企业申请中药品种保护、中药保护品种延长保护期的技术审查工作；负责中药保护品种同品种考核工作，办理按规定撤销或终止中药同品种药品批准文号的技术审查、国家中药品种撤销请求的技术审查及有关纠纷的协调工作；承办国家药品监督管理局交办的其他事项。

案例分析

A 公司于 1995 年经批准生产抗癌平丸，于 2002 年获得药品生产许可证，并于 2002 年获得国家药监局颁发的中药保护品种证书，保护期限为 2002 年 9 月 12 日至 2009 年 9 月 12 日。B 公司于 1979 年经批准生产抗癌平丸，于 2002 年获得药品生产许可证。A 公司诉讼 B 公司在其取得中药保护品种证书后仍继续生产抗癌平丸，侵害了其中药品种保护专属权，构成不正当竞争行为。B 公司辩诉称抗癌平丸是其公司 1974 年研制，1979 年首先生产，不是仿制，不存在侵权。中药保护并无绝对排他权，B 公司已按相关规定正在申报同品种保护，并且在公告 6 个月后停止了抗癌平丸的生产，未违反有关规定，更不属于不正当竞争。法院依法驳回了原告诉讼。

《中药品种保护条例》第十八条规定：国务院药品监督管理部门批准保护的中药品种如果在批准前是由多家企业生产的，其中未申请中药保护品种证书的企业应当自公告发布之日起六个月内向国务院药品监督管理部门申报，并依照本条例第十条的规定提供有关资料，由国务院药品监督管理部门指定药品检验机构对该申报品种进行同品种的质量检验。国务院药品监督管理部门根据检验结果，可以采取以下措施：对达到国家药品标准的，补发中药保护品种证书；对未达到国家药品标准的，依照药品管理的法律、行政法规的规定撤销该中药品种的批准文号。

❓ 边学边练

1.【单选】根据《中药品种保护条例》，可以申请一级保护品种的是（　　）。
A. 国家一级保护野生药材物种　　　　　　B. 已申请专利的中药品种
C. 对特定疾病有特殊疗效的　　　　　　　D. 对特定疾病有显著疗效的

2.【单选】根据《中药品种保护条例》，中药二级保护品种的保护年限是（　　）。
A. 10 年　　　　　　　B. 8 年　　　　　　　C. 7 年　　　　　　　D. 15 年

3.【单选】国家重点保护的野生药材物种分为（　　）级管理。
A. 二　　　　　　　　B. 三　　　　　　　　C. 四　　　　　　　　D. 五

4.【单选】中药保护品种保护期限到期后申请延长保护期，需要在保护期满前（　　）月申报。
A. 3 个　　　　　　　B. 6 个　　　　　　　C. 5 个　　　　　　　D. 9 个

5.【单选】根据《野生药材资源保护管理条例》，属于二级保护野生药材物种的是（　　）。（执业药师职业资格考试 2022 年真题）
A. 山茱萸　　　　　　B. 金银花　　　　　　C. 人参　　　　　　　D. 羚羊角

6.【多选】中药注册分类项下的中药创新药包括（　　）。
A. 中药复方制剂
B. 天然药物
C. 新药材及其制剂
D. 从单一植物、动物、矿物等物质中提取得到的提取物及其制剂

7.【多选】中药一级保护品种的保护年限为（　　）。
A. 10 年　　　　　　　B. 15 年　　　　　　　C. 20 年　　　　　　　D. 30 年

✏️ 课后实践

我国中药注册现状调研

以小组为单位，登录国家药品监督管理局官方网站，查询国产药品中药制剂信息、中药提取物备案信息、中药保护品种信息、中药配方颗粒备案信息、非处方药中药目录信息，每类至少 2 例，提交查询截图或视频。

项目二　中药材、中药饮片及配方颗粒监督管理

⟶ 岗课赛证融通导航——执业药师职业资格证书考核点

单元：中药材管理

1. 中药材的生产、经营和使用规定
   - （1）中药材种植与养殖的管理要求
   - （2）中药材采收与产地加工管理
   - （3）中药材自种、自采、自用的管理要求
2. 中药材生产质量管理规范
   - 《中药材生产质量管理规范》主要内容
3. 中药材专业市场管理
   - 中药材专业市场的管理制度
4. 进口药材规定
   - （1）管理部门与管理要求
   - （2）首次进口药材申请与审批
   - （3）进口药材备案与口岸检验
5. 野生药材资源保护
   - （1）国家重点保护野生药材物种的分级和管理
   - （2）国家重点保护野生药材的采猎管理要求
   - （3）国家重点保护野生药材的出口管理规定
   - （4）国家重点保护野生药材名录

单元：中药饮片管理

1. 中药饮片生产、经营管理
   - （1）中药饮片生产、经营行为监管
   - （2）毒性中药饮片定点生产和经营管理
   - （3）中药配方颗粒的监管
2. 医疗机构中药饮片的管理
   - （1）《中华人民共和国中医药法》对医疗机构中药饮片管理的规定
   - （2）医院中药饮片管理规范

📖 项目背景

　　我国中药材的管理在不断加强，目前形成了以中药材种植养殖、产地初加工和专业市场为主要环节的中药材产业，呈现出了持续发展的良好态势。但是由于各种因素的影响，中药材管理领域仍然存在一些突出问题，比如标准化种植养殖落实不到位，不科学使用农药化肥造成有害物质的残留；再比如中药材产地初加工设备简陋，染色增重、掺杂使假的现象时有发生；中

药材专业市场以次充好，以假充真，制假售假，违法经营中药饮片和其他药品现象屡禁不止。这些问题严重影响中药材质量安全，危害公众健康，阻碍中药材产业和中医药事业健康发展。

中药材是中医药的重要组成部分。加强中药材管理、保障中药材质量安全，对于维护公众健康、促进中药材产业持续健康发展、推动中医药事业繁荣壮大，具有重要意义。2019 年 10 月 20 日发布的《中共中央、国务院关于促进中医药传承创新发展的意见》中指出，加强中药材质量控制，促进中药饮片和中成药质量提升相关措施及要求。2022 年 3 月 17 日，国家药品监督管理局、农业农村部、国家林草局、国家中医药局研究制定的新版《中药材生产质量管理规范》发布并实施，进一步推进了中药材的规范化种养和生产。

中药饮片是指在中医药理论的指导下，可直接用于调配或制剂的中药材及其中药材的加工炮制品。中药饮片包括部分经产地加工的中药切片，原形药材饮片，以及经过切制、炮炙的饮片。中药饮片是中医学临床辨证施治必需的传统武器，也是中成药的重要原料，其独特的炮制理论和方法，无不体现着中医学的精深智慧。随着中药饮片炮制理论的不断完善和成熟，目前它已成为中医学临床防病、治病的重要手段。

为进一步规范中药饮片炮制，健全中药饮片的标准体系，促进中药饮片质量的提升，国家药监局组织国家药典委员会制定了《国家中药饮片炮制规范》并于 2022 年 12 月 30 日发布。此规范属于中药饮片的国家药品标准。2023 年 1 月，经国家药品监督管理局批准，第一批 22 个国家中药饮片炮制规范已正式颁布。

中医药法规文件的不断完善推动着中医药事业的飞速发展，传承创新发展中医药是新时代中国特色社会主义事业的重要内容。医药工作者肩负着继承和发扬中医药伟大精神的历史使命，工作中要有法必依，严谨认真，勤奋钻研，思想上要高举中国特色社会主义伟大旗帜，遵纪守法，热爱本职工作，为药学事业奉献青春，挥洒汗水！

📚 知识目标

1. 熟悉《中药材生产质量管理规范》关于中药材种植、采收、加工、生产的相关要求。
2. 熟悉中药饮片炮制相关标准的规定。
3. 熟悉中药配方颗粒的含义及管理要求。

📚 技能目标

1. 能够在国家药监局官网查询关于中药材生产管理的相关文件。
2. 能够查询单一中药饮片的炮制规范并解读质量标准。
3. 能够在国家药监局官网查询中药配方颗粒信息。

📚 职业素养目标

1. 通过对《中药材生产质量管理规范》及中药饮片炮制、生产管理等相关文件的学习，了解我国丰富的中药资源，以辩证思维看待我国中药事业发展过程中的弊端及不足；以科学发展的眼光看待中药事业蕴含的巨大潜力及动力。
2. 通过对中药配方颗粒管理规定的学习，充实中医药基础知识，提升科普意识。

✖ 法律法规

1.《中药材生产质量管理规范》（2022 年 3 月 17 日发布并实施）
2.《中华人民共和国中医药法》（2016 年 12 月 25 日第十二届全国人民代表大会常务委员会第二十五次会议通过）
3.《中药配方颗粒质量控制与标准制定技术要求》（2021 年 2 月 10 日发布并实施）

🧲 核心知识

一、中药材生产质量管理

　　中药材是中药饮片的原料，必须符合国家药品标准。中药材一般指原植物、动物、矿物除去非药用部位的商品药材。药材未注明炮制要求的，均指生药材，应按照《中华人民共和国药典》附录中药材炮制通则的要求进行处理。在严格意义上，药品范畴内的中药材仅指经过净制处理后的药材，对于未经依法净制处理的原药材不能列为药品概念下的中药材，更不能直接入药。

　　2022年3月17日发布实施的《中药材生产质量管理规范》（GAP）是中药材规范化生产和质量管理的基本要求，适用于中药材生产企业采用种植（含生态种植、野生抚育和仿野生栽培）、养殖方式规范生产中药材的全过程管理，野生中药材的采收加工可参考此规范。

　　企业应当根据中药材生产特点，明确影响中药材质量的关键环节，开展质量风险评估，制定有效的生产管理与质量控制、预防措施。应当配备与生产基地规模相适应的人员、设施、设备等，以确保生产和质量管理措施的顺利实施。应当建立中药材生产质量追溯体系，保证从生产地块、种子种苗或其他繁殖材料、种植养殖、采收和产地加工、包装、储运到发运全过程关键环节可追溯。针对主要环节制定相应的生产技术规程，保证过程质量。

　　企业配备的工作人员需要具备相应的专业知识、经验水平。中药材生产管理负责人、质量管理负责人应当有中药学、药学或者农学等相关专业大专及以上学历并有中药材生产、质量管理三年以上实践经验，或者有中药材生产、质量管理五年以上的实践经验，且均须经过《中药材生产质量管理规范》的培训。企业应当制定培训计划，并开展人员培训工作，建立培训档案。保证直接从事中药材生产活动的人员基本掌握中药材的生长发育习性、对环境条件的要求，以及田间管理或者饲养管理、肥料和农药或者饲料和兽药使用、采收、产地加工、贮存养护等的基本要求。

　　企业应当制定中药材质量标准，并且标准不能低于现行法定标准。中药材质量标准内容主要包括：药材性状、检查项、理化鉴别、浸出物、指纹或者特征图谱、指标或者有效成分含量；药材农药残留或兽药残留、重金属及有害元素、真菌毒素等有毒有害物质的控制标准等；结合实际情况及相关要求制定必要的采收、加工、收购等中间环节中药材的质量标准。

　　企业应当配备种植或者养殖设施、产地加工设施、中药材贮存仓库、包装设施等必要的设施。储存中药材的仓库应当满足相应的要求，并配备必要的控温、避光、通风、防潮和防虫、防鼠禽畜等设施。配备符合要求的中药材检测检验的质量检验室，应当设置检验、仪器、标本、留样等工作室（柜）。

　　中药材的生产基地一般应当选择道地产区，如在非道地产区选址，则应当提供充分的文献或科学数据证明其适宜性。种植地块应当满足药用植物对气候、土壤、光照、水分等条件的要求，养殖场所应当能满足药用动物对环境条件的各项要求。在选址范围内，企业应至少完成一个生产周期中药材种植或者养殖，并且有符合企业内控质量标准的两个收获期的中药材质量检测数据。

　　企业应当明确使用种子种苗或其他繁殖材料的基原及种质，包括种、亚种、变种或者变型、农家品种或者选育品种；使用的种植或者养殖物种的基原应当符合相关标准、法规。使用列入《国家重点保护野生植物名录》的药用野生植物资源的，应当符合相关法律法规规定。国家鼓励企业开展中药材优良品种选育，应当使用产地明确、固定的种子种苗或其他繁殖材料；鼓励企业建设良种繁育基地，繁殖地块应有相应的隔离措施，防止自然杂交。

　　种养过程中，企业应当根据药用植物生长发育习性和对环境条件的要求等制定种植技术规程，并按照制定的技术规程有序开展中药材种植，根据气候变化、药用植物生长、病虫草害等情况，及时采取措施。应当根据药用动物生长发育习性和对环境条件的要求等制定养殖技术规程，并按照制定的技术规程，根据药用动物生长、疾病发生等情况，及时实施养殖措施。

企业应当制定采收与产地加工技术规程，明确采收的部位、采收的过程中需除去的部分、采收规格等质量要求，坚持"质量优先、兼顾产量"原则，参照传统采收经验和现代研究，明确采收年限范围，确定基于物候期的适宜采收时间。采收流程和方法应当科学合理；鼓励采用不影响药材质量和产量的机械化采收方法。

涉及特殊加工要求的中药材，如切制、去皮、去心、发汗、蒸、煮等，应根据传统加工方法，结合国家要求，制定相应的加工技术规程。

禁止使用有毒、有害物质用于防霉、防腐、防蛀；禁止染色增重、漂白、掺杂使假等。毒性、易制毒、按麻醉药品管理中药材的采收和产地加工，应当符合国家有关规定。

受病虫草害或者气象灾害等影响严重、生长发育不正常的中药材应当单独采收或处置，采收过程应当及时剔除破损、腐烂变质部分。直接干燥使用的中药材不清洗，并且采收过程中应当保证清洁，不受外源物质污染或破坏。按照统一的加工技术规程开展产地加工管理，保证加工过程方法的一致性，避免品质下降或者外源污染，且避免造成生态环境污染。

中药材的包装袋应当有不易脱落或损坏且清晰的标签，标示内容包括品名、基原、批号、规格、产地、数量或重量、采收日期、包装日期、保质期、追溯标志、企业名称等信息。

应当执行中药材放行制度，对每批药材进行质量评价，审核生产、检验等相关记录；由质量管理负责人签名批准放行，确保每批中药材生产、检验符合标准和技术规程要求；不合格药材应当单独处理。

企业应当建立文件管理系统，全过程关键环节应当记录完整。记录应当简单易行、清晰明了；不得撕毁和任意涂改；记录保存至该批中药材销售后三年以上。

> **知识延伸**　　　　　　　　　**道地药材**
>
> 　　道地药材是我国传统优质药材的代表，是经过中医临床长期应用优选出来的，产在特定地域，与其他地区所产同种中药材相比品质和疗效更好且质量稳定，具有较高知名度的药材。比如河南的"四大怀药"怀地黄、怀山药、怀牛膝、怀菊花；浙江的"浙八味"白术、白芍、浙贝母、杭白菊、元胡、玄参、笕麦冬、温郁金。

二、中药饮片炮制规范

中药饮片是可直接用于调配或制剂的中药材及其中药材的加工炮制品，必须按照国家药品标准炮制。国家药品标准没有规定的，则按照省、自治区、直辖市药品监督管理部门制定的炮制规范炮制。

2023 年 1 月 4 日国家药品监督管理局发布的《关于印发进一步加强中药科学监管促进中医药传承创新发展若干措施》中指出，要加强中药饮片的审批管理，完善中药饮片的炮制规范，规范中药饮片生产和质量追溯等措施及要求。

图片：中药饮片
示例

中药饮片的应用及审批要遵循中医药理论和用药规律，围绕质量安全风险，推动中药饮片炮制机理研究，建立健全中药饮片质量评价体系。国家药品监督管理局会同国家中医药管理局将制定实施审批管理的中药饮片目录及配套文件，依法对符合规定情形的中药饮片实施审批管理。

完善中药饮片炮制规范，分批发布并实施《国家中药饮片炮制规范》，应用中继续不断提高完善，加强对省级中药饮片炮制规范的备案管理，指导省级中药饮片炮制规范的制定和修订。强化省级中药饮片炮制规范监督实施，完善按照省级中药饮片炮制规范生产中药饮片的生产、流通、使用管理等规定。

《国家中药饮片炮制规范》属于中药饮片的国家药品标准，收载项目主要包括来源、炮制、性状、贮藏等内容。收载的中药饮片品种，其来源、炮制、性状、贮藏项应执行《国家中药饮片炮制规范》相应的规定要求，质量控制的其他要求应按照《中国药典》（2020版）相同品种的相应标准执行。

经国家药品监督管理局批准，第一批《国家中药饮片炮制规范》公布的饮片种类有22种：炒槐花、炒栀子、车前子、醋南五味子、煅牡蛎、胡芦巴、槐花、决明子、莱菔子、牡蛎、南五味子、女贞子、牵牛子、青皮、青葙子、砂仁、石榴皮、石榴皮炭、菟丝子、五味子、栀子、牛蒡子。

2020年1月22日国家药品监督管理局发布了《国家药监局关于省级中药饮片炮制规范备案程序及要求的通知》（国药监药注〔2020〕2号），要求各省（区、市）药品监督管理局在发布省级中药饮片炮制规范之前，应当依据国家法律、法规和相关管理规定、指导原则等，对制定的炮制规范开展合规性审查。自发布省级中药饮片炮制规范之日起的30日内应向国家药品监督管理局正式提交备案材料。备案材料包括了发布公告、文本及起草说明等材料。当省级中药饮片炮制规范中存在不符合现行法律、法规及相关技术要求等情况时，应根据相关部门要求予以撤销或纠正。

三、中药饮片生产监督管理

中药饮片是国家基本药物目录品种，质量优劣直接关系到中医医疗效果。2023年1月4日药品监督管理局发布的《关于印发进一步加强中药科学监管促进中药传承创新发展若干措施》中指出，规范中药饮片生产和质量追溯。遵循中药饮片炮制特点，结合传统炮制方法和现代生产技术手段，研究完善中药饮片生产质量管理规范，探索建立中药饮片生产流通追溯体系，逐步实现重点品种来源可查、去向可追和追溯信息互通互享。

生产中药饮片必须持有药品生产许可证，符合药品GMP要求；必须以中药材为起始原料，使用符合药用标准的中药材，并应尽量固定药材产地；必须严格执行国家药品标准和地方中药饮片炮制规范、工艺规程；必须在符合药品GMP条件下组织生产，出厂的中药饮片应检验合格，并随货附纸质或电子版的检验报告书。严禁生产企业外购中药饮片半成品或成品进行分包装或改换包装标签等行为。

中药饮片生产企业履行药品上市许可持有人的相关义务，对中药饮片生产、销售实行全过程管理，建立中药饮片追溯体系，保证中药饮片安全、有效、可追溯。

产地加工属于中药材来源范畴，趁鲜切制是产地加工的方式之一，是按照传统加工方法将采收的新鲜中药材切制成片、块、段、瓣等，虽改变了中药材形态，但未改变中药材性质，且减少了中药材经干燥、浸润、切制、再干燥的加工环节，一定程度上有利于保障中药材质量。

中药饮片生产企业可以采购具备健全质量管理体系的产地加工企业生产的产地趁鲜切制中药材用于中药饮片生产。采购鲜切药材的中药饮片生产企业，应当将质量管理体系延伸到该药材的种植、采收、加工等环节，应当与产地加工企业签订购买合同和质量协议并妥善保存，应当严格审核产地加工企业的质量管理体系。

中药饮片生产企业对采购的鲜切药材承担质量管理责任，对鲜切药材应当入库验收，按照中药饮片GMP要求和国家药品标准或省级中药饮片炮制规范进行净制、炮炙等生产加工，并经检验合格后，方可销售。中药饮片生产企业应当在产地加工企业质量追溯基础上进一步完善信息化追溯体系，保证采购的鲜切药材在种植、采收、加工、干燥、包装、仓储及生产的中药饮片炮制、销售等全过程可追溯。

中药饮片生产企业不得从各类中药材市场或个人等处购进鲜切药材用于中药饮片生产；也不得从质量管理体系不健全或者不具备质量管理体系的产地加工企业购进鲜切药材用于中药饮片生产；不得将采购的鲜切药材直接包装后作为中药饮片销售。

为进一步完善中药饮片的标签管理，引导中药饮片生产企业规范包装标识，国家药品监督管理局组织专家、企业座谈，经过研究、调研、论证，组织起草了《中药饮片包装标签管理规定（征求意见稿）》及其配套技术文件《中药饮片标签内容撰写指导原则（征求意见稿）》《中药饮片保质期研究确定技术指导原则（征求意见稿）》，于 2022 年 7 月 8 日发布并面向社会征求意见。

中药饮片的标签内容包括：特殊药品标识、产品属性、品名、药材来源、产地、规格、装量、执行标准、批准文号、炮制辅料、特殊煎煮方法、性味与归经、功能与主治、用法与用量、注意、生产企业、生产地址、产品批号、生产日期、保质期、贮藏等。

中药饮片的生产日期应当按照年、月、日的顺序标注，年份用四位数字表示，月、日用两位数表示。其具体标注格式可为××××年××月××日、××××/××/××、××××.××.××或××××××××。

生产企业可基于对以往中药饮片生产、贮藏以及在流通销售中的中药饮片质量变化趋势的总结，以传统的感官评价指标作为考察保质期的重点。炮制品的保质期从中药饮片生产加工开始算起，来源为鲜药的中药饮片保质期应当从药材采收时间开始算起，可参考中药新药稳定性研究方法，对中药饮片稳定性试验的结果进行系统分析和判断，确定保质期。

中药饮片的保质期具体标注格式为"保质期至××××年××月"或者"保质期至××××年××月××日"；也可以用数字和符号标注为"保质期至××××.××."或者"保质期至××××.××.××"等。保质期若标注到日，应当为起算日期对应年月日的前一天，若标注到月，应当为起算月份对应年月的前一月。按照固定时间期限表述的，一般按"××个月"表述。

四、中药配方颗粒管理

中药配方颗粒是由单味中药饮片经水提、分离、浓缩、干燥、制粒而成的颗粒，在中医药理论指导下，按照中医临床处方调配后，供患者冲服使用。中药配方颗粒的质量监管纳入中药饮片管理范畴，配方颗粒源于中药饮片，在临床应用上给医生和患者多了一种选择。

图片：中药配方
颗粒示例

为加强对中药配方颗粒的管理，引导产业健康发展，更好满足中医临床的需求，国家食品药品监督管理总局起草了《中药配方颗粒管理办法（征求意见稿）》于 2015 年 12 月 24 日发布并向社会公开征求意见。为加强中药配方颗粒质量管理，国家药品监督管理局起草了《中药配方颗粒质量控制与标准制定技术要求（征求意见稿）》于 2019 年 11 月 8 日发布并向社会公开征求意见。《中药配方颗粒质量控制与标准制定技术要求》于 2021 年 2 月 10 日发布并实施，规范中药配方颗粒的质量控制与标准研究。

1. 中药配方颗粒的备案管理要求

2021 年 2 月 10 日，国家药品监督管理局、国家中医药局等四部门联合发布了《关于结束中药配方颗粒试点工作的公告》，决定结束中药配方颗粒试点工作，自 2021 年 11 月 1 日起对配方颗粒品种实施备案管理，上市销售前应获得备案号。为配合此公告的实施，2021 年 10 月 29 日国家药品监督管理局又发布了《国家药监局综合司关于中药配方颗粒备案工作有关事项的通知》（药监综药注〔2021〕94号），进一步确保备案工作平稳有序开展。

中药配方颗粒在生产企业所在地取得的备案号格式为：上市备字＋2位省级区位代码＋2位年号＋6位顺序号＋3位变更顺序号（首次备案3位变更顺序号为000）；跨省销售使用取得的备案号格式为：跨省备字＋2位省级区位代码＋2位年号＋6位顺序号＋3位变更顺序号（首次备案3位变更顺序号为000）。

省级药品监督管理部门承担行政区域内中药配方颗粒的备案工作，应当强化事中事后管理，加强检查、抽检和监测，对中药材规范化种植养殖基地实施延伸检查，对违法违规行为进行处理。

中药配方颗粒备案内容中的炮制及生产工艺资料、内控药品标准等资料不予公开。备案信息不得随意变更，已备案的中药配方颗粒，涉及生产工艺（含辅料）、质量标准、包装材料、生产地址等影响中药配方颗粒质量的信息发生变更的，应当按相应的程序和要求报生产企业所在地省级药品监督管理部门备案。备案完成后，中药配方颗粒的备案号自动更新。其他信息拟发生变更的，可通过中药配方颗粒备案模块自行更新相应的备案信息，备案号不变。

《国家药监局综合司关于中药配方颗粒备案工作有关事项的通知》中明确规定了中药配方颗粒不予登记的情形。监督检查中发现存在以下情形之一的，省级药品监督管理部门应当取消备案，并在中药配方颗粒备案模块公开相关信息：①备案资料不真实的；②备案资料与实际生产、销售情况不一致的；③生产企业的生产许可证被依法吊销、撤销、注销的；④备案人申请取消备案的；⑤备案后审查不通过的；⑥存在严重质量安全风险的；⑦依法应当取消备案的其他情形。涉及濒危野生动植物、医疗用毒性药品、麻醉药品、精神药品和药品类易制毒化学品等的中药配方颗粒的备案，除按照《国家药监局综合司关于中药配方颗粒备案工作有关事项的通知》的规定办理外，还应当符合国家的其他有关规定。

2. 中药配方颗粒的生产管理要求

生产中药配方颗粒的中药生产企业应当取得药品生产许可证，并同时具有中药饮片和颗粒剂生产范围。且应当具备中药炮制、提取、分离、浓缩、干燥、制粒等完整的生产能力，并具备与其生产、销售的品种数量相应的生产规模。

生产企业应当自行炮制用于中药配方颗粒生产的中药饮片，应明确中药饮片炮制方法及条件，明确关键生产设备、规模、收率，及辅料、包材、包装、贮藏条件等，说明相应的生产过程质量控制方法。生产企业可以异地设立炮制和提取车间，也可与集团内部具有控股关系的药品生产企业共用炮制和提取车间，具体按国家药监部门相关规定执行。

中药配方颗粒生产企业履行药品全生命周期的主体责任和相关义务，是中药配方颗粒生产和质量保证的责任主体。实施生产全过程管理，并建立追溯体系，质量管理部门负责溯源管理及质量监控，制定控制产品质量的生产工艺规程和标准操作规程，建立完整的批生产记录。中药饮片的炮制、水提、分离、浓缩、干燥、制粒等生产过程应当符合《药品生产质量管理规范》的相关要求。

生产中药配方颗粒所需的中药材，提倡使用道地药材，能人工种植养殖的，应当优先使用来源于符合《中药材生产质量管理规范》要求的中药材种植养殖基地的中药材。生产企业应当对所用中药材进行资源评估并实行完全溯源。应当固定中药材产地，落实具体生产地点、种植养殖企业或农户、采集户、收购者、初加工者、仓储物流企业等。

中药配方颗粒提取用溶媒为制药用水，不得使用酸碱、有机溶媒。生产工艺应对原料、中间体及成品制备过程中的量质传递和物料平衡进行全面研究，确定各项工艺参数，参照标准汤剂制备工艺放大至商业规模。明确提取用中药饮片切制（破碎）规格、提取方法、提取温度、加水量、提取次数等主要参数。生产工艺中对所选用固液分离方法、设备参数进行考察，确定技术参数；对所选用浓缩方法、温度、真空度等进行考察，明确对考察指标的影响，确定技术参数；对所选用干燥方法、设备及其工艺参数进行考察，明确对考察指标的影响，确定技术参数。

中药配方颗粒应进行制剂处方和成型工艺研究，包括辅料的种类和用量、制粒方法、干燥方法、设备及其技术参数、成品得率、包装材料等，明确辅料的种类、用量和各项工艺参数以及直接接触药品的包装材料。直接接触中药配方颗粒包装的标签至少应当标注备案号、名称、中药饮片执行标准、中药配方颗粒执行标准、规格、生产日期、产品批号、保质期、贮藏、生产企业、生产地址、联系方式等内容。

3. 中药配方颗粒的质量管理要求

中药配方颗粒应当按照备案的生产工艺进行生产，质量应符合国家药品标准。国家药品标准没有规定的，应当符合省级药品监督管理部门制定的标准，不具有国家药品标准或省级药品监督管理部门制定标准的中药配方颗粒不得上市销售。国家药典委员会组织审定中药配方颗粒的国家药品标准，并分批公布。省级药品监督管理部门制定的标准应当符合《中药配方颗粒质量控制与标准制定技术要求》的规定。当中药配方颗粒国家药品标准颁布实施后，相应的省级药品监督管理部门制定的标准即行废止。

中药配方颗粒药品标准的制定，应与标准汤剂作对比研究，充分考虑与中药饮片基本属性的一致性与性状缺失的特殊性，充分考虑在药材来源、饮片炮制、中药配方颗粒生产及使用等各个环节影响质量的因素，加强专属性鉴别和多成分、整体质量控制，充分反映现阶段药品质量控制的先进水平和质量源于设计的理念。除有特殊规定外，中药配方颗粒还应符合《中国药典》现行版制剂通则颗粒剂项下的有关规定。

中药配方颗粒药品标准的内容主要包括：名称、来源、制法、性状、鉴别、检查、特征图谱或指纹图谱、含量测定、规格（每克配方颗粒相当于饮片的量）、贮藏等。生产企业应当制定严格的内控药品标准，明确生产全过程质量控制的措施、关键质控点及相关质量要求。应分别建立中药材、中药饮片、中间体和成品的标准，实现全过程质量控制。

中药配方颗粒的稳定性试验应按照国家药品监督管理局药品审评中心发布的《中药、天然药物稳定性研究技术指导原则》进行研究。

医疗机构使用的中药配方颗粒应当通过省级药品集中采购平台阳光采购、网上交易，且不得在医疗机构以外销售。由生产企业直接配送，或者由生产企业委托具备储存、运输条件的药品经营企业配送。医疗机构应当与生产企业签订质量保证协议。

中药配方颗粒调剂设备应当符合中医临床用药习惯，应当有效防止差错、污染及交叉污染，直接接触中药配方颗粒的材料应当符合药用要求。使用的调剂软件应对调剂过程实现可追溯。

中药饮片品种已纳入医保支付范围的，各省级医保部门可综合考虑临床需要、基金支付能力和价格等因素，经专家评审后将与中药饮片对应的中药配方颗粒纳入支付范围，并参照乙类管理。

知识延伸　　　　　　　　　　　　**标准汤剂**

中药汤剂是一种传统的临床广泛使用的用药形式。为了满足临床用药的便利性需求，中药配方颗粒应运而生。中药配方颗粒源于中药饮片水煎液，是中药饮片的深加工产品，具有使用方便、便于携带等优点。"标准汤剂"理念的引入是中药配方颗粒研发守正创新、质量提升的重要举措。

日本业界在开发汉方成药制剂时，研发思路中提出了"标准汤剂"的概念，以此作为衡量现代工业制剂和传统农业时代起源的汤剂药效一致性的标尺。由于汉方选用了我国古代中医典籍《伤寒杂病论》《金匮要略》等的古方，有同根同源性，因此汉方药管理经验值得借鉴。在欧洲、美洲等的中药饮片或者复方现代制剂的研发中也引入"标准汤剂"的概念，所得产品习称"科学浓缩中药""免煎中药""中药浓缩颗粒剂"。

标准汤剂，是以中医理论为指导、临床应用为基础，参考现代提取方法，经标准化工艺制备而成的单味中药饮片水煎剂，用于标准化临床用药，保障用药的准确性和剂量的一致性。标准汤剂中的"标准"主要涵盖了投料饮片的代表性、制备工艺与传统制法的一致性、质量控制的严谨性，基本保证了方药疗效和质量的稳定性和均一性。另外，标准汤剂没有经过干燥过程，最大程度保持了与临床实践中传统汤剂的一致性。

案例分析

河南省药监局于 2022 年 12 月 14 日发布的一则行政处罚信息显示，郑州某制药股份有限公司生产、销售劣药中药饮片"紫草"，被罚没近 128 万元。通告中显示该公司生产、销售的中药饮片"紫草"（批号：20060205、21120202、21060101、21090104、21080105、21060103），货值金额为 1476343.55 元，违法所得为 998374.7 元，经中国食品药品检定研究院检验不合格，符合《中华人民共和国药品管理法》第九十八条第三款"有下列情形之一的，为劣药"第（七）项"其他不符合药品标准的药品"，适用《中华人民共和国药品管理法》第一百一十七条第二款"不符合药品标准，尚不影响安全性、有效性"。

药监部门根据《中华人民共和国行政处罚法》第二十八条"行政机关实施行政处罚时，应当责令当事人改正或者限期改正违法行为。当事人有违法所得，除依法应当退赔的外，应当予以没收。违法所得是指实施违法行为所取得的款项。法律、行政法规、部门规章对违法所得的计算另有规定的，从其规定"和《中华人民共和国药品管理法》第一百一十七条"生产、销售劣药的，没收违法生产、销售的药品和违法所得，并处违法生产、销售的药品货值金额十倍以上二十倍以下的罚款；违法生产、批发的药品货值金额不足十万元的，按十万元计算，违法零售的药品货值金额不足一万元的，按一万元计算；情节严重的，责令停产停业整顿直至吊销药品批准证明文件、药品生产许可证、药品经营许可证或者医疗机构制剂许可证。生产、销售的中药饮片不符合药品标准，尚不影响安全性、有效性的，责令限期改正，给予警告；可以处十万元以上五十万元以下的罚款"，参照《河南省市场监督管理行政处罚裁量权适用通则》第七条第五款和《河南省市场监督管理行政处罚裁量基准（2021 版）》，对该公司进行了处罚。处罚结果为：警告；没收违法中药饮片紫草，共计 1415.663kg；没收违法所得 998374.7 元；并处 28 万元罚款。

❓ 边学边练

1.【单选】中药材生产基地选址范围内，企业至少完成（　　）个生产周期中药材种植或者养殖。

A. 一　　　　　　B. 二　　　　　　C. 三　　　　　　D. 四

2.【单选】中药配方颗粒提取用溶媒可以是（　　）。

A. 乙醇　　　　　B. 酸性溶媒　　　　C. 有机溶媒　　　　D. 制药用水

3.【多选】根据《中药材生产质量管理规范》，关于中药材生产质量管理的说法，错误的是（　　）。（执业药师职业资格考试 2022 年真题）

A. 企业应当根据中药材生产特点，明确影响中药材质量的关键环节，开展质量风险评估，制定有效的生产管理与质量控制、预防措施

B. 质量管理负责人应当有中药学、中医学或者农学等相关专业本科及以上学历，并有中药材生产、质量管理 3 年以上实践经验

C. 中药材生产基地一般应当选址于道地产区，在非道地产区选址，应当提供充分文献或者科学数据证明其适宜性

D. 企业应当定期组织对中药材生产质量管理规范实施情况的内审，确认是否符合要求

4.【多选】生产中药材的企业应当制定中药材质量标准，标准包括（　　）。

A. 理化鉴别　　　　　　　　　　　B. 指纹或者特征图谱

C. 有效成分含量　　　　　　　　　D. 农药残留

5.【多选】中药材包装袋应有清晰标签，标签内容包括（　　）。

A. 基原　　　　　B. 批号　　　　　C. 产地　　　　　D. 保质期

6.【多选】为了有效控制中药配方颗粒生产各环节的质量，应分别建立（　　）标准，实现全过程质量控制。

A. 中药材　　　　B. 中药饮片　　　C. 中间体　　　　D. 成品

7.【多选】下列关于中药材种植、养殖管理的说法，正确的有（　　）。（执业药师职业资格考试 2022 年真题）

A. 在药用动物的养殖中，适时、定量地补充精料、维生素、矿物质及其他必要的添加剂，可以适量添加激素类药品

B. 根据药用植物的营养特点及土壤的供肥能力，确定施肥种类、时间和数量

C. 严格管理农药、肥料等农业投入品的使用，禁止在中药材种植过程中使用剧毒、高毒农药

D. 种子、菌种和繁殖材料在生产、储运过程中应当实行检验检疫制度以保证质量和防止病虫害及杂草的传播

🖊️ 课后实践

查询中药饮片炮制规范

《国家中药饮片炮制规范》属于中药饮片的国家药品标准，药监部门分批发布实施中药饮片炮制规范标准。目前，国家药典委员会官网已发布第一批 22 种国家中药饮片炮制规范，作为企业对本单位中药饮片炮制工艺规程等文件更新改进的依据。

登录国家药典委员会官方网站，查询三种以上中药材炮制规范。具体查询路径：国家药典委员会官网→信息公开→标准公示→中药→第一批国家中药饮片炮制规范。

参 考 文 献

［1］ 张琳琳，侯沧．药事管理与法规［M］．2版．北京：中国医药科技出版社，2019.

［2］ 国家药品监督管理局执业药师资格认证中心．药事管理与法规［M］．8版．北京：中国医药科技出版社，2022.

［3］ 国家药品监督管理局．药品监督管理统计年度数据（2022年）［EB/OL］．（2023-4-19）.

［4］ 沈力，李桂荣．药事管理与法规［M］．4版．北京：中国医药科技出版社，2021.

［5］ 汪丽华，李君，李卫平．药事管理与法规［M］．北京：中国协和医科大学出版社，2019.

［6］ 巩海涛，蒋琳，边虹铮．药事管理与法规［M］．北京：世界图书出版社，2020.

［7］ 国家发展和改革委员会创新和高技术发展司，中国生物工程学会．中国生物产业发展报告2020—2021［M］．北京：化学工业出版社，2021.

［8］ 温再兴．中国制药工业发展报告（2020）［M］．北京：社会科学文献出版社，2020.

［9］ 朱玲玉．实用药品GMP基础［M］．3版．北京：化学工业出版社，2021.